SpringerWienNewYork

T0210458

Asher Hirshberg und Kenneth L. Mattox

Top Knife

Kunst und Handwerk der Trauma-Chirurgie

bearbeitet von Mary K. Allen

illustriert von Scott Weldon

SpringerWienNewYork

Übersetzt von

Dr. med. Dietrich Doll, MD, FGCS, LTCOL

Honorary Senior Lecturer, Medical School, University of the Witwatersrand, Johannesburg
Honorary Senior Consultant, Trauma Unit, Chris Hani Baragwanath Hospital, Johannesburg

Dr. med. Andreas Stettbacher, MD, COL

Facharzt für allgemeine und traumatologische Chirurgie FMH
Senior Trauma Lecturer aD, Medical School, University of Cape Town
Stv. Inspekteur des Sanitätsdienstes der Schweizer Armee

© 2006 Springer-Verlag/Wien
Springer-Verlag Wien New York ist ein Unternehmen von
Springer Science+Business Media
springer.at

Translation and adaptation of the first English language edition
with arrangement by TFM Publishing Ltd.
© Asher Hirshberg MD & Kenneth L. Mattox MD, 2005

Lay-out: Martin Gaal, Springer-Verlag, Wien
Illustrationen: Scott Weldon, © Baylor College of Medicine, 2005
Umschlagbild: Scott Weldon, © Baylor College of Medicine, 2005

Gedruckt auf säurefreiem, chlorfrei gebleichtem Papier – TCF
SPIN: 11603344

Mit 167 Abbildungen

Bibliografische Information der Deutschen Bibliothek
Die Deutsche Bibliothek verzeichnet diese Publikation in der Deutschen Nationalbibliografie;
detaillierte bibliografische Daten sind im Internet über http://dnb.ddb.de abrufbar.

ISBN-10   3-211-32918-8 Springer-Verlag Wien New York
ISBN-13   978-3-211-32918-4 Springer-Verlag Wien New York

Mitarbeiter

Autoren

Asher Hirshberg MD FACS ist Professor der Chirurgie an der State University of New York, dem Downstate College of Medicine und Leiter der Notfall-Gefäßchirurgie am Kings County Hospital Center, Brooklyn, New York.

Kenneth L. Mattox MD FACS ist Professor und zweiter Vorsitzender der Michael E. DeBakey – Abteilung für Chirurgie, Baylor College of Medicine sowie Personalchef und Chefarzt der Abteilung für Chirurgie am Ben Taub General Hospital, Houston, Texas.

Illustrator

Scott Weldon MA ist Leitender Medizin-Illustrator in der Division Herz-Thorax-Chirurgie an der Michael E. DeBakey – Abteilung für Chirurgie, Baylor College of Medicine, Houston, Texas.

Editor

Mary K. Allen BA ist assoziierte Administratorin an der Michael E. DeBakey – Abteilung für Chirurgie, Baylor College of Medicine, und Administratorin der Ben Taub General Hospital Division, Houston, Texas.

Vorwort

Hektik erfüllt den heißen Raum. Auf dem Monitor blinkt die Zahl 80 systolisch, dann plötzlich „---" und es ertönt ein schriller Alarm. Der Patient, vor vier Stunden in die linke Brust gestochen, ist eben erst bei dir in der Trauma Unit eingetroffen; auf dem Transport war er sehr unruhig. Seine prall gefüllten Halsvenen stechen unter der dünnen Haut hervor. Bewusstlos sackt der Patient auf dem Notfallkarren zusammen. Sein Herz hat den Kampf gegen das einengende Blutgerinnsel im Perikard aufgegeben. Der Notfall-Assistent ruft THORACOTOMY! In Windeseile wird der Patient intubiert, während die Schwester mit einem Instrumentensieb herbeirennt. Der Assistent packt dich am Arm, zieht dich zum Patienten, drückt dir ein Skalpell in die Hand und ruft dir zu: „Go for it! Welcome to South Africa!" Du spürst die Spannung in deinen Augenwinkeln und stürzt dich hinein in den Thorax, der erste von mehreren während dieser Nacht …

Die Erinnerungen an die ersten Stunden in den Trauma Units in Südafrika werden unvergesslich bleiben. Als gut ausgebildete, junge Chirurgen sind wir dort angekommen und unvermittelt in die Mitte des pulsierenden Lebens geworfen worden. Die Arbeit in den Operationssälen der Elendsviertel von Kapstadt und Johannesburg ist ein täglicher, anstrengender Kampf um das Leben vieler Patienten, der uns mit den wildesten Verletzungen konfrontiert, die man sich vorstellen kann. Dennoch ist sie erfüllend für jeden Chirurgen, der sich der Herausforderung der schwerstverletzten Patienten mit kargen Ressourcen, taktischer Findigkeit, Trauma-Strategie und Teamgeist stellt.

Die Erfahrungen, die wir dort im Verlaufe der Zeit als Facharzt und als Chef gesammelt haben, vermitteln wir seitdem als begeisterte Ausbilder unseren jungen Kollegen weiter.

Vor einem Jahr ist uns beiden das Buch „Top Knife" von Hirshberg und Mattox in die Hände gekommen, welches unsere Erinnerungen wieder aufleben ließ. All das, was wir selber erlebt und unseren jungen Kollegen beigebracht haben, fanden wir in diesem spannenden Buch in einer geradlinig-kollegialen Sprache verfasst und verständlich wiedergegeben. Wir waren begeistert von „Top Knife", geschrieben, als ob ein guter Freund und Mentor dich in die Geheimnisse der Trauma-Chirurgie einführen will und wollten uns gegenseitig überzeugen, dieses Buch mit einer deutschen Übersetzung einem breiteren Publikum zugänglich zu machen.

Mit dem Springer Verlag Wien (Herr Raimund Petri-Wieder und Frau Franziska Brugger) hat sich ein renommierter Verlag bereiterklärt, unser Vorhaben zu unterstützen und dieses unkonventionelle Buch dem chirurgischen Leser zugänglich zu machen. Wir haben den freundschaftlichen und kollegialen Umgangston von „Top Knife" übernommen, welcher so manche nächtliche Stunde am Operationstisch wieder in uns wachwerden ließ.

Dem Springer-Verlag gebührt Dank für den Mut, die Verlegung dieses Buches „in Augenhöhe" zu wagen.

Diese Übersetzung ist unseren Patienten gewidmet, von denen wir so vieles lernen durften, und unseren jungen Kollegen, welchen wir die Herausforderungen und Erfüllung in der Trauma-Chirurgie näherbringen konnten.

Vorwort

Die Weichteiltraumatologie ist im angelsächsischen Raum eine Angelegenheit der „General Surgeons"; sie umfasst dort Notfall- und Intensivmedizin, das Schockraummanagement sowie die Notfallchirurgie. Mit dieser Thematik befasst sich das von den amerikanischen Chirurgen Asher Hirshberg und Kennth L. Mattox verfaßte Buch „Top Knife", das nunmehr in deutscher Übersetzung vorliegt.

Während die penetrierenden Verletzungen in den U.S.A. abnehmen, beobachten wir in Europa eher eine Zunahme. Insofern ist dieses Buch eine gute Information für „Allgemeinchirurgen", die nicht täglich mit Traumata konfrontiert werden, besonders aber für Militärchirurgen und für Unfallchirurgen. Auch andere operative Fächer werden von diesem Buch profitieren.

Hirshberg und Mattox führen die Leser wie befreundete Kollegen in den Operationssaal, erklären Kniffe und Tricks, zeigen Fußangeln und propagieren vor allem aber eine soweit als mögliche Vereinfachungen komplexer Trauma-Operationen, insbesondere wenn die Zeit knapp und der Patient instabil ist. Viele dieser schwerstverletzten Patienten sterben nicht an den Organverletzungen, sondern an den pathophysiologischen Konsequenzen des Traumas, wie Hypothermie, Lactazidose und Gerinnungsstörungen. Aus diesen Erfahrungen heraus entstand in den letzen zehn Jahren die „Damage Control Surgery", im deutschsprachigen Raum als „Chirurgie der Schadensbegrenzung" bekannt. Hierbei werden nur die lebensnotwendigen Eingriffe vorgenommen, der Patient wird dann auf der Intensivstation stabilisiert und nach seinem Überleben werden weitere notwendige operative Schritte vorgenommen. Hierzu enthält das Buch zahlreiche Beispiele und nützliche Hinweise.

Das Buch ist von Praktikern für Praktiker geschrieben, es ist flüssig und spannend formuliert, und erinnert mehr an das vertraute Gespräch zwischen befreundeten Chirurgen als an eine Vortragsstunde im Hörsaal.

Dieses interessante – und gut übersetzte – Buch sei jedem Chirurgen empfohlen.

Univ.- Prof. Dr. Dr. h.c. **J. Rüdiger Siewert**
Klinikum Rechts der Isar
Technische Universität München

Vorwort

1989 fiel die Mauer mitten in Europa. Seitdem flammten zahlreiche, zunächst begrenzte Konflikte auf dem Balkan sowie an weiteren Orten dieser Welt auf. Auch haben die Ereignisse um den 11. September 2001 und „asymmetrische Bedrohungen" wie z.B. in Afghanistan unsere Außenpolitik massiv beeinflusst. Militärische Einsätze sind infolgedessen häufiger geworden, und mit ihnen haben sich die Anforderungen an die Bundeswehr und ihre Militärchirurgen geändert.

Es ist unser Auftrag, die verletzten deutschen Soldaten im Ergebnis weltweit mit deutschem Standard zu versorgen. Penetrierende sowie Explosionsverletzungen, in Deutschland eher selten, müssen deshalb im Auslandseinsatz entweder chirurgisch definitiv behandelt oder die Transportfähigkeit der Patienten mit einer ersten Versorgung (entsprechend den Prinzipien der Damage Control Surgery) hergestellt werden.

Wir Bundeswehrchirurgen haben uns den neuen Anforderungen zu stellen. Eine Ausbildung „Waffentraumatologie" wurde in Zusammenarbeit mit der Universität von dem Witwatersrand, Johannesburg initiiert. Erste Lehrmaterialien zu penetrierenden Verletzungen werden erarbeitet, um bereits in Deutschland Einsatzvorbereitung zu den Themen penetrierende Verletzungen und Traumachirurgie zu realisieren.

Das vorliegende Buch „Top Knife" von Hirshberg und Mattox ist sehr gut für die Vorbereitung unserer Militärchirurgen auf den Auslandseinsatz geeignet. Auf dem deutschen Buchmarkt gibt es kein vergleichbares Werk der Traumachirurgie. Bereits in einem frühen Stadium hatte ich das Werk zu sehen bekommen und dessen Übersetzung nach allen Kräften unterstützt. Das Buch führt den Leser spannend und mit klaren, eingängigen Skizzen durch das Thema der Traumachirurgie der Körperhöhlen und des Halses. Die eigenwillige und lebendige Sprache lässt es nie langweilig werden. Die Lektüre des Buches hat mich von Anfang bis zum Ende gefesselt. Deshalb begrüße ich es außerordentlich, dass es nun in deutscher Fassung vorliegt. Den Kollegen Stettbacher und Doll gebührt deshalb mein Dank. „Top Knife" ist eine echte Bereicherung der chirurgischen Bibliothek – und der Spaß bei Lesen kommt auf keinen Fall zu kurz.

Ich wünsche „Top Knife" eine weite Verbreitung im deutschsprachigen Raum und empfehle es nicht nur für die Chirurgen der Bundeswehr, sondern für alle an der Notfalltraumatologie Interessierten.

Oberstarzt Dr. med. **Wolfgang Düsel**
Leiter Konsiliargruppe Chirurgie der Bundeswehr
Bundeswehrkrankenhaus Berlin

Inhalt

Unseren Chirurgen in Ausbildung – damals, heute und in Zukunft

Worüber dieses Buch ist

»Wenn du schießen musst – schieße, rede nicht.«

Eli Wallach (TUCO)
In: **The Good, the Bad and the Ugly**, 1966

Früher oder später passiert es.

Du bist ein junger Chirurg im ersten Nachtdienst an einem großen Traumazentrum oder ein Chirurg in einem Kreiskrankenhaus, mit einem Polytrauma allein auf dich gestellt und ohne Verstärkung im Hintergrund. Vielleicht bist du auch ein Militärchirurg in einem Feldlazarett oder in einer chirurgischen Einsatzgruppe. Früher oder später findest du dich im OP wieder, und ein massiv blutender Patient stirbt dir förmlich unter den Händen.

Du öffnest schnell das Abdomen, aus dem sofort Blut herausquillt. Darmschlingen schwimmen in einem großen See von dunklem Blut und Koageln. Hektik umgibt dich, da das Anästhesieteam um mehr Zugänge kämpft und die Instrumentierschwester schnell ihre Tische aufbaut. Du brauchst nicht auf die alarmierenden Zahlen auf dem Monitor schauen, um zu merken, dass dies **Der Moment** ist. Die chirurgischen Fertigkeiten, die du dir so hart erarbeitet hast, stehen plötzlich vor einem ziemlich brutalen Test. Wirst du die Herausforderung bestehen?

Diese Fälle rollen fast immer durch die Tür deines Notfallraumes, wenn es dir nicht so gut geht. Du bist müde und deine Batterien stehen auf „Reserve". Die Instrumentierschwester ist „nicht besonders erfahren", die Anästhesisten geben ihr Bestes und drücken Bolus für Bolus von wildesten inotropen Medikamenten in den Patienten. Der OP-Springer verschwand vor 5 Minuten vom Radarschirm, um deine bevorzugte Gefäßklemme zu suchen. Ja, dies ist wirklich nicht der beste Moment, aber wir können dir versichern, dass er es nie ist. Die hörbare Blutung im Bauch, das kontrollierte Chaos um dich herum, die blinkenden roten Lampen in deinem Kopf und der unbedarfte Assistent am OP-Tisch sind alle Teil der Trauma-Chirurgie im wirklichen Leben. Oha, und übrigens, hast du den dürren Kerl mit schwarzer Robe und Hut in der Ecke des OP bemerkt, der mit der großen Sense, der geduldig darauf wartet, dass du einen Fehler machst? Auch er ist ein integraler Bestandteil der Trauma-Chirurgie.

Trauma-Chirurgie ist eine Kunst, die Entscheidungsfindung mit technischen und Führungsqualitäten verbindet. Dieses Buch soll dir dabei helfen, einen schwerverwundeten Patienten in den OP zu bringen, dich selbst und dein Team zu organisieren, den Kampf mit einigen üblen Verletzungen zu bestehen und mit einem lebendigen Patienten und dem bestmöglichen Ergebnis herauszukommen. Der Standard-Chirurgieatlas zeigt vielleicht, was du mit deinen Händen tun sollst, aber nicht, wie du denken, planen und improvisieren musst. Dieses Buch ist anders. Hier wirst du praktische Ratschläge finden, wie du deinen Kopf genauso wie deine Hände benutzen kannst, wenn du einen kreislaufinstabilen Patienten operierst.

Wer sollte dieses Buch lesen? Bist du in den letzten Jahren der Facharztausbildung? Ein Allgemeinchirurg mit Interesse an Trauma-Chirurgie? Als Facharzt in Traumatologie und Intensivmedizin? Wenn dem so ist: Wir haben dieses Buch hauptsächlich für dich geschrieben.

Wenn du gerade in der Ausbildung zum Chirurgen stehst, wirst du wissen, dass gegenwärtig starke Kräfte daran arbeiten, deine operative Erfahrung auf dem Gebiet der Traumatologie drastisch zu reduzieren. Penetrierende Verletzungen nehmen in den Städten der USA ab (in Europa jedoch deutlich zu; Anmerkung der Übersetzer), das nicht-operative Management gewinnt an Boden, und die chirurgische Ausbildung wird gerade lautstark revolutioniert. Dieses Buch kann kein Ersatz dafür sein, dass dir das Blut im OP in die Schuhe tropfen muss, aber es kann dir immerhin dabei helfen, den Lerneffekt bei jeder Trauma-Operation zu optimieren, weil du vorbereitet reingehen wirst.

Viele operative Begegnungen mit hässlichen Verletzungen finden unter widrigen Umständen statt. Der Kreiskrankenhaus-Chirurg, der nur selten mit größeren Traumafällen – aber dann allein – zu tun hat, der Militärchirurg im Einsatz und das Notfallteam während einer humanitären Mission sind alle Beispiele von Trauma-Chirurgie mit äußerst begrenzten Ressourcen. Eine hochgradige Leberverletzung in einem großen Traumazentrum zu versorgen, ist anspruchsvoll genug. Dasselbe im einzigen OP eines 20-Betten-Hospitals zu tun, braucht sehr viel Mut und Findigkeit. Wenn du zu diesen Chirurgen gehörst, dann bist du wahrscheinlich mehr an einfach funktionierenden, technischen Lösungen interessiert, als an komplexen Manövern, die du sowieso nie verwendest. Auf die meisten Probleme in der Trauma-Chirurgie gibt es mehr als eine effektive Antwort, und der Trick dabei ist, eine einfache und machbare Lösung für diese spezifische Situation zu finden. Wir zeigen dir in diesem Buch, wie du genau das erreichen kannst.

Das bringt uns zur Damage Control, dem größten Modewort der Trauma-Chirurgie in der letzten Dekade. Du magst dich vielleicht wundern, warum du kein Kapitel über Damage Control in diesem Buch findest. Die Antwort ist einfach. Damage Control ist zu so einem zentralen Thema der Trauma-Chirurgie geworden, dass es keinen Sinn macht, es in ein Kapitel zu pferchen. Stattdessen sind detaillierte Beschreibungen von Damage-Control-Optionen und Techniken Teil jedes Kapitels geworden. Wenn du dieses Buch als kurzen Leitfaden der Damage Control verstehst, liegst du nicht falsch.

Warum „**Top Knife**"? Top Gun ist der bekannte Name der Marineschule der Kampfflieger (Naval Fighters Weapons School). Ihr Ziel ist, die allerbesten Kampfjetpiloten für die US Navy auszubilden. Wir haben unser Buch **Top Knife** genannt, weil wir viele Ähnlichkeiten zwischen Trauma-Chirurgen und Kampfjetpiloten erkennen: Klares Denken unter Zeitdruck, effiziente Antworten auf rasch wechselnde Situationen und ein langer und beschwerlicher Ausbildungsprozess. So wie der Luftkrieg ist die Trauma-Chirurgie als erstes und vor allem eine Disziplin. Du kannst kein Kampfjetpilot oder Trauma-Chirurg werden, ohne eine Menge harter Arbeit und den Willen, Widerständen ins Auge zu sehen. Dieses Buch beginnt und endet im OP. Wenn du nach Informationen suchst, welche die Betreuung des verletzten Patienten vor oder nach der Operation betreffen, musst du anderswo nachlesen. Wir setzen weiter voraus, dass du mit den allgemeinen chirurgischen Prinzipien und Techniken vertraut bist. Wenn du Informationen suchst, wie du Darm resezieren oder anastomosieren kannst, oder wie eine Standardanastomose der Gefäße vorgenommen wird, wirst du sie hier nicht finden. Wenn du jedoch lernen möchtest, wie man eine schnurgerade Crash-Laparotomie macht, mit einer blutenden Lunge umgeht, oder wie man eine verletzte Arteria poplitea versorgt, dann lies weiter.

Der erste Teil des Buches, „**Das Handwerkszeug des Trauma-Chirurgen**", zeigt Prinzipien in der Trauma-Chirurgie, die über Verletzungstypen und anatomische Grenzen hinausgehen. Unser Augenmerk liegt nicht so sehr darauf, wie du nähst, sondern wie du denken und reagieren solltest. Diese Fähigkeiten werden - wenn überhaupt - nur selten in der chirurgischen Ausbildung gelehrt. Falls dir jemand irgendwann einmal beigebracht hat, wie du einen alternativen Plan entwirfst, während du mit einer blutenden Arteria subclavia kämpfst, oder dass du aufpassen musst, was der OP-Springer macht, während du selber die zerschmetterte Leber mit beiden Händen komprimierst, dann kannst du dich wirklich glücklich schätzen. Von chirurgischen Assistenten wird im Allgemeinen erwartet, dass sie sich diese Fähigkeiten irgendwo intuitiv aneignen. Viele tun es nie.

Der Rest dieses Buches ist über Trauma-Chirurgie als Kontaktsportart. Hier zeigen wir dir, wie du mit spezifischen Verletzungen umgehen sollst. Ein wichtiges Thema ist, wie Dinge schiefgehen können - ebenfalls ein Aspekt in der Trauma-Chirurgie, der selten in den Standardtexten steht. Wir betonen Fallstricke, weil deren Kenntnis ein wichtiger Teil des chirurgischen Lernens ist. Wir anerkennen, dass Kunst und Handwerk der Trauma-Chirurgie mit den Chirurgen variieren. Sei also nicht erstaunt, dass auch zwischen den Autoren Unterschiede in der operativen Vorgehensweise zu finden sind. Die zugrunde liegenden Prinzipien sind dieselben, aber die Techniken sind manchmal unterschiedlich. Wo es solche Variationen gibt, haben wir darauf hingewiesen. Es gibt keine Universalgröße, die allen passt.

Bei der Erstellung dieses Buches hatten wir großes Glück, mit Scott Weldon, einem besonders begabten, jungen medizinischen Illustrator zusammenzuarbeiten. Die Übersetzung von chirurgischen Ideen und Konzepten in die Bildform ist immer ein trickreiches Geschäft. Dank Scotts Talent und seiner überragenden Intuition war es in dieser Autoren-Künstler-Partnerschaft möglich, in einer gemeinsamen Sprache nahtlos Text und Kunst zu verbinden.

Mary Allen, die begabteste Editorin, mit der wir je gearbeitet haben, hat ziemlich radikale chirurgische Schnitte am Text vorgenommen und ihn gnadenlos in Form gebracht, bis er gerade richtig war. Ohne ihre bemerkenswerte Mühe wäre dieses Buch viel länger – und deutlich schlechter lesbar geworden.

Nikki Bramhill, unsere Herausgeberin, war vollwertige Teilhaberin dieses Projektes, von seinem embryonalen Stadium bis zum fertigen Produkt. Sie ließ sich von unserer Idee eines informellen Trauma-Chirurgie-Buches „auf Augenhöhe" überzeugen und arbeitete auf jeder Stufe des Wegs mit daran, dies möglich zu machen. Ihr ansteckender Enthusiasmus, ihre harte Arbeit und ihr überragender Blick sind auf jeder Seite zu finden.

Und jetzt ist es Zeit, mit dem Reden aufzuhören – und mit dem Schneiden anzufangen...

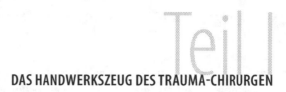
Kapitel **1**

Der dreidimensionale Trauma-Chirurg

> »Ein Experte ist ein Mann, der alle möglichen Fehler
> in einem sehr engen Fachbereich gemacht hat.«

Niels Bohr

Das erste, was du feststellst, wenn du die Bauchhöhle eröffnest, ist eine Blutung aus einem großen hässlichen Loch im rechten Leberlappen. Merkwürdig genug, dass du eine Woche früher auch schon in der genau gleichen Situation warst. Du brauchst nicht mal auf den Monitor zu schauen, um zu wissen, dass der systolische Blutdruck um die 60 ist. Den Fall vor einer Woche noch klar vor Augen, tamponierst du rasch die Leber mit Bauchtüchern, um die Blutung zu stoppen. Wie auch immer, dieses Mal blutet die Leber weiter durch die abgestopften Packs, welche die Blutung hätten stoppen müssen. Letzte Woche hat es funktioniert. Was ist falsch? Was ist anders? Du machst ein Pringle-Manöver, was jedoch nicht viel hilft. Die metallische Stimme des Anästhesisten warnt dich, dass der systolische Blutdruck des Patienten jetzt nicht mehr messbar ist. Er ist am Sterben. Was ist hier los? Was tust du jetzt?

Du bleibst überraschend ruhig für einen Chirurgen in Ausbildung mit nur 3–4 Jahren Training. Der Grund ist einfach: Du weißt genau, was als nächstes kommt. Bald werden die Lichter im chirurgischen Virtual-Reality-Labor angehen und die Simulation angehalten werden. Unter Verwendung eines sich drehenden Hologramms der verletzten Leber und der retrohepatischen Venen wird dir dein Instruktor erklären, was falsch lief und warum. Diese Art „trockenen Fußes" durch die Fluten der chirurgischen Ausbildung zu kommen, nimmt rasch einen immer wichtigeren Teil des chirurgischen Trainings ein. Ein Simulator kann dir helfen zu lernen, wie du operieren sollst; dabei fehlt jedoch etwas Fundamentales.

Wenn du an einem Simulator trainierst, in einem großen Tierlabor operierst oder in einem OP zusammen mit einem guten Ausbilder arbeitest, dann lernst du nur die taktische Dimension der Operation kennen. Du lernst, aus verschiedenen technischen Optionen auszuwählen und deine Wahl unter spezifischen operativen Umständen umzusetzen. Der Großteil deines chirurgischen Trainings fokussiert sich auf die operative Taktik bei Elektiv- und Notfalloperationen. Erst wenn du selber zu operieren beginnst, realisierst du die zwei weiteren Dimensionen jeder Operation: Strategie und Teamführung.

Die strategische Dimension einer Operation ist die umfassende Abwägung von Zielen, Mitteln und Alternativen. Wenn du mit einem Tutor zusammen operierst, managt dieser üblicherweise die strategische Dimension für dich. Während du durch die Mobilisation der Flexura lienalis absorbiert bist, wägt dein Lehrer bereits die Option einer raschen Damage-Control-Laparotomie gegen die einer zeitintensiven definitiven Reparatur ab. Wenn du alleine arbeitest, lastet die Beurteilung der strategischen Dimension plötzlich auf deinen Schultern. Du kannst dich nicht mehr nur auf die Löcher im Kolon fokussieren, sondern musst auch das „Gesamtbild" bedenken.

Die dritte Dimension jeder Operation ist die Teamführung. Chirurg zu sein bedeutet sicherzustellen, dass die Anstrengungen des Operationsteams koordiniert und auf das gleiche Ziel ausgerichtet sind. Du kannst nicht davon ausgehen, dass deine Instrumentierschwester weiß, was du als Nächstes tun willst, nur weil er oder sie intelligent und erfahren ist. Du musst deinen Plan klar kommunizieren. In gleicher Weise hat auch der Anästhesist keine außersensorische Perzeption und kann deinen Plan nicht erraten, solange du ihn nicht mit ihm teilst. Die Teamdimension während einer Trauma-Operation zu vernachlässigen, ist einer der größten Fehler, den du machen kannst.

Um verletzte Patienten effizient operieren zu können, musst du trainieren, ein dreidimensionaler Chirurg zu sein, welcher ständig zwischen den taktischen, strategischen und Teamdimensionen hin- und herwechselt, den Fortschritt überwacht und die Optionen in jeder Dimension ständig neu beurteilt.

Das Hirn einschalten, bevor das Messer schneidet

Strategisches Denken ist essentiell, bevor du eine Inzision machst. Erwäge zum Beispiel das „Schwarze Loch" der Chirurgie, einen Begriff, den du noch nie gehört hast, aber dessen Problematik du doch jeden Tag begegnest. Das „Schwarze Loch" ist die Zeit zwischen dem Eintritt des Patienten in den Operationssaal und der Hautinzision. Es ist ein obligates logistisches Intervall, währenddessen der Patient bewegt, gelagert und vorbereitet, aber nichts getan wird, um die innere Blutung zu stillen.

Wenn du die meiste Zeit des „Schwarzen Loch" - Intervalls im Waschraum stehen willst, wirst du zwar zu sauberen Fingernägeln kommen, aber wenn du den OP betrittst, wirst du den Patienten schlecht gelagert vorfinden, die Instrumentierschwester wird das falsche Operationsfeld vorbereiten und die gemeinsamen Anstrengungen des OP-Teams werden ein einziges Durcheinander sein. Du wirst deine Schlacht verloren haben, bevor du überhaupt den ersten Schuss abgefeuert hast. Um dies zu vermeiden, sollst du bis zum letztmöglichen Moment bei deinem Patienten bleiben und das „Schwarze Loch" für effiziente Vorbereitungen nutzen. Ist der Patient korrekt positioniert? Weiß das Operationsteam, welches Operationsfeld vorzubereiten ist und welche Instrumente einzusetzen sind? Braucht das Anästhesieteam Hilfe mit den Zugängen? Du kannst diese Fragen nicht vom Waschbecken aus beantworten. Gehe und wasche dich erst, wenn du sicher bist, dass alles korrekt aufgebaut und bereit ist.

Wenn der Patient im Schock ist, darfst du keine Zeit mit Händewaschen verlieren. Jede Sekunde zählt. Ziehe Kittel und Handschuhe an, greif dir ein Skalpell und tauche rasch in den Thorax oder ins Abdomen ein.

> »Sterilität ist ein Luxus beim schweren hämorrhagischen Schock«

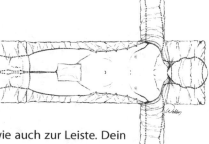

Die Art, wie du deinen Patienten lagerst und das Operationsfeld festlegst, sind weitere Indikatoren für deine strategische Vision. Bereite dich immer auf ein worst-case-Szenario vor. Beim Trauma des Torso ist dies typischerweise der Zugang zu beiden Seiten des Zwerchfells wie auch zur Leiste. Dein worst-case-Operationsfeld dehnt sich aus vom Kinn bis oberhalb des

Knies und zwischen den beiden hinteren Axillarlinien. Abduziere beide Arme in 90-Grad-Position, um dem Anästhesieteam vollständigen Zugang zu den oberen Extremitäten zu ermöglichen. Bei isolierten Extremitätenverletzungen muss die gesamte verletzte Extremität ins Operationsfeld eingeschlossen werden, um Manipulationen derselben zu ermöglichen; vergiss nicht, ein unverletztes Bein für die Gewinnung eines Venengrafts vorzubereiten! Für eine Halsexploration muss der gesamte Thorax vorbereitet werden, da das obere Mediastinum eine Fortsetzung des Halses darstellt.

>Bereite den Patienten immer auf ein worst-case-Szenario vor«

Das ABC des taktischen Denkens

Gewöhne dich daran, jede Operation als Sequenz von gut definierten Schritten zu sehen; aber das Auswendiglernen der Schritte allein genügt nicht. Du musst eine tiefere Einsicht in die Operation erreichen, indem du von jedem Schritt das Schlüsselmanöver lernst und die Fallstricke kennst.

Das **Schlüsselmanöver** ist der eine, wichtigste technische Akt in einem operativen Schritt. Das Schlüsselmanöver bei der Mobilisation einer verletzten Milz ist die Inzision des splenorenalen Ligaments und die Eröffnung der korrekten Schicht zwischen der Milz und der Niere. Häufig besteht das Schlüsselmanöver in der Identifikation eines Wachtpostens, einer Struktur, welche als Leitstruktur für die Präparation dient oder die korrekte Gewebeebene öffnet. Der Wachtposten der Arteria carotis am Hals ist die Vena facialis communis. Deren Identifikation und Durchtrennung ist das Schlüsselmanöver. Bei der Mobilisation der Flexura hepatica des Kolons ist das Schlüsselmanöver das Auffinden der Ebene zwischen der rechten Seite des Querkolons und des Duodenums.

Ein **Fallstrick** ist eine größere Falle, welche dich in jedem operativen Schritt erwartet. Die Wahl einer falschen Thorakotomie-Inzision oder deren Durchführung im falschen Interkostalraum ist ein solcher großer Fallstrick. Das Hineintauchen in ein abgegrenztes Hämatom, ohne zuvor die proximale Kontrolle des dazugehörigen Gefäßes erlangt zu haben, ist eine andere klassische Falle.

Vertrautheit sowohl mit den Schlüsselmanövern, als auch mit den klassischen Fallstricken eines jeden Operationsschrittes, ist der Unterschied zwischen einem

Trauma-Profi und einem Möchtegern-Profi. Wenn du die Schlüsselmanöver und die Fallstricke jeder Operation kennst, kannst du diese selbständig durchführen und mit zunehmender Erfahrung andere darin ausbilden.

>Kenne das Schlüsselmanöver und den Fallstrick bei jedem operativen Schritt«

Ein häufiges taktisches Dilemma

Hast du schon einmal vom Flattern gehört? Flattern ist eine wiederholte, ineffiziente Aktion. Es ist einer der häufigsten taktischen Fehler des Unerfahrenen. Stelle dir zum Beispiel vor, wie du eine Blutung mit einer hämostatischen Umstechung stoppen willst. Du umstichst das blutende Gefäß und knüpfst die Naht, aber die Blutung steht nicht. Du versucht es wieder. Es funktioniert immer noch nicht. Du versuchst es wieder; vielleicht wird es dieses Mal gelingen. Ohne selbst dabeizusein, können wir dir sagen, dass es voraussichtlich auch diesmal nicht gelingen wird - du bist am Flattern. Sehr oft wird das OP-Team dein Flattern eher bemerken als du selbst. Wie kannst du es vermeiden?

Gewöhne dich an den Gedanken, dass chirurgische Manöver im wahren Leben nicht immer funktionieren. Sogar der bestbegabte Chirurg wird nicht bei jedem Schritt erfolgreich sein. Du musst lernen, effizient mit technischem Versagen umzugehen, nicht emotional. Wenn ein Manöver nicht funktioniert, darfst du dies nicht persönlich nehmen. Halte inne und erwäge deine Optionen.

Erwäge als erstes erneut die Notwendigkeit der nicht gelungenen Handlung. Ist sie wirklich nötig? Braucht die Blutung eine Naht? Vielleicht kann sie mit Kompression und Geduld gestillt werden.

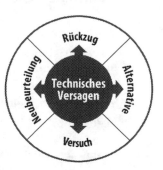

Eine andere Option ist, sich zurückzuziehen und Hilfe zu holen. Wenn du schon so glücklich bist, einen Diensthabenden im Hintergrund zu haben, dann hole ihn auch. Ein Erfahrener hat häufig bessere Chancen, ein Problem zu lösen. Zu erkennen, dass man Hilfe braucht und danach zu fragen (egal, ob du Chirurg in Ausbildung oder ein gestandener Facharzt für Chirurgie bist), ist ein Zeichen guter Urteilskraft.

Was, wenn du ganz auf dich alleingestellt bist und Hilfe keine Option ist? Dann musst du alternative Techniken oder einen anderen Zugang zum Problem erwägen. Wenn deine ursprüngliche Lösung nicht funktioniert, musst du mit einer anderen kommen, welche funktioniert.

Sollst du es nochmals versuchen? Nimm als Faustregel, dass es nur dann wert ist, eine Handlung oder ein Manöver zu wiederholen, wenn du etwas in den taktischen Gegebenheiten verändert hast: eine erweiterte Exposition, einen verbesserten Winkel, einen längeren Nadelhalter, eine größere Nadel oder einen besseren Assistenten. Solch eine taktische Veränderung erhöht deine Chancen, im nächsten Versuch erfolgreich zu sein. Die identische Wiederholung einer erfolglosen technischen Handlung ist ein Fehler, denn sie scheitert meistens. Dieses ist die eigentliche Definition des Flatterns und ist genau das, was du vermeiden musst.

Erinnere dich dieser vier Optionen, wenn du es mit technischem Versagen zu tun hast. Sie sind dein Ticket, um aus frustrierenden und gefährlichen Situationen wieder herauszukommen. Effiziente Chirurgen nehmen ein technisches Versagen nicht als persönliche Beleidigung. Sei beurteilen schnell die Lage neu und kommen mit einer alternativen Lösung.

> »Vermeide es, zu flattern; lerne, mit technischem Versagen umzugehen«

Taktische Flexibilität

Unabhängig von deiner Erfahrung wirst du dich in Situationen wiederfinden, wo das Inventar deiner Standardlösungen ganz einfach das Problem nicht lösen und dich dazu zwingen wird, eine neue Lösung zu entwerfen. Taktische Flexibilität ist die Fähigkeit, neue Lösungen für ungewöhnliche operative Situationen zu entwickeln. Es ist eine erworbene Fähigkeit, welche man entwickeln kann, wenn man lernt, „außerhalb der Kiste" zu denken.

Wenn dir ein außergewöhnliches Problem begegnet, sollst du dir folgende Fragen stellen:

- Ist mir eine ähnliche Situation schon in einem anderen Zusammenhang begegnet? Bei elektiven Eingriffen? An einem anderen verletzten Organ oder in einer anderen anatomischen Region?

- Kann ich eine Standardtechnik modifizieren oder an die Situation anpassen?
- Ist es möglich, einen Teil des Problems zu lösen?
- Kann ich das Problem vorübergehend ungelöst lassen und später darauf zurückkommen?
- Was ist die minimale akzeptable Option für den Umgang mit diesem Problem? Wird das Drainieren der Verletzung (und das Schaffen einer kontrollierten Fistel) gut genug sein? Kann ich das Gefäß ligieren, anstatt es zu reparieren?

Strebe bei komplexen Situationen immer danach, das Problem zu vereinfachen. Beurteile die Verletzungen und entscheide, welche verletzten Organe repariert und welche rasch entfernt (oder reseziert) und damit aus der Gleichung gestrichen werden können. Mache deine Rekonstruktionen so einfach wie möglich. Je weniger Nahtreihen du machst, desto besser. In der Trauma-Chirurgie funktionieren einfache Lösungen; komplexe Lösungen werden oft auf dich zurückfallen.

»Vereinfache komplexe
taktische Situationen«

Der strategische Schlüsselentscheid

Jede Trauma-Operation folgt einer allgemeinen Sequenz reproduzierbarer Schritte. Du schaffst einen Zugang zur verletzten Körperhöhle, bringst die Blutung und die Kontamination mit Darminhalt mittels temporärer Maßnahmen unter Kontrolle, und dann wirst du die Körperhöhle explorieren, um das Ausmaß der Verletzungen zu definieren.

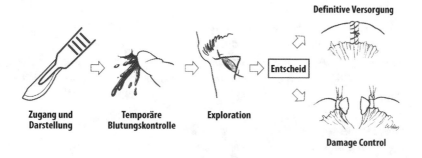

Definitive Versorgung

Entscheid

Zugang und
Darstellung

Temporäre
Blutungskontrolle

Exploration

Damage Control

Jetzt stehst du vor dem strategischen Schlüsselentscheid, der Wahl zwischen definitiver Versorgung oder Damage Control. **Definitive Versorgung** bedeutet Resektion oder Reparatur der verletzten Organe und formaler Verschluss der Körperhöhle. **Damage Control** bedeutet, sich rasch unter Verwendung temporärer Schadenbegrenzungsmaßnahmen und temporärem Verschluss der Körperhöhle zurückzuziehen und eine spätere Wiederaufnahme der Operation unter vorteilhafteren Bedingungen zu planen. Du musst diesen Entscheid sehr früh treffen. Lass dich nicht mitten in der Operation davon überraschen, dass du dich zurückziehen musst, weil der Patient am Abstürzen ist.

Wie wählst du das Operationsprofil aus? Beurteile vier Schlüsselfaktoren: das Verletzungsmuster, die Traumalast, die Physiologie und das System.

- **Was ist das Verletzungsmuster?**
  Beispiel: Bei einer hochgradigen Leberverletzung ist - sobald du die Notwendigkeit des Packens mit Bauchtüchern erkennst - Damage Control deine einzige Option. Ähnlich verhält es sich mit einer Kombination von großer Abdominalgefäßverletzung und Darmperforationen, wo du dich üblicherweise nach der Versorgung der verletzten Iliakalarterie zurückziehen musst, weil der Patient die Darmresektion und -anastomose nicht mehr vertragen würde.

- **Was ist die gesamte Traumalast des Patienten?**
  Schau in den verletzten Bauch hinein: Wie viele Organe musst du reparieren? Wie viel Arbeit ist damit verbunden? Wie steht es mit dem Thorax? Gibt es irgendwelche dringlichen Sorgen um die Extremitäten? Die Rekonstruktion wird vielleicht zwei Stunden benötigen, doch dein Patient mit einem Schädel-Hirn-Trauma und einer dilatierten rechten Pupille hat nicht genügend Zeit dafür. Die gesamte Traumalast des Patienten ist eine Kombination der Verletzungen, ihrer relativen Dringlichkeit und des Volumens an Arbeit (und Zeit), die benötigt werden, um diese zu versorgen. Es ist ein sehr schlechter Entscheid, wertvolle Zeit in die definitive Versorgung von nicht-lebensbedrohlichen Abdominalverletzungen zu investieren, solange größere Unsicherheiten über mögliche Verletzungen an Kopf, Thorax oder Hals bestehen.

- **Wie steht es um die Physiologie des Patienten?**
  Die Zahlen, welche du auf dem Monitor des Anästhesisten siehst, sind nicht besonders hilfreich, weil du nicht an einer Momentaufnahme des Blutdrucks

oder der Sauerstoffsättigung interessiert bist. Du bist interessiert an den physiologischen Auswirkungen der Verletzungen über die Zeit. Die augenblicklichen Zahlen auf dem Monitor bedeuten sehr wenig. Mehr darüber im nächsten Abschnitt.

- **Welches System und welche Umstände sind mit von der Partie?**
  Bist du ein erfahrener Trauma-Chirurg, der in einem Traumazentrum arbeitet, oder bist du ein Allgemeinchirurg, der in Afrika in einem Zelt operiert? Wieviel Blut hast du? Wie gut ist dein Anästhesist? Du musst all diese Überlegungen in deine Entscheidung mit einbeziehen. Damage Control ist der „große Ausgleicher" der Trauma-Chirurgie, welcher es dir erlaubt, fehlende Kompetenz und begrenzte Ressourcen auszugleichen.

»Schadenbegrenzung ist der „große Ausgleicher" in der Trauma-Chirurgie«

Die Entscheidung, sich zurückzuziehen und der physiologische Rahmen

Wenn der Patient einen Blutdruck von 120/70 mit einer guten Sauerstoffsättigung hat, wird der Anästhesist dir oft sagen, dass der Patient stabil sei. Was ist, wenn dieser Patient vor der Operation während einer Stunde im Schock war und das gesamte Blutvolumen verloren hat, bevor du ihn stabilisieren konntest? Wirst du eine Darmresektion mit Anastomose durchführen? Falls du mit „ja" antwortest, sage bitte, dass du einen Witz machst. Dieser scheinbar „stabile" Patient hat in Tat und Wahrheit einen erheblichen physiologischen Schlag abbekommen, und die systemische Entzündungsreaktion wird sehr bald mit voller Wucht zuschlagen. Der Darm und die Darmwand werden anschwellen, die Sättigung wird abfallen und der Patient massive Flüssigkeitssubstitution und vielleicht sogar inotrope Unterstützung benötigen. Du musst dich SOFORT zurückziehen und den Patienten auf die Intensivstation schaffen! Nicht die Zahlenanzeige auf dem Monitor, sondern deine Beurteilung des kumulativen physiologischen Insults sollte deine Entscheidung steuern.

In der Damage-Control-Literatur wird viel diskutiert über die „tödliche Trias" von Hypothermie, Koagulopathie und Azidose. Diese drei physiologischen Störungen markieren die Grenzen des physiologischen Rahmens des Patienten, jenseits dessen irreversibler Schock und Tod unabwendbar sind. Eine Körperkerntemperatur unter 32°C während einer Trauma-Laparotomie wird allerorten als tödlich beurteilt. Leider hilft dir im wahren Leben der Trauma-Chirurgie die tödliche Trias nicht viel weiter. Wenn du die Lage strategisch klar erfasst, wirst du dich zurückziehen, lange bevor der Patient den irreversiblen Punkt seiner physiologischen Grenzen erreicht hat. Wenn du gezwungen bist, den Thorax bei einer Körperkerntemperatur von 33°C, einem pH von 6.9 und einem verzweifelten Anästhesisten zu verlassen, ist dies kein Zeichen von guter Urteilskraft. Du hättest längst aus diesem Thorax raus sein müssen.

> »Verwende die tödliche Trias nicht als Leitschnur für Deinen Rückzug«

Verlasse dich anstelle der tödlichen Trias auf eine Serie von feinsinnigen Zeichen, welche dir eine sich anbahnende, feindselige Physiologie anzeigen.

Intraoperative Zeichen feindseliger Physiologie

Ödem der Darmmukosa
Aufblähung des Dünndarms
Dunkle seröse Oberflächen
Sich kalt anfühlende Gewebe
Unnachgiebige, geschwollene Abdominalwand
Diffuse Sickerblutungen aus chirurgischen Inzisionen

Ödem und Aufblähung des Dünndarmes sind relativ frühe Warnsignale, während die Sickerblutung aus der chirurgischen Inzision ein spätes Warnsignal ist.

Erfahrene Trauma-Chirurgen entscheiden sich innerhalb weniger Minuten nach Eröffnung des Abdomens, und manchmal sogar noch bevor sie die Hautinzision machen, zur Schadenbegrenzung! Sie erkennen oft ein Verletzungsmuster und dessen Physiologie, welche erfahrungsgemäß praktisch immer in Damage Control enden. Mehr darüber im Kapitel über thorakoabdominale Verletzungen.

Wie gut versagt deine Lösung?

Wenn du ein definitives operatives Versorgungsprofil wählst, gibt es normalerweise mehr als eine Versorgungsoption. Das typische Dilemma entsteht zwischen einer kürzeren, einfachen Reparatur und einer komplexen und zeitraubenderen Rekonstruktion.

Wenn du zwischen verschiedenen technischen Lösungen auswählst, solltest du nicht nur in Erwägung ziehen, wie gut eine einzelne Option funktioniert, sondern - viel wichtiger - wie gut ein allfälliges Versagen ertragen wird. Was wird geschehen, wenn die Anastomose leckt? Was, wenn die reparierte Milz wieder zu bluten beginnt?

Es liegen Welten zwischen einer undichten Kolonnaht und einer insuffizienten Pancreatico-Jejunostomie. Erstere ist leicht mittels proximaler Ausleitung zu retten, während die zuletzt erwähnte Komplikation Schlimmes ahnen lässt und nicht leicht zu managen ist. Kann dein Patient das Versagen ertragen? Ein junger, gesunder Patient mit einer isolierten Darmverletzung wird die Leckage einer gastrointestinalen Nahtreihe überleben, ein kritisch verletzter Patient im Multiorganversagen wird es nicht.

> »Wähle eine definitive Versorgungsoption, deren Versagen gut ertragen wird«

Teamführung

Stelle dir vor, mit einem unzugänglichen Loch in der Vena iliaca tief unten im Becken die Klinge zu kreuzen. Dein Patient ist im tiefen Schock und blutet hörbar. Dein Team hat einen OP-Springer. Abhängig von deinem nächsten Auftrag wird die Schwester entweder deinem persönlichen Nadelhalter nachjagen, welcher einen idealen Winkel für die nächsten zwei bis drei Stiche aufweist, einen Fogarty-Ballonkatheter bringen, welcher deinen Finger von der Kompression der blutenden Stelle entlasten kann oder ein Autotransfusionsset anhängen. Was ist wichtiger? Ein Springer, drei essentielle Ausrüstungsgegenstände, welche zur gleichen Zeit benötigt werden - es ist deine Entscheidung.

Re-evaluiere deine Prioritäten und dein Team immer wieder, passe dich der Situation an und mache Kompromisse. Es wird oft gesagt, dass exzellente Chirurgen

„mit Messer und Gabel operieren" können. Ist die spezielle Klemme, die du verlangt hast, wirklich essentiell? Oder kannst du es mit einer weniger optimalen, aber sofort verfügbaren Klemme machen? Was wirst du in den nächsten fünf Minuten brauchen? Und in 10 Minuten?

Der Schlüssel zu einer reibungslosen und koordinierten Operation ist, dem Spiel die ganze Zeit voraus zu sein. Es gilt die Regel, dass die Instrumentierschwester der Operation zu jeder Zeit mindestens einen Schritt voraus sein sollte. Wenn du ein verletztes Gefäß darstellst, muss die Instrumentierschwester bereits die Klemme für die proximale und distale Kontrolle bereithalten. Der Springer muss mindestens zwei Schritte voraus sein und sicherstellen, dass der Fogarty-Ballonkatheter und die Fäden, welche du für die Thrombektomie und Reparatur benötigst, vorbereitet sind. Du, der Chirurg, musst mindestens drei Schritte voraus sein beim Abwägen deiner rekonstruktiven Optionen. Es ist das Gleiche wie beim Schach: je besser du spielst, desto weiter wirst du der Operation gedanklich voraus sein.

> »Bleibe der Operation gedanklich weit voraus«

Führe einen kontinuierlichen Dialog mit dem Anästhesieteam jenseits des Tuches, welches sie die „Blut-Hirn-Schranke" nennen, und gib ihnen die Informationen, welche sie benötigen, um der Operation voraus zu sein. Erinnere dich daran, dass du in einer von mehreren, möglicherweise verletzten Körperhöhlen arbeitest. Oft kommt der einzige Hinweis, dass es in einem anderen viszeralen Kompartiment nicht zum Besten steht, vom Anästhesisten, weil nur er es mitbekommen kann. Übe dich darin, auf den Monitor zu hören, während du arbeitest, und nimm jede ungewöhnliche Bewegung oder Lärm von der anderen Seite der Blut-Hirn-Schranke wahr. Manchmal findet der kritischste Teil der Operation dort - außerhalb deines Gesichtsfeldes - statt. Auch wenn du es nicht sehen kannst, kannst du dich darin trainieren, es zu spüren.

Häufige Änderungen im Operationsplan sind ein hervorstechendes Charakteristikum der Trauma-Chirurgie, und es ist deine Verantwortung sicherzustellen, dass die Mitglieder des Operationsteams nicht zurückgelassen werden, wenn der Operationsplan sich plötzlich ändert. Vermeide Überraschungen, indem du deine taktischen und strategischen Entscheide mit ihnen teilst. Denke zum Beispiel an den simplen Transfer eines Damage-Control-Patienten vom OP auf die chirurgische Intensivstation. Wenn das Team deine Rückzugsabsichten nicht ausreichend im voraus kennt, wirst du dich selber in einer lächerlichen Situation wiederfinden, dass du soeben eine Damage-Control-Laparotomie mit Lichtgeschwindigkeit durchgeführt hast, um dann fast die gleichlange Zeit auf ein Bett zu warten.

Im Gegensatz zu Schachspiel ist Trauma-Chirurgie ein dynamischer Prozess. Beim Schach stehen die Figuren einfach da, darauf wartend, dass du einen Zug tust. Eine Trauma-Operation bewegt sich unhaltbar vorwärts, ob du dies nun gern hast oder nicht, und konfrontiert dich mit rasch wechselnden Situationen. Wenn du ein effizienter dreidimensionaler Chirurg bist, wird sich dein Umgang mit der taktischen, strategischen und Team-Dimension in einem reibungslosen und effizienten Vorgehen kondensieren.

Schlüsselpunkte

» **Sterilität ist ein Luxus beim schweren hämorrhagischen Schock.**

» **Bereite den Patienten immer auf ein worst-case-Szenario vor.**

» **Kenne das Schlüsselmanöver und den Fallstrick bei jedem operativen Schritt.**

» **Vermeide es, zu flattern; lerne, mit technischem Versagen umzugehen.**

» **Vereinfache komplexe taktische Situationen.**

» **Schadenbegrenzung ist der "große Ausgleicher" in der Trauma-Chirurgie.**

» **Verwende die tödliche Trias nicht als Leitschnur für deinen Rückzug.**

» **Wähle eine definitive Versorgungsoption, deren Versagen gut ertragen wird.**

» **Bleibe der Operation gedanklich weit voraus.**

Kapitel 2

Stoppe diese Blutung!

»Immer wenn du eine massive Blutung vorfindest,
denke zuallererst daran: es ist nicht dein Blut.«

Raphael Adar, MD, FACS

1989 hat Dr. Francis Carter Nance aus New Orleans während der Diskussion eines Artikels über Leberverletzungen folgenden Kommentar abgegeben:

„Ich möchte Nance´s Klassifikation der Verletzungen vorschlagen, welche den Vorteil hat, dass man nicht das verletzte Organ betrachten muss, sondern den Chirurgen in Ausbildung, der am Operationstisch steht … Wenn er oder sie auf die Wunde schaut und gähnt und die Operation dem jüngeren Kollegen abgibt, dann wird es gutgehen. Der Patient wird eine hohe Überlebensrate haben. Wenn er die Wunde anschaut und zu lechzen beginnt…, dann bedeutet dies, dass der Chirurg in Ausbildung etwas zu nähen haben wird und dem Patienten wirklich helfen kann, die Mortalität nicht so hoch sein und er oder sie während der Morbiditäts-Mortalitäts-Konferenz gut dastehen wird. Wenn der Chirurg in Ausbildung schwitzt …, bedeutet dies, dass er oder sie viel zu nähen haben, einer Komplikation begegnen, sich während der Morbiditäts-Mortalitäts-Konferenz zu verteidigen haben und wahrscheinlich viel Feuer abbekommen wird. Und wenn ein Chirurg in Ausbildung schreit und nach dem Oberarzt ruft …, dann weißt du, dass es dem Patienten schlechtgehen wird.“

(Ann Surg 1990; 211:673-674)

Wenn du einen blutenden Patienten operierst, dreht sich alles um eine simple Frage: „Kannst du die Blutung stoppen, bevor der Patient ausblutet?“ Der Schlüssel zum Erfolg ist nicht, zu wissen, wie du mit einer Gefäßklemme umgehen musst, aber vielmehr, wie du mit dir selber und deinem Team umzugehen hast. Blutungskontrolle ist nicht das Beherrschen von einigen coolen Bewegungen. Es ist die Fähigkeit, die passenden blutstillenden Optionen zu wählen und eine nach der andern in einer disziplinierten, effizienten Weise einzusetzen. Hier folgt, wie es zu tun ist.

Die hämostatische Optionen wählen

Springe nicht reflexartig mit der nächstbesten Klemme ein blutendes Gefäß an! Übe dich stattdessen darin, jede Blutungssituation als Problem zu betrachten, welches eine effiziente Lösung braucht! Es gibt immer mehr als eine Alternative. Dein Job ist es, mit einer Lösung zu kommen, welche in der spezifischen vor dir liegenden Situation funktionieren wird. Die erste Regel der Blutungskontrolle lautet deshalb, immer die einfachste und rascheste hämostatische Option zu wählen.

> »Beginne mit den einfachsten hämostatischen Optionen«

Was sind deine Optionen? Falls du schon einige chirurgische Erfahrung hast, muss deine Liste beginnen mit „nichts tun". Dies ist oft eine exzellente Wahl, weil es für gewisse Typen von kleineren Blutungen überraschend gut funktioniert, sich auf die intrinsische Hämostase zu verlassen, wie zum Beispiel bei einer minimalen, oberflächlichen Sickerblutung eines soliden Organs. Deine Liste der Optionen geht wahrscheinlich weiter mit Elektrokoagulation und Ligatur und wird dann stufenweise eskalieren über die Verwendung von hämostatischen Umstechungsligaturen, Tamponieren (Packen mit Bauchtüchern), Ballontamponade und hinauf bis zu einer formalen Gefäßrekonstruktion. Du wirst keine hämostatische Umstechungsligatur vornehmen, bis nicht einfachere Mittel entweder versagt haben oder in dieser Situation nicht passen. Aus diesem Grund ist das zweite Grundprinzip eine graduelle Antwort.

> »Blutungskontrolle ist eine graduelle Antwort«

Falls die erste von dir gewählte Lösung, nicht funktioniert hat, steigere schrittweise deine Anstrengungen. Ein erfahrener Chirurg wird sich in einer gegebenen Situation rasch auf die zwei bis drei besten hämostatischen Optionen beschränken. Dieses Prinzip einer schrittweisen Antwort hat eine wichtige logische Folge: während du eine blutstillende Maßnahme triffst, denkst du voraus und bereitest eine Alternative vor, falls deine ausgewählte Technik nicht funktionieren sollte. Warum ist dies wichtig?

Je komplexer deine nächste hämostatische Lösung ist, umso mehr Zeit braucht es, sie vorzubereiten. Wenn du mit einer massiven Blutung von einer unzugänglichen Stelle konfrontiert bist, wird die Vorbereitung einer alternativen Lösung lebenswichtig. Falls deine gewählte Lösung nicht funktioniert und du nicht mit einer sofortigen Alternative bereit bist, wirst du ohne Paddel gegen den Blutstrom rudern. Eine hämostatische Option bereitzuhalten ist kein Zufall, sie benötigt eine sorgfältige Planung und vertiefte Vertrautheit mit der Ausrüstung und den Instrumenten, welche du benötigen wirst und genaue Kenntnis, wo sie zu finden sind.

>>Halte stets eine alternative
hämostatische Option bereit<<

Vorübergehende und definitive Kontrolle

Vorübergehende Kontrolle ist, ein Loch in einem Kessel mit einem Finger zu stopfen. Definitive Kontrolle ist, den Kessel zu flicken. Bei einer massiven Blutung ist die vorübergehende Kontrolle immer der erste Schritt, weil sie dir erlaubt, die Situation zu beurteilen und eine passende, definitive hämostatische Maßnahme zu wählen.

Vorübergehende Lösungen müssen rasch, effizient und atraumatisch sein. Bei gewissen Lösungen, insbesondere wenn die Blutung entweder unzugänglich oder schwer unter Kontrolle zu bringen ist, kann dein vorübergehendes Kontrollmanöver (wie zum Beispiel das Packen oder die Ballontamponade) zur definitiven Maßnahme werden, weil es keine bessere Option gibt. Falls du vorübergehend eine schwerverletzte Leber abtamponiert hast und die Blutung steht, entfernst du die Tamponade nicht mehr. Du hast eine effiziente Hämostase erreicht - das reicht. Mach weiter!

Vorübergehende Kontrolle erreichen

Manueller oder digitaler Druck ist eine exzellente erste Wahl. Bringe die Blutung aus einer Herzverletzung mit deinem Finger unter Kontrolle. Klemme eine

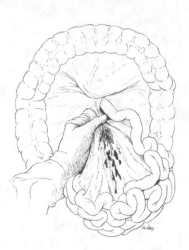

Mesenterialarterie zwischen Daumen und Zeigfinger ab. Komprimiere eine blutende Vena jugularis interna mit deinem Finger. Stecke einen Finger in eine spritzende Leistenwunde.

Lasse deinen Assistenten eine verletzte Leber zwischen beiden Handflächen zusammenpressen. Der Einsatz deiner Hände ist schnell, instinktiv, vollkommen atraumatisch und sehr effizient.

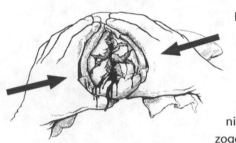

Ein klassischer Irrtum des Novizen ist es, eine Klemme zu packen und zu versuchen, diese blind in einem Blutsee zu setzen. Das wird nie funktionieren. Gefäßklemmen sind effizient, wenn das Zielgefäß freigelegt und isoliert ist, aber nicht, wenn es sich ins Gewebe zurückgezogen hat oder kaum sichtbar ist. Blindes Abklemmen ist ein Zeichen von Panik. Du wirst nicht nur keine Blutungskontrolle erreichen, sondern du wirst zusätzlich eine iatrogene Verletzung setzen. Blindes Abklemmen der thorakalen Aorta descendens kann leicht mit einer abgerissenen Interkostalarterie enden. Eine Klemme, hastig an der supracoeliacalen Aorta angelegt, kann den Ösophagus perforieren. Blindes Abklemmen einer Extremitätenarterie in einem Blutsee wird den anliegenden Nerven quetschen oder die benachbarte Vene verletzen. Du kannst mit deinem Finger den Ösophagus nicht perforieren oder den Nervus medianus nicht quetschen, es sei denn, du bist außergewöhnlich talentiert.

»Dein Finger ist mächtiger als die Klemme«

Temporäres Packen mit Bauchtüchern ist eine gute Option für diffus blutende Oberflächen oder Höhlen. Es befreit auch deine Hände. Wie auch immer, Packen wird eine Blutung aus einem großen arteriellen Gefäß nicht unter Kontrolle bringen.

Kontrolle der Gefäßwurzel ist eine andere Option. Hat das verletzte Organ eine sofort zugängliche Gefäßwurzel? Die Milz, die Niere und die Lunge haben eine, der Darm ebenfalls. Eine der zwei Gefäßwurzeln der Leber ist leicht zugänglich und kann mittels des berühmten Pringle-Manövers rasch zwischen Daumen und Zeigefinger oder mit einer weichen Klemme abgeklemmt werden. Auf ähnliche Weise kannst du, wenn du die Milz oder die Niere mobilisierst, rasch die Gefäßwurzeln mit deinen Fingern oder mit einer Klemme unter Kontrolle bringen. Das Abdrehen der Lunge im Hilus ist eine einfache und effiziente Technik zu Blutungskontrolle, wie du später erfahren wirst (Kapitel 11). Temporäre Kontrolle gibt dir Zeit. Du kannst dich für einen kleinen Moment entspannen, den Blutfluss in deine komprimierende Hand zurückbringen, die Situation überblicken und entscheiden, wie du weiter vorgehen willst.

> »Stelle fest, ob das blutende Organ eine Gefäßwurzel hat«

Kleines Problem oder GROSSER ÄRGER?

Jetzt, wo du eine vorübergehende Blutungskontrolle erreicht hast und das Blut nicht mehr länger dein Operationsfeld überschwemmt, bist du zum taktischen Schlüsselentscheid der Blutungskontrolle gelangt: der Unterscheidung zwischen einem kleinen Problem und GROSSEM ÄRGER.

Ein kleines Problem ist eine Blutung, die du mit einem direkten hämostatischen Manöver - wie Abklemmen oder Resektion des verletzten Organs - kontrollieren kannst. Eine Blutung aus einer verletzten Milz ist ein kleines Problem, wie es auch die periphere Lungenverletzung oder eine niedriggradige Leberverletzung ist. Die große Mehrheit der Blutungssituationen, denen du während einer Trauma-Operation begegnest, gehört zu dieser Kategorie.

GROSSER ÄRGER ist ein völlig anderes Paar Schuhe - eine komplexe oder unzugängliche Verletzung, welche eine klare und unmittelbare Gefahr für das Leben deines Patienten darstellt. Eine hochgradige Leberverletzung ist der Prototyp eines GROSSEN ÄRGERS. Eine Blutung aus der Vena iliaca oder aus einer posterioren Interkostalarterie tief im unteren Thoraxbereich sind andere Beispiele dafür.

Die Unterscheidung zwischen einem kleinen Problem und GROSSEM ÄRGER hängt von einer Kombination der Faktoren Blutungsrate und Zugänglichkeit der Blutungsstelle ab. Mehrere abgerissene, periphere Mesenterialgefäße können mehr bluten als ein begrenztes Hämatom an der Basis des Mesenteriums. Dennoch sind periphere Mesenterialarterienblutungen ein kleines Problem, weil sie zugänglich und leicht zu versorgen sind. Eine Blutung aus der Mesenterialwurzel ist GROSSER ÄRGER, da es die Notwendigkeit einer Gefäßreparatur einer unzugänglichen Arteria mesenterica superior impliziert.

Die proximale Bauchaorta ist schwer zu erreichen und unter Kontrolle zu bringen; deshalb stellt ein mittelständiges supracoeliacales Hämatom immer GROSSEN ÄRGER dar, unabgängig davon, wieviel es geblutet hat. Eine freie Blutung aus den retrohepatischen Venen ist GROSSER ÄRGER, nicht nur, weil sie rasend schnell ist, sondern auch, weil du nicht zu ihr gelangen kannst. Die Zugänglichkeit hängt ab von der Lagerung des Patienten und von deiner Inzision. Zum Beispiel ist eine Verletzung der hinteren Thoraxwand von einer anterolateralen Thorakotomie her unzugänglich, jedoch über eine posterolaterale Thorakotomie einfach zu erreichen.

»Lerne zu unterscheiden zwischen einem kleinen Problem und GROSSEM ÄRGER«

Kleine Probleme und GROSSER ÄRGER benötigen eine unterschiedliche Denkart und unterschiedliche operative Vorgehensweisen. Du kannst ein kleines Problem direkt an der Wurzel packen, indem du sofort die geeignete hämostatische Lösung anwendest, bis die Blutung stoppt. Eine dieser Lösungen wird wahrscheinlich funktionieren, und der Blutverlust wird begrenzt sein.

Wenn du dich kopflos in einen GROSSEN ÄRGER stürzt, wirst du verlieren. Der Patient ist wegen des massiven Blutverlustes deutlich hypoton. Das Operationsteam hat keine Ahnung, wie schlecht die Situation ist oder wie dein weiterer Plan aussieht. Die Exposition ist schlecht. Die zehn bis zwölf Konserven Blut, die dieser Patient brauchen wird, sind immer noch in der Blutbank. Die Gefäßinstrumente, die du brauchen wirst, werden außerhalb des OP gelagert. Mit anderen Worten, die Widrigkeiten stehen alle gegen dich und deinen Patienten, obwohl du noch nicht einmal begonnen hast. Eine frontale Attacke (wie du es bei einem kleinen Problem zu tun pflegst) wird wie Bungee-Jumping ohne Seil sein. Wenn du nicht etwas gegen die Widrigkeiten unternimmst, wird deine Operation fertig sein, bevor sie auch nur beginnst. Also, was ist zu tun? Die Antwort wird dich überraschen.

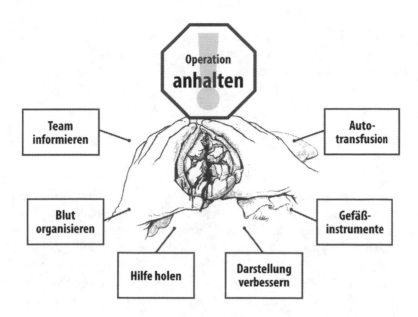

Sobald du die vorübergehende Kontrolle erlangt hast - STOP! Widerstehe der Versuchung, unmittelbar zu einer definitiven Blutungskontrolle überzugehen. Organisiere und optimiere stattdessen deine Attacke:

- Sage dem Anästhesieteam, dass du dich auf einen massiven Blutverlust vorbereitest; dränge es dazu, das Volumen voll aufzufüllen und lasse mindestens 8 bis 10 Einheiten Blut und ein Schnellinfusionssystem bereitstellen.
- Lasse ein Autotransfusionsgerät kommen und es vorbereiten.
- Lasse das Operationsteam ein Gefäß- und ein Thorakotomie-Sieb auspacken und vorbereiten. Weise die Instrumentierschwester an, mehrere Polypropylene-Nähte (typischerweise 3-0 bis 5-0) an passenden Nadelhaltern vorzubereiten.
- Bestimme deine naheliegendsten zwei bis drei hämostatischen Optionen, falls du kannst. Brauchst du zusätzliche Ausrüstung wie einen Foley- oder Fogarty-Katheter? Wirst du allenfalls eine improvisierte Ballontamponade brauchen?
- Beurteile die Fähigkeiten deines Operationsteams. Kann es mit der anstehenden Achterbahnfahrt umgehen? Brauchst du zusätzliche Hilfe?
- Verbessere deine Exposition durch Erweiterung deiner Inzision, durch Einführen eines Wundspreizers oder durch bessere Positionierung deiner Assistenten.

Während all diese Maßnahmen vonstatten gehen, solltest du nicht mit deiner vorübergehenden Blutungskontrolle herumspielen. Lasse die Tücher der Tamponade am Ort, halte die manuelle Kompression aufrecht und bewege die Klemmen nicht.

»Spiele nicht herum;
sei ein Fels«

Stehe ruhig und geduldig, mit einer Hand die Blutung komprimierend und warte, bis das Team bereit ist, der Patient stabilisiert und die passenden Instrumente und Hilfe im Operationsfeld sind. Du hast deine Attacke sorgfältig vorbereitet; führe jetzt deinen Schlachtplan unter günstigen Bedingungen aus.

Wenn du es mit GROSSEM ÄRGER zu tun hast, musst du der Versuchung widerstehen, einfach weiterzuarbeiten. Die exsanguinierende Blutung ist so dramatisch, dass das Team von dir erwartet, dass du „etwas tust". Dass du die Operation mitten im Verlauf stoppst, ist das Letzte, was sie von dir erwarten. Bestehe dennoch darauf, dass alle Vorbereitungen abgeschlossen werden, auch wenn dies erheblich mehr Zeit benötigt. Wir haben gelegentlich mit unserer Hand für 15 Minuten oder mehr eine Blutung komprimiert, während das Operationsteam die Vorbereitung vervollständigte und der Patient stabilisiert wurde. Geduld, Vorbereitung und Planung geben dir einen gewaltigen taktischen Vorteil und werden die Chancen deines Patienten dramatisch verbessern.

Wir können nicht überbetonen, wie kritisch die Unterscheidung zwischen einem kleinen Problem und GROSSEM ÄRGER ist. Dies ist möglicherweise die wichtigste Entscheidung während der ganzen Operation. Es ist oft eine subjektive Entscheidung, die auf deiner Erfahrung und deinem Selbstvertrauen beruht. Eine Situation, welche ein Chirurg mit limitierter Trauma-Erfahrung als GROSSEN ÄRGER beurteilt, könnte sich für einen erfahrenen Kollegen als ein kleines Problem darstellen. Nichtsdestotrotz, falls es dein Eindruck ist, dass die Situation eine organisierte Attacke erfordert, wirst du nichts falschmachen, wenn du sie wie GROSSEN ÄRGER angehst.

»Irre dich immer zur
vorsichtigen Seite hin«

Ausgewählte hämostatische Techniken

Das 1x1 des Tamponierens

Tamponieren ist eine der am meisten unterschätzten und am schlechtesten ge-
lehrten Techniken in der Trauma-Chirurgie. Es ist auch eine der besten Waffen,
um mit GROSSEM ÄRGER umzugehen. Chirurgen haben den Hang dazu, Tamponieren als eine Art intuitive Fähigkeit zu betrachten, die kaum ausgebildet
wird. Letzten Endes musst du ja nicht ein chirurgisches Genie sein, um einige
Stücke Stoff um eine blutende Leber herum zu packen - völlig falsch! Die erste
Regel des Tamponierens ist, es früh zu tun. Da der Effekt des Packens auf der
Ausbildung von Gerinnseln beruht, kann es nur effizient gemacht werden, wenn
der Patient noch über eine funktionierende Gerinnung verfügt. Packen als aller-
letztes Mittel, wenn den Patient bereits in der Koagulopathie ist und von überall
her blutet, ist nutzlos.

»Tamponiere früh!«

Es gibt zwei Arten des Tamponierens. Das Packen **von außen** kreiert ein Sandwich. Packen **von innen** ist das Ausstopfen einer
Höhle.

Packe von außen, indem du Bauchtücher um ein verletztes Organ platzierst,
um die unterbrochenen Oberflächen-
strukturen zu readaptieren. Um eine
effiziente Blutstillung zu erreichen,
musst du zwei gegenseitig verlaufende
Druckvektoren schaffen, zwischen welchen das verletzte Gewebe komprimiert
wird; andernfalls wird dein Tamponieren
nicht funktionieren. Eine effiziente Tamponade ist wie ein Sandwich und nicht
wie eine Verpackung.

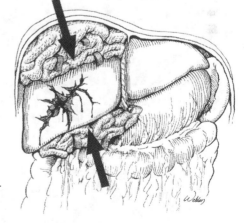

Diese Technik wird am häufigsten bei der verletzen Leber verwendet. Ein gutes
Sandwich um die Leber herum besteht aus zwei Schichten von Bauchtüchern
(oberhalb und unterhalb oder anterior und posterior) und approximiert die zerrissenen Gewebeschichten. Diese Schichten werden durch die Bauchwand, das

Zwerchfell oder an den benachbarten Bauchorganen wie dem Magen oder dem Kolon abgestützt. Du kannst kein gutes Sandwich kreieren, indem du zwei Stücke Brot in der Luft frei aufhängst. Dein Sandwich muss mechanisch Sinn machen.

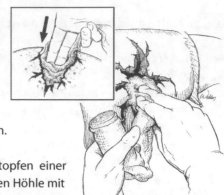

Inneres Tamponieren ist das Ausstopfen einer Vertiefung oder einer aktiv blutenden Höhle mit absorbierender Gaze. Die Füllung, bestehend aus einer abgerollten Gazebinde, drückt nach außen gegen die Wand des verletzten Parenchyms.

Regel Nummer zwei: Deine Packtechnik muss auf die Form der Verletzung zugeschnitten sein. Wenn du es mit einer großen blutenden Oberfläche oder mit multiplen Verletzungen eines soliden Organs zu tun hast, dann packst du von außen. Wenn du eine Vertiefung, wie die tiefe perineale Wunde bei einer offenen Beckenfraktur tamponierst, dann stopfe diese von innen aus. Bei schweren Leberverletzungen, wie z.B. bei der sternförmigen Fraktur des rechten Leberlappens, wirst du dich oft bei der Anwendung einer Kombination beider Techniken wiederfinden.

> »Packen von außen oder von innen funktioniert in der jeweils entgegengesetzten Richtung«

Die dritte Regel des Tamponierens ist, ein Überpacken zu vermeiden. Während du dein Sandwich um die verletzte Leber herum aufbaust, musst du den Blutdruck des Patienten besonders beachten. Falls er plötzlich abstürzt und der Anästhesist Anzeichen von Stress zeigt, werden deine Bauchtücher die Vena cava inferior komprimieren und den venösen Rückfluss zum Herzen vermindern. Entferne vorsichtig ein paar davon und beurteile die Lage neu.

> »Überpacken ist schlecht«

Die vierte (und letzte) Regel für effizientes Packen ist, paranoid zu sein. Es besteht immer die Gefahr, dass deine Tamponade nicht funktionieren wird, aber es braucht normalerweise Zeit, um dies herauszufinden. Bauchtücher haben eine verblüffende Absorptionskapazität, und der Patient kann ohne weiteres unterhalb der Tücher weiterbluten. Falls die Physiologie des Patienten es erlaubt, solltest du wenigstens ein paar Minuten mit etwas anderem verbringen, dann zum tamponierten Gebiet zurückkehren und es mit sehr misstrauischen Augen überprüfen. Beginnt sich wieder Blut in den Ecken anzusammeln? Saften die Bauchtücher langsam durch? Wenn du unsicher bist, pellst du die oberflächlichste Schicht des Sandwichs ab und untersuchst sorgfältig die darunterliegenden Schichten. Werden sie langsam rosa und feucht? Falls ja, musst du dein Sandwich auseinandernehmen, weil du keine effiziente Blutstillung erreicht hast. Verlasse dich nie auf die Gerinnung des Patienten, die deine ineffiziente Tamponade kompensieren möge. Die beste Zeit, um eine Hämostase zu erreichen, ist solange du im Operationssaal bist, nicht zwei Stunden (und 12 Blutkonserven) später.

Was ist, wenn deine Tamponade nicht funktioniert? Entferne als erstes eines der durchtränkten Tücher nach dem anderen und inspiziere das verletzte Gebiet nochmals. Hast du ein stabiles Sandwich gebaut, das gut durch umliegende Strukturen gestützt wird, oder hast du ein "frei in der Luft schwebendes" Sandwich ohne Stützen gebaut? Musst du mehr Bauchtücher hinzufügen? Musst du eine Tamponade von innen oder von außen hinzufügen? Gibt es eine blutende Arterie im verletzten Gebiet? Falls ja, dann musst du dafür eine andere hämostatische Technik anwenden. Kannst du etwas anderes tun, um die Blutung zu stoppen? Kannst du ein lokales Hämostyptikum anwenden? Eine blinde hämostatische Umstechungsligatur? Packe erneut und warte wiederum, bis du sicher bist, dass du eine effiziente Blutstillung erreicht hast.

>>Sei paranoid mit deinen
Bauchtüchern<<

Anlegen einer blinden hämostatischen Umstechungsligatur (8er-Stich)

Verwende eine blinde hämostatische Umstechungsligatur, um eine Blutung unter Kontrolle zu bringen, welche entweder unsichtbar ist oder wo sich das Gefäß ins Gewebe zurückgezogen hat. Du kannst das blutende Gefäß weder sehen, noch kannst du es abklemmen und ligieren, aber du kannst erahnen, wo es ist. Nachdem du blinde hämostatische Umstechungsligaturen schon so oft in der elektiven und Notfallchirurgie angewendet hast, wirst du vielleicht überzeugt sein, wie du es richtig machst. Die Chance ist groß, dass dem nicht so ist; hier ein paar nützliche Hinweise:

- Stelle sicher, dass die anatomische Situation passend ist für eine blinde hämostatische Umstechungsligatur. Falls die Blutung in der Nähe eines nicht dargestellten, größeren Gefäßes ist, musst du immer davon ausgehen, dass das große Gefäß die Ursache ist und es freilegen.
- Verwende monofiles Nahtmaterial, welches durch das Gewebe mehr gleitet als sägt. So merkwürdig es sich anhört: nicht die Naht ist der Schlüssel zum Erfolg, sondern die Nadelgröße. Wähle die größte Nadel, welche für die Situation passend ist.
- Lege deinen ersten Stich so nahe wie möglich an die Blutungsstelle. Zweck dieses Stichs ist nicht, eine Blutstillung zu erreichen, sondern ein ordentliches Stück Gewebe zu fassen, um es durch Zug an der Naht mit der nicht dominanten Hand vorsichtig hochzuheben. Jetzt kannst du sehen, auf welcher Seite deines ersten Stichs die Blutung herausströmt. Dein nächster Stich sollte der Hämostase dienen, und weil er gut gezielt ist, wird er sich als wirksam erweisen.

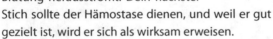

- Falls sich jemals jemand die Mühe gemacht hat, dich in blinden hämostatischen Umstechungsligaturen auszubilden, dann wirst du wahrscheinlich wissen, dass dein erstes Ziel ist, mit einer 8er-Figur zu enden, welche unter dem Gefäß hindurch und proximal und distal der Blutungsstelle verläuft. In der Theorie ist das schön, aber in der Praxis kannst du nie sicher sein, in welcher Richtung das blutende Gefäß verläuft. Deshalb nennt man diesen einen blinden Stich. Sei nicht enttäuscht, falls du mehrere Stiche dazu brauchst. Es ist okay, drei bis vier Stiche anstelle von zwei anzuwenden, solange die Stiche nah beieinander liegen und funktionieren. Wir nennen diese Ligatur mit 4 Stichen eine "16er Naht".
- Oft wird Zug am Faden deines blinden Stichs die Blutung stoppen. Du musst dann entscheiden, ob du ihn als temporäres hämostatisches Manöver verwenden oder im Sinne der permanenten Lösung knüpfen willst. Wenn du dich entschließt, den Faden zu knoten, solltest du dich daran erinnern, die Enden lang zu lassen, da du ihn zu einem späteren Zeitpunkt vielleicht wieder entfernen willst.

Während du den blinden Stich anlegst, musst du bereits deine nächste hämostatische Alternative planen. Die Erfahrung hat uns gezeigt, dass dann, wenn du mit vier Stichen keine Blutstillung erreichst hast, du sie mit dem nächsten Stich auch nicht erreichen wirst. Flattere nicht. Versuche etwas anderes.

»Der erste Stich einer hämostatischen Naht verschafft dir den Griff am Gewebe«

Das Abklemmen der Aorta

Das Abklemmen der Aorta ist eines der traditionellen heroischen Manöver in der Trauma-Chirurgie. Verwende es entweder als Teil der Reanimation bei einem kollabierenden Patienten, oder um bei einem schweren abdominalen Gefäßtrauma proximale Blutungskontrolle zu erlangen. Es ist unwahrscheinlich, dass du lernen wirst, wie die supracoeliacale abdominale Aorta korrekt abzuklemmen ist, wenn du es zum ersten Mal in einen Bauch voller Blut versuchst. Lerne und übe die Technik unter elektiven Umständen.

Verwende das Abklemmen der Aorta mit gebührender Sorgfalt und nicht reflexartig. Wenn du es bei der Reanimation verwendest, korrigierst du damit vorübergehend die Zahlen auf dem Blutdruckmonitor, aber zum Preis einer generalisierten viszeralen Ischämie.

Wie bei jeder großen Blutung ist deine Hand das beste, sofort verfügbare Instrument. Ziehe den Magen nach unten und dringe stumpf durch die avaskuläre Portion des Omentum minus in die Bursa omentalis ein. Palpiere die pulsierende Aorta unmittelbar darunter und rechts des Ösophagus und komprimiere sie gegen die Wirbelsäule. Wenn du die Aorta während einer Reanimation abklemmst, reicht die manuelle Kompression oft aus. Falls du eine formale Kontrolle über die Aorta benötigst, führst du eine transabdominale supracoeliacale Aortenabklemmung durch.

Die anatomische Schlüsselüberlegung bei der supracoeliacalen Abklemmung ist, dass du den untersten Teil der **thorakalen** Aorta abklemmst, dies aber durch das Abdomen tust. Wo die Aorta zwischen den Zwerchfellschenkeln durchtritt, ist sie in dichtes neurales und fibröses Gewebe eingehüllt. In diesem besonderen Aortensegment ist es schwierig, mit der Klemme eine gute Gefäßportion zu erwischen, ohne die Aorta zuerst freizupräparieren. Aus diesem Grund tust du besser daran, höher hinaufzugehen in den untersten Thoraxbereich.

»Klemme die untere thorakale Aorta durch das Abdomen ab«

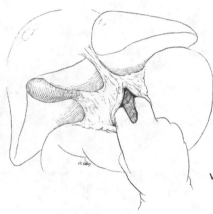

Falls du Zeit hast, mobilisierst du den linken Leberlappen durch Inzision des Ligamentum triangulare. Dies verbessert deinen Arbeitsraum, ist jedoch nicht essentiell, um zur Aorta zu gelangen. Eröffne stumpf das Omentum minus unmittelbar rechts der kleinen Magenkurvatur und führe einen Deaver-Retraktor ins Loch ein. Zurückziehen des Magens und Duodenums nach links legt das Peritoneum der Hinterwand der Bursa und darunter den rechten Zwerchfellschenkel frei.

Palpiere die pulsierende Aorta oberhalb des Oberrandes der Pankreas, um dich zu orientieren. Mache stumpf ein Loch in das posteriore Peritoneum; durchtrenne dann die beiden Faserzüge des rechten Zwerchfellschenkels entweder mit deinem Finger oder mit einer stumpfen Mayo-Schere, um die Vorderwand der distalen thorakalen Aorta darzustellen.

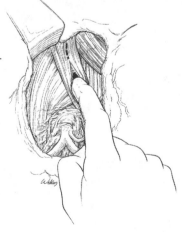

Schaffe mit den Fingern deiner linken Hand gerade genug Platz auf beiden Seiten der Aorta, um
die Klemme setzen zu können. Dies ist die gesamte
Freilegung, die du brauchst. Nimm eine Aortenklemme und setze sie unter Führung deiner Finger
in korrekter Position an die Aorta. Verschließe sie
und prüfe die distale Aorta auf Pulsation.

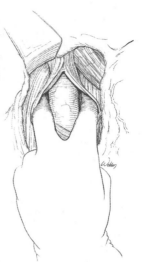

Die Aortenklemme hat Tendenz, nach vorne in die
Wunde zu fallen. Schlinge sie mit einem Band an
und fixiere das Band an der Tuchabdeckung im unteren Thoraxbereich des Patienten, um die Klemme
zu immobilisieren. Jetzt hast du es geschafft.

SCHLÜSSELPUNKTE

» **Beginne mit den einfachsten hämostatischen Optionen.**

» **Blutungskontrolle ist eine graduelle Antwort.**

» **Halte stets eine alternative hämostatische Option bereit.**

» **Dein Finger ist mächtiger als die Klemme.**

» **Stelle fest, ob das blutende Organ eine Gefäßwurzel hat.**

» **Lerne zu unterscheiden zwischen einem kleinen Problem und GROSSEM ÄRGER.**

» **Spiele nicht herum; sei ein Fels.**

» **Irre dich immer zur vorsichtigen Seite hin.**

» **Tamponiere früh!**

» **Packen von außen oder von innen funktioniert in der jeweils entgegengesetzten Richtung.**

» **Überpacken ist schlecht.**

» **Sei paranoid mit deinen Bauchtüchern.**

» **Der erste Stich einer hämostatischen Naht verschafft dir den Griff am Gewebe.**

» **Klemme die untere thorakale Aorta durch das Abdomen ab.**

Kapitel 3

Dein Gefäßinstrumentarium

»Menschliche Wesen sind fast einzigartig in ihrer Fähigkeit, aus den Erfahrungen Anderer zu lernen, und ebenso bemerkenswert in ihrer offensichtlichen Abneigung, genau das zu tun.«

Douglas Adams

Stelle dir vor, du bereitest dich auf die Versorgung einer Schussverletzung der Arteria femoralis vor. Der 29-jährige Patient hat eine arteriovenöse Fistel knapp unterhalb der rechten Leiste. Du spürst dort eine starke Vibration und hörst ein Strömungsgeräusch; es ist genau das, was unsere Chirurgen in Ausbildung als einen „tollen Fall" bezeichnen.

Du hast ein kleines Problem: Es gibt kein Angiogramm der verletzten Zone. Während du daran denkst, stellst du fest, dass du weder Heparin noch monofiles Nahtmaterial zur Verfügung hast. Du hast nicht mal eine ordentliche Gefäßklemme. Dein toller Fall entwickelt sich sehr rasch zum Albtraum. Wie würdest du dich fühlen, wenn die einzigen Gefäßinstrumente, die du hättest, feine Leinenfäden an geraden Nadeln und zwei einfache weiche Klemmen wären? Kannst du dir vorstellen, das Skalpell in die Hand zu nehmen und dich auf das verletzte Gefäß zu stürzen? Das ist exakt das, was J. B. Murphy - ein erstaunlicher Chirurg aus Chicago - 1897 tat. Er hat eine femorale arteriovenöse Fistel, lediglich bewaffnet mit genauem anatomischem Detailwissen, jahrelanger Labor-Erfahrung in der Versorgung von Gefäßen und viel Mut versorgt. Die Operation dauerte 2,5 Stunden und verlief glatt - und ohne postoperative Komplikationen.

Mehr als 100 Jahre später hast du ein verwirrendes Arsenal von Gefäßinstrumenten zu deiner Verfügung, wenn du einem großen Gefäßtrauma gegenüberstehst. Dennoch darfst du dich nicht auf eine verletzte Poplitealarterie stürzen und dabei vergessen, dass sie zu einem kritisch verletzten Patienten gehört, der auch eine Beckenfraktur, eine Lungenkontusion und möglicherweise eine intrakranielle Blutung hat.

Dieses Kapitel wird dich zuerst mit einigen praktischen Handlungsrichtlinien vertrautmachen, wenn du Auge in Auge einer Gefäßverletzung gegenüberstehst. Wir nehmen an, dass du mit den Basistechniken der Gefäßchirurgie vertraut bist und wollen dir aufzeigen, wie diese auf die Trauma-Situation anzupassen sind. Zweitens werden wir dir ein Spektrum von technischen Optionen für Damage Control und die definitive Versorgung von Gefäßverletzungen vorstellen. Erinnere dich daran, dass ein gutes Resultat bei Gefäßverletzungen mehr vom klaren Denken und sauber gesetzten Prioritäten abhängt, als von „coolen Tricks" und eleganten Bewegungen. Behalte dein eigenes Armamentarium für Gefäßoperationen im Kopf, wenn du in den nächsten Kapiteln lernen wirst, mit spezifischen Gefäßverletzungen umzugehen.

Ablauf und Prioritäten

Genau wie bei anderen Trauma-Operationen solltest du es vermeiden, "aufregende Entdeckungen" während der Versorgung von großen Gefäßverletzungen zu machen, indem du einen klar definierten Ablauf von Einzelschritten einhältst.

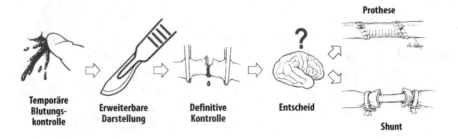

Temporäre
Blutungs-
kontrolle

Erweiterbare
Darstellung

Definitive
Kontrolle

Entscheid

Prothese

Shunt

Blutung und Ischämie, die beiden Manifestationen von Gefäßtraumata, haben unterschiedliche Prioritäten. Eine blutende Karotisarterie ist eine unmittelbare Bedrohung für das Leben des Patienten, und du musst sie SOFORT unter Kontrolle bringen! Nicht so bei einem ischämischen Bein wegen einer Verletzung der Arteria femoralis superficialis, wo du ein Zeitfenster von mehreren Stunden hast, um das Bein zu retten. Deshalb ist das Thema Blutung ein Teil des ABC bei der initialen Beurteilung eines verletzten Patienten [im ATLS-Schema; d. Ü.], während das Thema Ischämie nicht dabei ist.

Die äußere Blutung unter Kontrolle bringen

Erlange durch einfache digitale oder manuelle Kompression eine erste Kontrolle über die äußere Blutung. Übergib dann, wenn möglich, rasch die Verantwortung für die Kompression des blutenden Gefäßes an den Assistenten; wasche und decke dessen Hand wie einen Teil des Operationsfeldes ab. Während du eine Inzision proximal oder um die komprimierende Hand herum machst, um das verletzte Gefäß darzustellen, muss dein Assistent den Druck auf die Blutung aufrechterhalten.

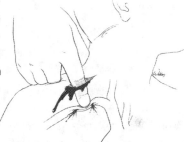

Verwende einen Ballonkatheter, wenn die Blutungsquelle tief im Gewebe sitzt und die Wunde eng ist (z.B. bei Schussverletzungen), insbesondere in Übergangszonen zwischen Stamm und den Extremitäten, wie zum Beispiel in der Leiste, in der Fossa supraclavicularis, in der Axilla oder im Hals. In diesen Bereichen ist die manuelle Kompression weniger effizient. Führe einen Foley-Katheter in den blutenden Kanal ein, blase den Ballon bis zum Stillstand der Blutung auf, und klemme den Hauptkanal des Foley-Katheters ab. Falls die Wunde weit ist und der Ballon aus der Wunde herausgedrückt wird, kannst du die Wundränder einfach mit einer Naht approximieren, um den Ballon an Ort zu halten.

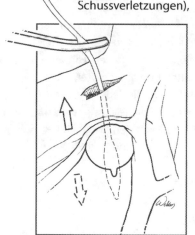

Bevor du anfängst ...

Beginne nie mit einer Gefäßexploration, ohne die vollständige Traumalast des Patienten zu kennen. Wieviel Zeit ist seit der Verletzung vergangen? Wieviel Blut hat der Patient verloren? Wie dringend ist die Gehirnkontusion? Was ist der Plan für die Fraktur im Bereich der Extremität, an der du operierst? Du musst all diese Informationen in deinem Entscheidungsprozess berücksichtigen, andernfalls wirst du mit einer wunderschönen Gefäßkonstruktion enden - in einem toten Patienten.

>>Kenne die vollständige Traumalast des Patienten und seine Physiologie<<

Eine saubere Planung ist ein sehr wichtiger Faktor beim peripheren Gefäßtrauma, weil Verletzungen der Extremitäten typischerweise Knochen-, Nerven- und Weichteilverletzungen beinhalten. Als Faustregel gilt, dass die Stabilisierung der Fraktur vor der Gefäßrekonstruktion stattfinden muss. Die Osteosynthese der Frakturen involviert solch schöne Tätigkeiten wie Hämmern, Sägen und Meißeln, Knochen verschieben und andere Tricks, die von einer 5-0 Nahtlinie nicht sehr gut toleriert werden. Also, wenn das Bein nicht schwer ischämisch und der geplante orthopädische Eingriff kurz ist (z.B. Anlegen eines Fixateur Externe), solltest du den Orthopäden dies vor der Gefäßexploration tun lassen. Falls eine schwere Extremitätenischämie vorliegt oder die Verletzung aktiv blutet, musst du Vorrang haben. Bringe die verletzte Arterie unter Kontrolle, lege einen temporären Shunt ein und führe eine Fasziotomie durch, um die Ischämietoleranz der verletzten Extremität zu erhöhen. Lass den Orthopäden den Knochen versorgen und führe erst dann die definitive Gefäßversorgung an der stabilisierten Extremität durch.

>>Stabilisiere den Knochen vor der Gefäßrekonstruktion<<

Angiografie

Eine präoperative Angiografie ist keine Option bei einem hämodynamisch instabilen oder aktiv blutenden Patienten. Beim stabilen Patienten solltest du, wenn möglich, ein Angiogramm haben; insbesondere dann, wenn du nicht sicher bist, wo genau die Verletzung lokalisiert ist. Denke an einen Patienten mit multiplen Schussverletzungen oder mehreren Frakturen der gleichen Extremität. Wie willst du ohne Straßenkarte wissen, wo die Verletzungen sind? Bei einer einzigen penetrierenden Verletzung sind die Dinge einfacher, weil du die Verletzung mit einer begrenzten Exploration finden kannst; deshalb kannst du hier das Angiogramm weglassen.

In Abhängigkeit von deiner Erfahrung und den lokalen Umständen hast du drei Optionen, ein Angiogramm zu erhalten:

1. Ein single-shot-Notfallraum-Angiogramm - was bald zu den verlorengegangenen Künsten zählen wird.
2. Eine formale Untersuchung, durchgeführt in der Angiografieabteilung oder im Interventionellen Röntgen - eine endovaskuläre Intervention könnte der Notwendigkeit einer offenen Versorgung vorgreifen.
3. Intraoperative Angiografie durch Kanülierung der freigelegten Arterie - die besten Resultate erhält man durch Abklemmen der Zustrombahn vor Injektion des Kontrastmittels.

»Verschaffe dir ein Angiogramm,
wenn der Patient stabil ist«

Präventive Fasziotomie

Denke an die Fasziotomie, bevor du mit der Gefäßrekonstruktion beginnst und nicht erst, wenn das Kompartmentsyndrom klinisch wird. Du weißt, dass die formale Rekonstruktion bei der Operation einer ischämischen Extremität oft Zeit brauchen wird. Deine Operationsplanung wird auf der sicheren Seite sein, wenn du zuerst eine präventive Fasziotomie durchführst.

Die Rekonstruktion der Poplitealarterie ist ein gutes Beispiel dafür. Unabhängig von deiner Erfahrung dauern popliteale Rekonstruktionen immer länger als geplant. Die nichts verzeihende Natur dieser Verletzungen und die Spärlichkeit der Kollateralen um das Knie herum garantieren, dass du diese Operation nicht ohne Fasziotomie beenden wirst. Sei schlau. Mache sie vor der Gefäßrekonstruktion!

Wir machen eine Fasziotomie aller 4 Kompartimente über zwei separate Inzisionen. Platziere die laterale Inzision ungefähr zwei Finger breit lateral der Tibiakante und spalte die Faszie bis nach ganz unten zum Knöchel. Identifiziere und inzidiere das Septum intermusculare, welches das anteriore und laterale Kompartiment voneinander trennt. Vermeide eine Schädigung des Nervus peroneus lateralis, welcher in der Nähe des Fibulaköpfchens verläuft. Mache dann eine mediale Inzision ungefähr einen Finger breit hinter dem medialen Rand des Tibiaschafts. Eine Verletzung der Vena saphena magna gehört nicht zu dieser Inzision, sei also vorsichtig! Verwende den Elektrokauter, um den Musculus soleus vom medialen Aspekt der Tibia abzulösen, um das tiefe posteriore Kompartiment zu dekomprimieren.

»Führe eine präventive Fasziotomie
vor der Rekonstruktion einer
Poplitealarterie durch«

Erweiterbare Darstellung und Landmarken

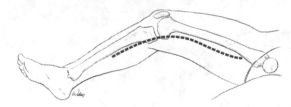

Das fundamentale Prinzip einer Gefäßexploration ist die erweiterbare Darstellung und bedeutet, dass du deine Inzision nach proximal oder distal in der gleichen Achse wie die initiale Inzision verlängern können musst. Bekannte Beispiele dafür sind die Inzisionen am medialen Aspekt der unteren Extremitäten. Bei Verwendung dieser Inzisionen kann die Darstellung der Arteria femoralis superficialis, der Popliteal- und der Tibialgefäße leicht ineinander erweitert werden.

An der oberen Extremität ist die Darstellung der Subclavia-, Axillar- und Brachialgefäße ähnlich erweiterbar. Vermeide nicht-erweiterbare Zugänge wie den posterioren Zugang zu den Poplitealgefäßen oder den transaxillären Zugang zur Axillararterie, weil sie deinen Zugang begrenzen und deine Optionen einschränken. Während der Präparation eines verletzten Gefäßes kann

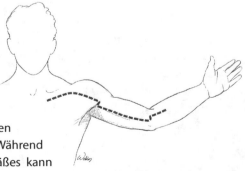

man leicht die Orientierung verlieren. Die gebrochenen Knochen, der blutende Muskel und zerrissene Gefäße sind ein Minenfeld, sogar für einen erfahrenen Gefäßchirurgen. Die sichere Präparation im feindseligen Territorium hängt ab von der Verwendung von anatomischen Schlüssel-Landmarken, welche dir helfen, dich zurechtzufinden und dein Ziel zu identifizieren. Bei der unteren Extremität sind die Schlüssel-Landmarken die Knochen (Femur und Tibia), weil das neurovaskuläre Bündel unmittelbar dahinter lokalisiert ist. Suche den posterioren Aspekt des Femurs oder der Tibia auf, und schon hast du die Arteria femoralis, respektive die Arteria tibialis posterior gefunden. Der Musculus pectoralis minor ist deine Schlüssel-Landmarke, wenn du die Axillargefäße suchst, wie es der Nervus medianus ist, wenn du die Arteria brachialis darstellen willst. Du wirst viele Beispiele für den Gebrauch von anatomischen Schlüssel-Landmarken durch dieses ganze Buch hindurch finden, denn es ist ein äußerst nützliches Konzept, wenn du in unvertrautem Territorium in Schwierigkeiten bist.

»Kenne die anatomischen Schlüssel-Landmarken«

Proximale Kontrolle und anatomische Barrieren

Was ist die definitive Gefäßkontrolle? Es ist das korrekte Plazieren von Gefäßklemmen (oder anderen Mitteln zum atraumatischen Gefäßverschluss) im Bereich des Zufluss- und Abflusstrakts eines verletzten Gefäßes. Proximale Kontrolle ist "ein Muss". In ein Hämatom einzugehen, ohne zuerst proximale Kontrolle mit Abstand zur Verletzung erlangt zu haben, ist ein dummer Fehler, der oft zu exzessivem Blutverlust, unorganisiertem Herumfummeln, Panik, iatrogenen Verletzungen und manchmal zum Ausbluten des Patienten führt.

Verhindere, dass deine Präparation eine "Such- und Zerstörungsaktion" wird, indem du proximale Kontrolle außerhalb des Hämatoms, welches die Verletzung umgibt, erlangst. Beginne im jungfräulichen Territorium, wo die Gewebeschichten normal sind und nähere dich schrittweise dem verletzten Segment.

Erfahrene Chirurgen gehen auf die andere Seite von **anatomischen Barrieren**, um proximale Kontrolle zu erlangen. Ja, richtig erraten – noch ein Schlüsselkonzept. Viele anatomische Strukturen dienen als Barrieren während der Expansion eines Hämatoms. Nimm zum Beispiel das Ligamentum inguinale bei einer penetrierenden Verletzung der Leiste. Unterhalb des Ligaments wirst du nur Blut, Schweiß und Tränen finden. Oberhalb bist du im jungfräulichen Territorium, wo

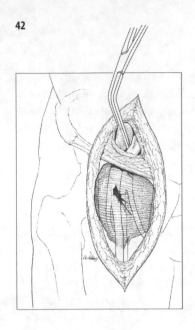

du leicht die Arteria iliaca externa isolieren und unter Kontrolle bringen kannst. Das Perikard ist in ähnlicher Weise eine Barriere für ein expandierendes Mediastinalhämatom, und das Zwerchfell blockiert die weitere Ausdehnung eines retroperitonealen Hämatoms in der Mittellinie. Gehe auf die andere Seite einer anatomischen Barriere, um auf einfache Weise proximale Kontrolle zu erlangen.

Eine praktische Option für die proximale Kontrolle bei den Extremitäten - oft in der Hitze des Gefechts vergessen - ist das pneumatische Tourniquet am Oberarm oder am proximalen Oberschenkel. Es zu verwenden, spart Blut und vereinfacht die Präparation. Sobald du die verletzten Gefäße isoliert und abgeklemmt hast, dekomprimierst du das Tourniquet.

>»Erlange proximale Kontrolle
außerhalb des Hämatoms«

Distale Kontrolle

Wie wichtig ist distale Kontrolle? Es kommt drauf an. Normalerweise trocknet die proximale Kontrolle allein das Operationsfeld nicht aus, da der Rückfluss aus dem distalen Gefäßanteil weiter besteht, und das wird dich ärgern. Der Patient wird nicht ausbluten, aber du wirst deine Gefäßrekonstruktion nicht in Ruhe machen können.

Bei der Aorta und deren proximalen Ästen (z.B. Arteria subclavia und Arteria iliaca communis) dient die proximale Abklemmung nur dazu, eine hörbar kräftige Blutung in eine schwächere Blutung umzuwandeln, aber du wirst die Verletzung weiterhin nicht gut sehen können und der Patient wird weiterhin alarmierend viel Blut verlieren. Erlange distale Kontrolle. Tue dies von außerhalb des Hämatoms, wenn du kannst. Falls nicht, stellst du das Gefäß unter proximaler Kontrolle dar und erlangst distale Kontrolle von innerhalb des Hämatoms. Typische

Lokalisationen, wo das Erlangen der distalen Kontrolle schwierig ist, sind die distale Arteria carotis interna, die Arteria subclavia und die großen Beckenvenen.

Wähle für das Erlangen der distalen Kontrolle innerhalb des Hämatoms diejenige Technik, welche taktisch am meisten Sinn macht. Kannst du das distale Gefäß rasch darstellen und abklemmen? Eine partiell ausklemmende Klemme setzen? Einen intraluminalen Ballonkatheter (typischerweise einen Fogarty-Katheter, versehen mit einem Dreiweghahn) in das Gefäß einbringen? Diese letzte Technik wird häufig in der elektiven Gefäßchirurgie verwendet und erlaubt dir, die distale Kontrolle über das Gefäß zu erlangen, ohne es präparieren zu müssen.

»Verwende einen intraluminalen Ballon für die distale Kontrolle in problematischen Situationen«

Exploration des verletzten Gefäßes

Die sicherste Ebene für die Präparation entlang einer Arterie stellt die periadventitielle Ebene direkt auf der Arterienwand dar. Sie wird dich sicher vom unverletzten Territorium zum verletzten Segment leiten, ohne das Gefäß zu verletzen oder Äste abzureißen. Du weißt, dass du in dieser sicheren Ebene bist, wenn du die perlweiße Arterienwand mit den Vasa vasorum darauf siehst.

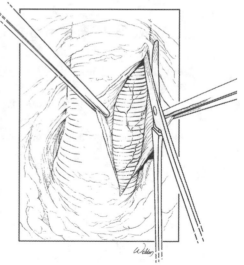

Sobald du ins Hämatom gelangst, musst du das Ausmaß der Verletzung durch rasche Beantwortung von drei Fragen definieren:

- Welche Gefäße sind involviert? Arterie, Vene oder beides?
- Wie schlimm ist es? Einriss oder vollständige Durchtrennung?
- Wo bist du? Sind in der Nähe größere Gefäßabgänge, Gelenke oder andere Strukturen?

Du kannst eine arterielle Verletzung nicht durch äußere Inspektion beurteilen. Dies ist besonders wahr beim stumpfen Trauma, wo die Arterie von außen intakt erscheinen kann, aber auf der Innenseite eine Intimaläsion verbirgt. Du musst die Arterie eröffnen und die Ausdehnung des Intimaschadens definieren. Mit wenigen Ausnahmen wird die Arteriotomie in Längsrichtung erfolgen. Gehe sicher, dass du die volle Ausdehnung des Intimaschadens sehen kannst.

Sobald du das Ausmaß der Verletzung definiert hast, debridierst du vorsichtig die verletzte Wand bis ins gesunde Gewebe. Mache keine Kompromisse mit Intima, welche „fast normal" oder „leicht geprellt" aussieht, weil du dir und deinem Patienten damit nur eine frühe postoperative Thrombose einhandelst. Es gibt hier keine grauen Zonen - entweder ist die Intima gesund, oder sie ist es nicht.

> »Definiere das volle Ausmaß
> der Gefäßverletzung«

Entwickle deinen Arbeitsbereich

Erinnere dich daran, dass du das verletzte Gefäß nicht präparierst, um es nur anzuschauen. Du wirst damit arbeiten und dafür einen Arbeitsbereich benötigen. Eine Laparotomie oder Thorakotomie verschafft dir automatisch eine offene Höhle, welche deinen Arbeitsbereich darstellt. Bei den Extremitäten und beim Hals gibt es keine solchen vorbestehenden Höhlen, und deshalb musst du dir eine herausschnitzen.

Entwickle deinen Arbeitsbereich in Schritten. Mache zuerst die Inzision. Dehne diese dann ins subkutane Gewebe aus und inzidiere die tiefe Faszie. Lege einen Wundspreizer ein und führe deine Dissektion weiter, um das neuromuskuläre Bündel unter Verwendung der Schlüssel-Landmarken zu isolieren. Während du so vorankommst, beurteilst du kontinuierlich den sich entwickelnden Arbeitsbereich. Ist die Inzision lang genug? Solltest du den Wundspreizer in eine tiefere Ebene umsetzen? Sollte der Wundrand von Hand zurückgezogen werden? Hast du genügend Platz auf beiden Seiten der Arterie, um bequem nähen zu können? Kannst du das Gefäß näher zu dir (an die Oberfläche) bringen, indem du es mobilisierst? Je mehr du in die Optimierung deines Arbeitsbereiches investierst, umso mehr Zeit wirst du bei der weiteren Rekonstruktion einsparen. Wenn wir gerufen werden, um bei einem Gefäßtrauma zu helfen, ist unser erster Schritt, die Inzision zu erweitern und den Arbeitsbereich zu optimieren.

»Entwickle und optimiere schrittweise
deinen Arbeitsbereich«

Der strategische Schlüsselentscheid

Jetzt ist es Zeit für deinen strategischen Entscheid, die Wahl zwischen Damage Control und definitiver Reparatur des Gefäßes - ein eigentlich ziemlich einfaches Konzept, aber oft eine schwierige Entscheidung.

Beurteile als erstes, welche Art von Rekonstruktion benötigt wird. Formale Gefäßrekonstruktionen kommen in zwei Geschmacksrichtungen vor: einfach und komplex. Eine einfache Reparatur ist eine einzige kurze Nahtlinie, welche auch unter schwierigen Umständen rasch vollendet werden kann. Falls eine solche laterale Rekonstruktion funktioniert - mache sie!

Eine **komplexe Rekonstruktion** ist eine Gefäßanastomose (oder mehr als eine). Eine End-zu-End-Anastomose, eine Patch-Angioplastik und eine Interpositionsprothese sind komplexe Reparaturen. Sie benötigen Zeit für die Vorbereitung und Durchführung; aber hast du diese Zeit wirklich? Beurteile als erstes die Physiologie des Patienten. Es bringt nichts, einem Patienten mit einer Koagulopathie eine Interpositionsprothese einzusetzen, die dann von ihrer Nahtlinie aus immer weiter blutet. Dieser Patient muss dringend auf der Intensivstation aufgewärmt und stabilisiert werden und nicht auf dem Operationstisch noch mehr Blut verlieren und noch hypothermer werden. Du musst dich zurückziehen.

Erwäge zweitens die zusätzlichen Faktoren. Ist der Patient instabil, oder blutet er aktiv in einer anderen Höhle? Falls die Antwort „Ja" lautet, ist Damage Control deine einzige Option. Hast du die notwendige Erfahrung? Kannst du adäquate Unterstützung erhalten? Sind die notwendigen Gefäßinstrumente bereit? Falls die Antwort auf eine dieser Fragen „Nein" ist, dann wähle wiederum Damage Control.

»Entscheide dich zwischen
komplexer Gefäßrekonstruktion
und Damage Control«

Damage-Control-Techniken bei Gefäßen

Die zwei hauptsächlichen Damage-Control-Techniken für Gefäßtraumen sind die Ligatur und das Einlegen eines Shunts.

Ligatur

Die Ligatur eines verletzten Gefäßes kann oft bedenkenlos durchgeführt werden. Die Arteria carotis externa, die coeliacalen Gefäße und die Arteria iliaca interna sind offensichtliche Beispiele von Arterien, die gefahrlos ligiert werden können. Andere Arterien, wie die Arteria subclavia oder die Arteria brachialis, können mit einem minimalen Risiko einer extremitätengefährdenden Ischämie ligiert werden. Falls du dich zurückziehen musst, aber eine spätere Gefäßrekonstruktion planst, dann ligiere nicht - verwende stattdessen einen temporären Shunt.

Die meisten großen Venen können gefahrlos oder mit akzeptablen Konsequenzen (wie z.B. einem Beinödem) ligiert werden. In der Vergangenheit wurde die Rekonstruktion der Poplitealvene als zwingende Voraussetzung für ein gutes Resultat einer Poplitealarterienrekonstruktion angesehen, aber diese heilige Kuh ist schon vor langer Zeit geschlachtet worden. Es gibt sogar Berichte von erfolgreichen Ligaturen der Vena porta, obwohl diese eine der ganz wenigen viszeralen Venen ist, die du rekonstruieren solltest, falls du es kannst. Denke daran: ein Gefäß zu ligieren, ist nicht das Eingeständnis einer Niederlage; es kann Zeichen einer guten Lagebeurteilung sein.

>»Ligatur ist nicht das
>Eingeständnis einer Niederlage«

Temporäre Shunts

Wenn du nur wenig Gefäß-Erfahrung hast oder unter widrigen Umständen operierst, wird der temporäre Shunt deine beste Option sein. Lege einen Shunt ein, wenn die Physiologie des Patienten nichts mehr erträgt, wenn die orthopädische Stabilisierung des Knochens vor der Gefäßrekonstruktion kommt, oder wenn du keine Ressourcen für eine komplexe Rekonstruktion hast.

Das Shuntmaterial braucht nicht debattiert zu werden; verwende, was auch immer gerade verfügbar ist. Wir haben erfolgreich Stücke von Magensonden, Absaugkathetern, Karotis-Shunts und T-Drains verwendet. Wir bevorzugen den Argyle-Drain (Thoraxdrain für Kinder), weil wir ihn regelmäßig bei der Karotis-Chirurgie anwenden und weil er im Handling einfach ist. Wie auch immer, in einem der spektakulärsten Fälle von erfolgreichem Shunting, den wir gesehen haben, hat ein Militärchirurg im Feld ein Stück Magensonde verwendet, um eine durchtrennte Femoralarterie in der Leiste zu shunten.

Bringe den Shunt mit einer genau definierten Sequenz von Schritten ein. Beginne mit dem Freimachen des Zufluss- und Abflusstrakts der verletzten Arterie unter Verwendung eines Fogarty-Katheters, falls vorhanden. Falls nicht, drückst du das proximale und das distale Ende der durchtrennten Arterie sanft zusammen, um Gerinnsel auszupressen und öffnest kurz die Klemmen, um sowohl den Zufluss wie den Abfluss auszuspülen. Verwende einen Shunt mit dem größtmöglichen Durchmesser, welcher noch bequem ins Gefäß hineinpasst und kürze ihn auf die benötigte Länge. Führe

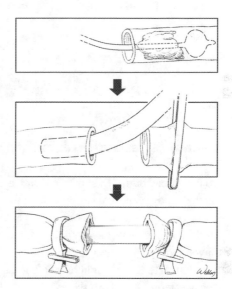

den Shunt vorsichtig und sanft zuerst in den distalen, dann in den proximalen Schenkel des Gefäßes ein (da der Rückfluss leichter zu kontrollieren ist als der Zufluss). Jetzt musst du den Shunt vor Ort fixieren. Die einfachste Technik dafür ist, den Shunt proximal und distal mit dicken Seidenfäden zu sichern. Das ist für die Arterienwand traumatisch und bedarf eines zusätzlichen Débridements der Arterie bis jenseits der Knotenstellen, wenn du den Shunt entfernst. Wir bevorzugen, ein Gefäß-Zügel (Vessel-Loop) zweimal um die geshuntete Arterie zu wickeln und es mit einem großen Metallclip oder einem Rummel-Tourniquet behutsam zu fixieren. Beurteile jetzt die distale Perfusion anhand des Dopplersignals über der distalen Arterie. Jetzt hast du es geschafft.

Shuntversagen kann folgende Gründe haben:

- Inadäquater Zufluss (wegen einer proximalen Verletzung oder einem zurückgebliebenen Thrombus).
- Behinderter Abfluss (wegen zurückgebliebenem Gerinnsel oder Migration des Shunts in einen distalen Arterienast).
- Verstopfter Shunt (Abknickung wegen Überlänge oder zu fest angezogenen Ligaturen).
- Herausfallen des Shunts (manifestiert sich als rasch expandierendes Hämatom).

> »Mache den Zufluss- und Abflusstrakt frei,
> bevor du den Shunt einlegst«

Definitive Reparaturtechniken

Du hast drei Optionen für eine definitive Versorgung: End-zu-End-Anastomose, Patch-Angioplastik oder Interpositionsprothese. Eine End-zu-End-Anastomose klingt wie eine exzellente Wahl, weil sie nur eine einzige, simple Nahtreihe erfordert. Leider wirst du dich mit zunehmender Erfahrung diese immer seltener anwenden sehen. Bei jungen Patienten ziehen sich die Enden einer durchtrennten Arterie erstaunlich weit zurück und hinterlassen eine große Lücke. Der unerfahrene Chirurg wird viel Zeit mit der Mobilisation der beiden Enden der durchtrennten Arterie in der heroischen Bemühung vertun, sie wieder zusammenzubringen. Dieses beinhaltet zusätzliche Präparation und Opferung von Ästen entlang des Wegs. Trotz dieser Anstrengungen wird die End-zu-End-Anastomose oft unter beträchtlicher Spannung stehen und neu gemacht werden müssen, diesmal unter Verwendung einer Interpositionsprothese. Deshalb ist die beste Option beim Gefäßtrauma mit vollständiger Durchtrennung der Arterie oft eine Interpositionsprothese.

> »Durchtrennte Arterie = Interpositionsprothese«

Die Patch-Angioplastik ist eine Option, die im Hinterkopf behalten werden muss, vor allem, wenn mindestens die Hälfte der Zirkumferenz der Arterie immer noch intakt oder das Gefäß schmal ist. Wir rekonstruieren selten eine Lazeration der Arteria brachialis oder der Poplitealarterie ohne einen kleinen Venenpatch, weil sogar eine transversal ausgerichtete laterale Reparatur das Lumen dieser schmalen Gefäße einengen wird.

Bevor du mit der Reparatur beginnst, führst du einen Fogarty-Katheter proximal und distal ein und spülst dann das Gefäß mit heparinisierter Kochsalzlösung. Der Fogarty-Katheter wird nicht nur Gerinnsel entfernen, sondern auch das spastische Gefäß aufdehnen, was die Rekonstruktion erleichtern wird.

Die systemische Anwendung von Heparin hat einen schlechten Ruf bei Gefäßtraumata, weil es Ängste über Blutungen im benachbarten traumatisierten Weichteilgewebe oder in entfernten Verletzungen triggert. Wie auch immer, gib systemisches Heparin, wenn du es mit einer isolierten Arterienverletzung zu tun hast, um die distale Mikrozirkulation zu schützen; vor allem, wenn deine Rekonstruktion Zeit braucht. Die Rekonstruktion der Poplitealarterie ist ein gutes Beispiel, wo systemisches Heparin einen großen Unterschied macht.

Musst du verletzte Venen rekonstruieren? Dieses ist Luxus, kein Muss. Wenn eine Venenverletzung eine komplexe Rekonstruktion benötigt, ist dies oft nicht die Anstrengung wert. Diese Rekonstruktionen sind technisch herausfordernder als arterielle Rekonstruktionen, weisen oft eine schlechtere Langzeit-Durchgängigkeit auf und sind meist unnötig. Wenn der Patient andere Verletzungen hat, die deine Aufmerksamkeit benötigen, wenn seine Physiologie einen signifikanten Schlag abbekommen hat oder er bereits viele Stunden im OP liegt, dann ligiere die verletzte Vene ohne zu zögern.

Falls du dich auf eine kombinierte arterielle und venöse Rekonstruktion einlassen willst, sollte die venöse Rekonstruktion zuerst erfolgen, weil eine thrombosierte Vene nicht effizient durchgängig gemacht werden kann. Vergiss nicht, vitales Weichteilgewebe zwischen die venöse und die arterielle Rekonstruktion zu platzieren, um eine Fistel zu vermeiden.

>»Eine Venenrekonstruktion
ist Luxus – kein Muss«

Mit Grafts arbeiten

Die Wahl des Grafts ist ein großer Streitpunkt in der Gefäßtraumatologie. Niemand würde ein synthetisches Graft unterhalb des Knies oder distal der Schultern anwenden, weil die Gefäße zu dünn sind; synthetische Prothesen von 4 mm Durchmesser funktionieren einfach nicht. Dies fokussiert den Streit auf die Femoralarterie. Die Befürworter von Venenprothesen betonen, wie gut diese funktionieren, obschon nicht gut belegt ist, dass sie dies bei jungen Patienten mit einem intakten Ausstrombereich besser tun als synthetische Prothesen. Die Befürworter von synthetischen Prothesen betonen, wie gut diese **versagen**, da Venengrafts in der Gegenwart einer Infektion und bei Freiliegen austrocknen und sich auflösen, was eine plötzliche Blutung auslöst. Eine synthetische Prothese versagt schrittweise, indem sie zuerst ein Pseudoaneurysma ausbildet. Ein anderer Vorteil der synthetischen Prothese ist die Verfügbarkeit. Wir bevorzugen die synthetischen Prothesen für die femorale Arterienrekonstruktion. Die Wahrheit ist, dass es keine Rolle spielt, welches Material du verwendest, solange du es richtig verwendest.

Der Schutz der Prothese ist das Kardinalprinzip bei Gefäßtraumata. Wenn du deine Rekonstruktion planst, musst du dich daran erinnern, dass eine Interpositionsprothese in einem traumatisierten und kontaminierten Feld desaströse Folgen haben kann. Du musst die Prothese durch ein sauberes Gebiet leiten oder sie mit gut durchblutetem Weichteilgewebe überdecken. Maßnahmen zum Schutz der Prothese können die operative Sequenz vorschreiben: Versorgung von Darm und Peritonealtoilette vor abdominaler Gefäßrekonstruktion; Weichteildébridement vor einer Interpositionsprothese in einer verletzten Extremität. Gelegentlich musst du eine unkonventionelle, extraanatomische Route für die Prothese improvisieren, um entweder einer stark kontaminierten Umgebung oder einem Weichteildefekt aus dem Weg zu gehen.

Gefäßtrauma ist im Wesentlichen die Kunst, mit jungen Arterien umzugehen, die weich und biegsam sind und stark zur Vasokonstriktion neigen. Erinnere dich dieser innewohnenden Qualitäten, wenn du eine Prothese einnähst. Das technische Prinzip, die Nadel immer von der inneren Seite der Arterie nach aussen zu führen, welches in der elektiven Gefäßchirurgie schon fast scholastisch gelehrt wird, ist beim Gefäßtrauma irrelevant. Du wirst in einer gesunden Arterie keine Intimalefze ablösen, sogar wenn du von außen nach innen stichst. Also arbeite in diejenige Richtung, welche am praktischsten ist, aber habe immer unglaublichen Respekt vor der Arterienwand, weil sie einen technisch schlechten Nadelstich oder das Seitwärtsziehen an der Naht nicht vergeben wird. Der Stichkanal muss immer radial zur Arterie gelegt werden.

Verletze die Arterie nicht mit deinen Gefäßinstrumenten. Führe einen Fogarty-Katheter nur weniger Zentimeter oberhalb und unterhalb der Verletzung ein und überblähe den Ballon nicht, sonst wirst du die gesunde Intima denudieren. Schließe die Gefäßklemmen behutsam („nur zwei Klicks"), so dass du die Arterie nicht quetschst.

Eine große Falle bei jungen Arterien ist der Unterschied der Durchmesser. Es kann dir leicht geschehen, eine zu kleine Prothese an eine Arterie in Vasokonstriktion zu nähen, nur um später zu merken, dass du einen Flaschenhals geschaffen hast, welcher zu frühem Versagen geradezu einlädt. Dies ist besonders häufig bei der Aorta und den Iliacalarterien von jungen Erwachsenen der Fall. Weil der Vasospasmus der Aorta später nachlassen wird, ist es ein weiser Entscheid, eine leicht größere Gefäßprothese zu wählen als die gerade Passende.

> »Gefäßtrauma ist die Kunst,
> mit gesunden Arterien umzugehen«

SCHLÜSSELPUNKTE

» **Blutung und Ischämie haben unterschiedlichen Prioritäten.**

» **Die Ballontamponade bringt äußere Blutungen in Übergangzonen unter Kontrolle.**

» **Kenne die vollständige Traumalast des Patienten und seine Physiologie.**

» **Stabilisiere den Knochen vor der Gefäßrekonstruktion.**

» **Verschaffe dir ein Angiogramm, wenn der Patient stabil ist.**

» **Führe eine präventive Fasziotomie vor der Rekonstruktion einer Poplitealarterie durch.**

» **Kenne die anatomischen Schlüssel-Landmarken.**

» **Erlange proximale Kontrolle außerhalb des Hämatoms.**

» **Verwende einen intraluminalen Ballon für die distale Kontrolle in problematischen Situationen.**

» **Definiere das volle Ausmaß der Gefäßverletzung**

» **Entwickle und optimiere schrittweise deinen Arbeitsbereich.**

» **Entscheide dich zwischen komplexer Gefäßrekonstruktion und Damage Control.**

» **Ligatur ist nicht das Eingeständnis einer Niederlage.**

» Mache den Zufluss- und Abflusstrakt frei, bevor du den Shunt einlegst.

» Durchtrennte Arterie = Interpositionsprothese.

» Eine Venenrekonstruktion ist Luxus - kein Muss.

» Gefäßtrauma ist die Kunst, mit gesunden Arterien umzugehen.

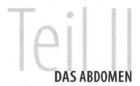

Kapitel **4**

Die Crash-Laparotomie

»Zur Hölle mit den Torpedos, volle Kraft voraus!«

Admiral David J. Farragut

Die meisten chirurgischen Lehrjahre verbringst du im OP, und während du mit dem Elektrokauter munter auf Erythrozytenjagd bist, stellt der wohlwollende Lehrer unauffällig mit der Klemme, dem Sauger oder seinem wissenden Finger die korrekten Gewebsschichten dar und tut so, als ob du die Operation machen würdest. Die Art der Gewebseröffnung, Knotentechnik, das Arrangement der Haken und die Darmnähte: sie alle sind Teil einer technischen Sprache der Allgemeinchirurgie.

Die Trauma-Operation ist auf keinen Fall die beschleunigte Version einer elektiven Prozedur. Sie erfordert eine andere technische und mentale Vorgehensweise. In diesem Kapitel werden wir die Unterschiede an Hand einer vertrauten Operation, nämlich der explorativen Laparotomie darstellen und in die technische Sprache der Trauma-Chirurgie übersetzen. Typisches Kennzeichen einer Trauma-Laparotomie ist der rasche Wechsel zwischen schneller, kaltschnäuzig-rigoroser Exposition und peinlich genauer, sorgfältiger Dissektion. Es ist wie ein Tanz in einem Minenfeld, wenn man das Computerspiel DOOM™ auf dem Laptop spielt. Alles klar soweit?

Die operative Sequenz

Jede Laparotomie besteht aus vier systematisch anzuwendenden, operativen Schritten.

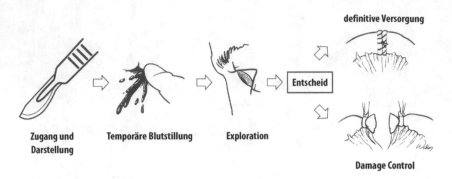

Zugang und Darstellung · Temporäre Blutstillung · Exploration · Entscheid · definitive Versorgung · Damage Control

Der entscheidende Moment in diesem Algorithmus ist die Wahl zwischen definitiver Versorgung und Damage Control. Je eher man diese Entscheidung trifft, desto besser ist es für den Patienten.

Zugang erreichen

Gelange durch eine lange mediane Inzision in die Bauchhöhle, was der Texaner wie folgt beschreibt: „Hey diddle diddle, right down the middle." Je instabiler der Patient ist, desto schneller sollte man in ihn reintauchen. Nimm das Skalpell und mache einen flotten Schnitt direkt durch Haut und Subcutangewebe. Wenn du jetzt nach dem Kauter greifst, um bei einem Patienten mit einem systolischen Druck von 60 systematisch die punktförmigen Blutungen zu grillen, bist du wahrscheinlich in der falschen Fakultät und solltest einen Karrierewechsel in Erwägung ziehen. Der hypotone Trauma-Patient hat eine periphere Vasokonstriktion, und während du Zeit mit Miniblutungen verschwendest, blutet der Patient unvermindert heftig weiter im Abdomen, 2 cm unterhalb der Spitze deines Kauters. Es klingt dumm. Und das ist es auch.

Die Inzision startet am Xiphoid, umfährt den Nabel und endet am Schambein. Ein erfahrener Chirurg braucht drei lange, präzise Schnitte mit seinem Messer, um im Bauch zu sein. Der erste Schnitt bringt dich durch die Haut in das subcutane

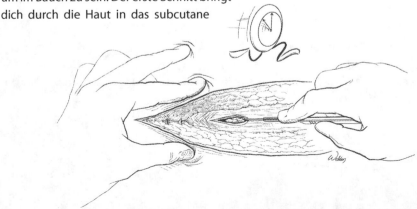

Gewebe. Der zweite Schnitt bringt dich auf die Linea alba. Entwickle die Fähigkeit, die Tiefe des subcutanen Fetts abzuschätzen und auf der Faszie zu landen, ohne sie zu durchtrennen. Der dritte und letzte Schnitt mit dem Messer teilt die Linea alba und stellt das präperitoneale Fett dar.

Übe, die Inzisionen wie ein Profi zu machen. Wenn du 5 oder 6 Schnitte brauchst, ist es o.k., aber noch keine erste Liga.

Das Schlüsselmanöver ist die Spaltung in der Mittellinie, wo die Bauchdecke am dünnsten und das Eingehen in das Abdomen am Schnellsten ist. Man nennt dies „Einmitteln". Ein guter Hinweis auf die Mittellinie ist das Zusammenfließen der Fasern der beiden anterioren Rectusscheiden-Blätter. Wenn du Muskel unterhalb deiner Faszien-Inzision siehst, gehe mehr nach medial.

Nütze jetzt einen kaum bekannten anatomischen Aspekt aus. Bei den meisten Patienten hat das Peritoneum etwas kranial des Nabels eine dünne Stelle oder sogar einen Defekt. Das präperitoneale Fett ist dort sehr dünn, und man kann ideal mit dem Finger in die Bauchhöhle eingehen. Vergiss den Tanz der Pinzetten, den man oft in der elektiven Chirurgie praktiziert, indem man das Peritoneum zwischen zwei Pinzetten hochhebt und dazwischen eine kleine Inzision macht, um dann Luft in die Bauchhöhle zu lassen. Stich einfach mit dem Finger in diesen peritonealen Defekt unmittelbar oberhalb des Nabels, und schon bist du in der Bauchhöhle.

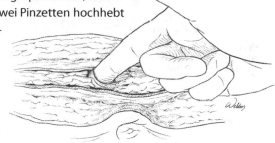

Nimm eine kräftige Schere und schneide das Peritoneum mit dem daran heftenden präperitonealen Fett auf der ganzen Länge der Inzision auf. Halte mit deiner nichtdominanten Hand den Darm nach unten weg und schütze ihn vor der herannahenden Schere. Identifiziere das Ligamentum falciforme und durchtrenne es zwischen Klemmen, um Zugang zum rechten oberen Quadranten zu bekommen. Jetzt bist du im Bauch; der Rock ,n' Roll geht los.

»Rein in den Bauch mit drei Messerschnitten und einem wissenden Finger«

Ein Wort der Vorsicht

Der große Fallstrick einer Trauma-Crash-Laparotomie ist die iatrogene Verletzung. Der linke Leberlappen, der Dünndarm und die Blase sind im oberen, mittleren und unteren Anteil deiner Inzision in Gefahr. An einem besonders schlechten Tag oder bei besonderer Begabung deinerseits kann es gelingen, dass du alle drei mit einem einzigen, kühnen Schnitt verletzt.

Wenn der Patient eine Beckenfraktur hat, wird es landläufig als schlechter Zug angesehen, in dessen Beckenhämatom hineinzufallen. Mache eine Oberbauch-Inzision, schau vorsichtig in den Bauch und erweitere deine Inzision bis unterhalb des Nabels - unter direkter Sicht.

Das Eingehen durch eine alte mediane Laparotomie kostet Zeit und Kraft in einem hypotonen Patienten. Wenn du die Inzision über die alte Narbe hinaus in jungfräuliches Gebiet verlängerst und von dort in den Bauch eingehst, wo Adhäsionen ziemlich unwahrscheinlich sind, bleibst du auf der sicheren Seite. Sobald die Bauchdecke innen frei ist und die Darmschlingen aus dem Weg geschoben worden sind, kannst Du die alte Narbe schrittweise öffnen. Selbst wenn du die Inzision ohne Missgeschick beendet hast, kannst du immer noch auf Adhäsion der Darmschlingen zur vorderen Bauchwand stoßen. Wenn diese sehr fest oder multipel sind, wirst du dir schnell ziemlich dumm vorkommen, wenn du Zeit mit einer filigranen Adhäsiolyse vergeuden musst, während der Anästhesist eine Blutkonserve nach der andern in den Patienten reinpumpt. Gibt es also einen schnelleren Weg hinein? Ja, es gibt ihn.

Eine kreative Lösung für einen Bauch, der mit vielen alten Narben übersät ist, ist nicht der Weg durch die alten Narben, sondern eine bilaterale, subcostale Inzision (als Doppel-Kocher-, Doppel-Rippenbogen- oder Hausdach-Schnitt). Die Inzision braucht länger bei Eröffnung und Verschluss, ist aber auf jeden Fall schneller, als sich durch die alten Mittellinienadhäsionen durchzupräparieren.

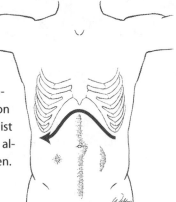

»Halte dich von alten Narben fern«

Endlich im Abdomen

Beim ersten Blick in das offene Abdomen siehst du nur die Darmschlingen wie Spaghetti mit Koageln in einem Blutsee schwimmen. Deine erste Priorität ist die temporäre Blutstillung und die Entfernung des Blutes, um zu sehen, was wirklich los ist.

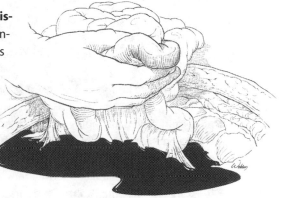

Das Schlüsselmanöver dazu ist die **Eviszeration**. Schaufle schnell die Dünndarmschlingen nach außerhalb des Abdomens auf dich zu (nach rechts und oben). Es bringt nichts, einfach Bauchtücher in den offenen Bauch zu stopfen, ohne den Darm zu exenterieren. Das gleicht in etwa einem, der Papierservietten in einen Suppentopf schmeißt: totale Zeitverschwendung. Die Eviszeration macht aus dem blutigen Durcheinander einen beherrschbaren Arbeitsplatz, wo man erst mal sehen kann, was zu tun ist. Entferne das Blut und sorge für temporäre Blutstillung.

»Eviszeriere den Darm frühzeitig«

Entscheide dich bei der temporären Blutstillung für eine Technik, die zum Verletzungsmechanismus passt. Zum stumpfen Trauma passt das empirische Packen. Gib deinem Assistenten einen großen Haken, damit er die Bauchdecke in jedem Quadranten hochhalten kann und tamponiere zügig das Abdomen. Beginne im rechten oberen Quadranten, indem du die linke Hand über den Leberdom schiebst, diesen vorsichtig zu dir herüberziehst und Bauchtücher über deine Hand auf die Leber und später darunter packst. Stopfe dann Bauchtücher in den rechten parakolischen Raum. Gehe nun nach links und bringe deine nichtdominante Hand über die Milz, ziehe sie sanft zu dir und stopfe dann Bauchtücher über deine vorsichtig ziehende Hand hinweg oberhalb von Milz und linkem Leberlappen. Baue ein Sandwich, indem du auch medial der Milz Bauchtücher platzierst. Wende dich zum linken parakolischen Raum und dann zum Becken, packe auch sie mit Bauchtüchern. Während dieser ganzen Zeit bleibt der eviszerierte Darm außerhalb deines Arbeitsbereiches. Wenn sich auf dem eviszerierten Darm Blut sammelt, ist das Mesenterium die Blutungsquelle. Versorge die Blutung direkt. Während deine nichtdominante Hand beim tamponieren Leber und Milz retrahiert bzw. vor den Bauchtüchern schützt, kannst du gleichzeitig größere Verletzungen tasten. Plane deine Vorgehensweise danach, was du beim Abtasten gefühlt hast.

Das empirische abdominale Packen bringt natürlich keine größeren arteriellen Blutungen zum Stehen. Es gibt dir Zeit, deinen Angriff zu organisieren und teilt gleichzeitig die Bauchhöhle in verschiedene Gebiete, die du systematisch untersuchen kannst. Packen funktioniert besonders gut beim stumpfen Trauma, weil die wahrscheinlichsten Blutungsquellen Leber, Milz und Mesenterium sind. Blutungen der meisten soliden Organe können vorübergehend gut mit lokaler Kompression unter Kontrolle gebracht werden, während Verletzungen des Mesenteriums am eviszerierten Darm sofort auffallen.

> »Beginne bei stumpfem Trauma
> sofort mit empirischem Packen«

Bei penetrierenden Verletzungen ist es am besten, sofort auf die Blutungsquelle loszugehen. Schaue in die eviszerierte Bauchhöhle, um zu sehen, wo das Blut herkommt. So wird es dir gelingen, temporäre Blutstillung gezielt (und nicht blind) zu erlangen. Tamponiere ein blutendes parenchymatöses Organ oder ein abgegrenztes retroperitoneales Hämatom. Komprimiere ein frei blutendes Gefäß manuell. Klemme Blutungen im Bereich des Mesenteriums aus. Einige Chirurgen packen empirisch auch bei penetrierenden Verletzungen, so wie sie es bei stumpfem Trauma tun. Wir sehen lieber genau, was blutet, und versorgen es direkt.

Erwäge, bei einem ausblutenden Patienten die Aorta zu komprimieren. Die Kompression der Aorta oberhalb des Truncus coeliacus (durch ein Loch im Omentum minus) ist viel sicherer und genauso effizient wie die

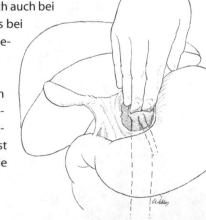

formale Abklemmung. Übergib die Verantwortung für die aortale Kompression der rechten Hand deines Assistenten.

> »Evisziere beim penetrierenden Trauma den Darm und gehe sofort auf die Blutung los«

Übersicht auf dem Schlachtfeld gewinnen

Sobald größere Blutungen temporär unter Kontrolle gebracht sind, explorierst du zügig das Abdomen. Das Colon transversum zieht über die Mitte deiner Inzision hinweg, und sein Mesenterium teilt die Bauchhöhle in zwei Kompartimente. Der supramesocolische Kompartiment enthält Leber, Magen und Milz. Das inframesocolische Kompartiment enthält Dünndarm, Kolon, Blase und die weiblichen Fortpflanzungsorgane. Untersuche den Bauch syste-

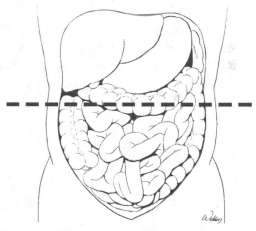

matisch. Es ist egal, wo du beginnst, solange du eine feste Sequenz einhältst, die den gesamten Inhalt beider Kompartimente untersucht. Die Sequenz sollte eine reproduzierbare Routine sein. Du erlernst sie in der chirurgischen Grundausbildung und wiederholst sie in den nachfolgenden Operationen genauso wie im Schlaf (und vor Gericht).

Beginne die Exploration des inframesocolischen Kompartiments mit dem Anheben des Querkolons nach kranial und der Untersuchung des Dünndarms vom Treitz'schen Ligament bis hinunter zum Rektum (oder vom Rektum rückwärts bis zum Treitz'schen Ligament).

Zwei Paar Hände - deine und die des Assistenten - schlagen jede Darmschlinge koordiniert von rechts nach links, um beide Seiten anzusehen und besonders das Mesenterium zu inspizieren. Der posteriore Aspekt des Colon transversum und die rechte wie die linke Flexur sind typische Orte, wo Verletzungen gerne übersehen werden. Wenn du eine Darmperforation findest, bringst du die daraus erfolgende Kontamination mit weichen Darmklemmen unter Kontrolle.

Typischerweise riecht man Kolonperforationen, bevor man sie sieht. Vergiss nicht, im kleinen Becken die Blase und die weiblichen Fortpflanzungsorgane zu untersuchen.

Ziehe das Querkolon nach kaudal, um das supramesocolische Kompartiment zu inspizieren. Schaue und taste nach Leber und Gallenblase und palpiere die rechte Niere. Inspiziere dann den Magen bis zum gastrooesophagealen Übergang und distal bis zum Duodenum (und natürlich auch diejenigen Duodenumabschnitte, welche man sehen kann). Um das Duodenum ganz zu sehen, musst du das Kocher-Manöver durchführen und das Treitz'sche Ligament durchtrennen. Palpiere die Konvexität von Milz und linker Niere. Vergiss nicht, die beiden Zwerchfellkuppen auf Verletzungen, genauso wie auf allfällige Abflachungen oder Vorwölbungen derselben in die Bauchhöhle zu untersuchen.

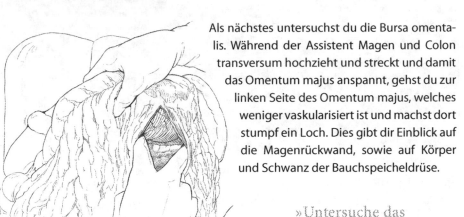

Als nächstes untersuchst du die Bursa omentalis. Während der Assistent Magen und Colon transversum hochzieht und streckt und damit das Omentum majus anspannt, gehst du zur linken Seite des Omentum majus, welches weniger vaskularisiert ist und machst dort stumpf ein Loch. Dies gibt dir Einblick auf die Magenrückwand, sowie auf Körper und Schwanz der Bauchspeicheldrüse.

»Untersuche das
supramesocolische und
inframesocolische
Kompartiment«

Bis jetzt hast du lediglich die Bauchhöhle untersucht. Darunter liegt das Retroperitoneum, ein separates Kompartiment; es lauert im Dunkeln und wartet auf dich.

Das Retroperitoneum explorieren

Um an die retroperitonealen Strukturen zu kommen, musst du **hinter** die intraabdominalen Organe gelangen. Da das Retroperitoneum nie im Ganzen dargestellt werden kann, ist der Schlüssel zum Erfolg, die wichtigsten retroperitonealen Strukturen mit einem begrenzten Zugang darzustellen, indem man die intraperitonealen Organe nach medial rotiert.

Lass dich von deinem klinischen Verdacht leiten, welches Organ verletzt sein könnte und welche retroperitonealen Strukturen du explorieren willst. Bei deiner Einschätzung helfen dir die Richtung des Schusskanals oder das Vorhandensein eines retroperitonealen Hämatoms. Findet sich zum Beispiel ein Hämatom oder eine blutige Verfärbung des Duodenums, müssen der zweite Teil des Duodenums und der Pankreaskopf mobilisiert werden. Penetrierende Verletzungen des Colon ascendens oder descendens erfordern eine vollständige Mobilisation der gesamten Seite, damit nicht nur die rückseitige Kolonwand, sondern auch der darunter liegende Ureter dargestellt werden kann. Und wie trennt man die intraperitonealen Organe vom Retroperitoneum? Indem du eine mediale viszerale Rotation vornimmst.

»Retroperitoneale Exploration nur zielgerichtet und begrenzt vornehmen«

Linksseitige mediale viszerale Rotation (Mattox-Manöver)

Die am wenigsten zugängliche Region ist der mediane supramesocolische Sektor; er enthält die suprarenale Aorta mit ihren Ästen. Falls du den frontalen Zugang auf die suprarenale Aorta wählst, musst du Magen und Pankreas wegpräparieren, um dich dann durch dichte Bindegewebsschichten und Nervenplexus um die Aorta herum hindurchzukämpfen. Das Mattox-Manöver ermöglicht dir diese Darstellung, indem die linksseitigen abdominalen Viszera einfach von der rückwärtigen Bauchwand mobilisiert und nach rechts gerollt werden.

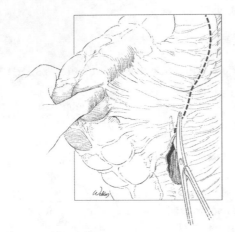

Beginne mit der Mobilisation des distalen Colon descendens wie bei einer Hemikolektomie links. Ziehe das linke Hemikolon auf dich zu, identifiziere und inzidiere die weiße Toldt'sche Linie, dann kannst du das Colon descendens schnell von dorsal bis hoch zur linken Flexur mobilisieren. Wenn du auf derselben Linie weiter aufwärts präparierst, bringt sie dich lateral der Milz.

Dieser Schritt ermöglicht dir, Milz, Pankreas und linke Niere medialwärts zu rotieren. Wenn deine Hand dorsal der linksseitigen Organe von kaudal nach aufwärts und medial streicht, liegt sie direkt auf den Muskeln der rückwärtigen Bauchwand.

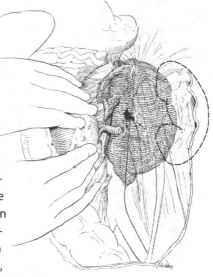

In den meisten Situationen, wo du dieses Manöver brauchst, wird das retroperitoneale Hämatom bereits fast die gesamte Dissektion für dich gemacht haben. Wenn es sich nach lateral ausdehnt, hebt das expandierende Hämatom die linksseitigen Organe von der dorsalen Bauchwand ab, so dass du das Manöver stumpf und schnell vollziehen kannst.

»Ein expandierendes Hämatom erledigt die Dissektion für dich«

Du weißt, dass du in der richtigen Schicht bist, solange du die rückwärtige Bauchwand während der stumpfen Dissektion immer an deinen Fingerspitzen fühlst. Setze die mediale Rotation den ganzen Weg bis zum Hiatus oesophageus hinauf fort. Dann kannst du den linken Zwerchfellschenkel nach lateral durchtrennen, um die Aorta mit deinen Fingern rundherum stumpf zu mobilisieren. So kommst du bei der distalen thorakalen Aorta bis auf Höhe Th 6. Dies ist ein

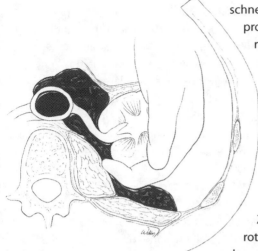

schneller und einfacher Weg, die Aorta proximal ohne Eröffnung des Brustraumes abzuklemmen. Das einmal vervollständigte Mattox-Manöver schafft dir Zugang zur Bauchaorta und ihren Ästen inklusive des Truncus coeliacus, der Arteria mesenterica superior, der linken Nierenarterie sowie der linken Iliacalarterien.

Wenn die Aorta oder ihre Äste Ziel deiner Präparation sind, dann rotiere die linke Niere zusammen mit den linksseitigen Bauchorganen nach medial. Solange die Niere in situ verbleibt und deine Dissektionsebene ventral davon verläuft, wird dies deinen Zugang zur anterolateralen Aorta behindern. Die linke Vena renalis und Arteria renalis werden dir im Weg sein, und der linke Ureter wird besonders verletzungsgefährdet sein. Wenn jedoch die linke Niere oder deren Gefäße dein Ziel sind, dann lasse die Niere dort, wo sie ist.

>>Fühle die rückwärtigen Bauchmuskeln an deinen Fingerspitzen<<

Wenn du das Mattox-Manöver zum ersten Mal durchführst, wirst du (wieder einmal) den Unterschied zwischen hübschen Abbildungen und der harten Realität entdecken. Sag nicht, dass wir dich nicht gewarnt hätten. Sobald du die Aorta proximal abgeklemmt hast, wird sie zu einem pulslosen flachen Schlauch, den man in einem großen retroperitonealen Hämatom nur schwer identifizieren kann. Um das Ganze noch schlimmer zu machen, befindet sich eine dicke Schicht von periaortalem Gewebe zwischen der suprarenalen Aorta und deiner Dissektionsschicht, und du musst diese durchtrennen, um überhaupt in die periaortale Schicht zu gelangen. Wir raten dir, diese Schicht infrarenal aufzusuchen, wo man sie leichter identifizieren kann, und von da aus zum suprarenalen Aortensegment zu stoßen. In jungen, hypotonen Trauma-Patienten ist die Aorta kontrahiert und deutlich kleiner, als du denkst.

Es ist nicht ungewöhnlich, bei einer schnellen, medialen viszeralen Rotation die Milz zu verletzen; also musst du sie nach Beendigung des Manövers gründlich untersuchen. Eine weitere Gefahr besteht darin, die linke Vena lumbalis descendens bei der Mobilisation der linken Niere abzureißen. Diese hinterhältige Vene geht von der linken Nierenvene ab und kreuzt links über den lateralen Bereich der Aorta unmittelbar unterhalb der linken Nierenarterie. Wenn du vorhast, in Höhe der linken Nierengefäße an der Aorta zu arbeiten, ist es eine gute Idee, diese Vene zu identifizieren, zu ligieren und zu durchtrennen, um sie nicht während der Retraktion der mobilisierten linken Niere abzureißen.

Rechtsseitige mediale viszerale Rotation

Führe die rechtsseitige, mediale viszerale Rotation in drei getrennten Stufen durch. Jede der aufeinander folgenden Stufen gibt dir eine zunehmend bessere Darstellung des Retroperitoneums.

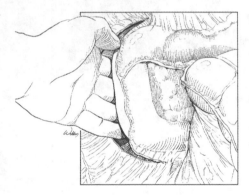

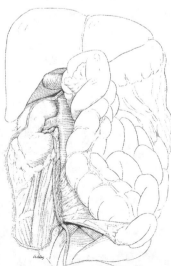

Die 1. Stufe ist das klassische Kocher-Manöver, wo du das duodenale C und den Kopf der Bauchspeicheldrüse mobilisierst. Identifiziere das Duodenum und inzidiere das dorsale Peritoneum unmittelbar lateral davon. Schiebe deine Hand hinter das Duodenum und den Kopf des Pankreas, hebe sie vorsichtig an und führe deine Mobilisation des duodenalen C's cranial vom Ductus hepaticus communis bis nach kaudal zur Vena mesenterica superior. Die rechte Flexur liegt direkt auf dem duodenalen C, und meistens muss man sie mit mobilisieren. Jetzt kannst du das Duodenum und den Pankreaskopf nach medial umschlagen und erkennst die Vena cava inferior und den rechten Nierenhilus. Sei vorsichtig und verletze die rechte Vena testicularis nicht; sie mündet auf diesem Niveau in die Vena cava inferior.

Die 2. Stufe der rechtsseitigen, medialen viszeralen Rotation ist das erweiterte Kocher-Manöver, das den Zugang zum Retroperitoneum ausweitet. Nachdem das Kocher-

Manöver abgeschlossen ist, inzidierst du das dorsale Peritoneum in kaudaler Richtung auf die weiße Toldt'sche Linie zu, die unmittelbar lateral des rechten Colon ascendens verläuft. Diese weiße Linie setzt die vorhergehende Inzision um das duodenale C herum fort. Mobilisiere das Colon ascendens vollständig und schlage es nach medial um. Das erweiterte Kocher-Manöver schafft einen guten Zugang zur gesamten infrahepatischen Vena cava inferior, der rechten Niere, dem rechten Nierenhilus und den rechten Iliacalgefäßen.

> »Nimm eine rechtsseitige
> mediale viszerale Rotation
> in drei Stufen vor«

Wie du sicher schon vermutest, ist die 3. Stufe ein "super-erweitertes Kocher-Manöver" - die größtmögliche Darstellung der rechtsseitigen und retroperitone-alen Strukturen im Bereich der Mittellinie. Sie wird Cattell-Braasch-Manöver genannt. Das Manöver nutzt den anatomischen Umstand, dass das Mesenterium des Dünndarms an der rückwärtigen Bauchwand in einer kurzen schrägen Linie fixiert ist, die vom Coecum schräg hinauf bis zum Treitz'schen Band verläuft.

Um das Cattell-Braasch-Manöver durchzuführen, beginnst du mit einem erweiterten Kocher-Manöver; dann führst du die Inzision des dorsalen Peritoneums um den Coecal-pol fort. Dränge den Dünndarm nach rechts und cranial ab und schneide die Fusions-linie des Dünndarm-Mesenteriums mit dem posterioren Peritoneum von der medialen Seite des Coecums bis zum Treitz'schen Ligament ein. Diese Dis-tanz ist erstaunlich kurz. Jetzt solltest du den Dünndarm und das Colon as-cendens aus dem Abdomen heraus-klappen und auf den Brustkorb legen können: ein bemerkenswerter Anblick.

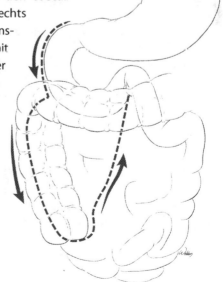

Das Cattell-Braasch-Manöver beginnt am Ductus hepaticus communis und endet am Treitz'schen Ligament. Wenn vollständig durchgeführt, gibt es dir einen panoramaartigen Ausblick auf das gesamte inframesocolische Retroperitoneum mit Zugang zur infrarenalen Aorta und Vena cava inferior, beiden Nierenarterien und -venen, sowie den Iliacalgefäßen beidseits.

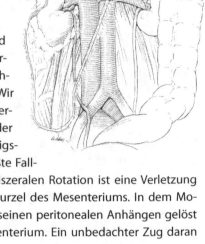

Zudem gewährt es dir Zugang zum 3. und 4. Teil des Duodenums und zu den superioren mesenterialen Gefäßen. Es ist gleichzeitig eine furchterregende Darstellung. Wir empfehlen, dass du sie sorgfältig liest, verstehst und verinnerlichst, denn sie ist der Schlüssel für den Zugang zu den schwierigsten abdominalen Verletzungen. Der größte Fallstrick bei der rechtsseitigen, medialen viszeralen Rotation ist eine Verletzung der Vena mesenterica superior an der Wurzel des Mesenteriums. In dem Moment, wo du das rechte Hemikolon von seinen peritonealen Anhängen gelöst hast, hängt es nur noch an seinem Mesenterium. Ein unbedachter Zug daran reißt die Vena colica dextra aus der Vena mesenterica superior heraus, was zu einer unerwarteten Blutung aus der Wurzel des Mesenteriums führt.

»Das Cattell-Braasch-Manöver:
Vom Ductus hepaticus communis bis
zum Treitz'schen Ligament«

Die Wahl des operativen Vorgehens

Jetzt wird es Zeit zu entscheiden, welche operative Vorgehensweise deinem Patienten am besten steht: Definitive Versorgung oder Damage Control (Kapitel 1).

Verletzungsmuster, die einen notwendigen Rückzug anzeigen

Kombinierte große Gefäß- und Hohlorganverletzungen
Penetrierende Verletzungen in der „chirurgischen Seele" (Kapitel 8)
Hochgradige Leberverletzungen
Beckenfraktur mit expandierendem Beckenhämatom
Verletzungen, die weitere chirurgische Interventionen in anderen Körperhöhlen bedingen
(Thorax, Kopf, Hals)

Temporärer Bauchdeckenverschluss

Wie du das Abdomen nach einer Damage-Control-Laparotomie verschließt, hängt von deinen persönlichen Vorlieben und deinen Krankenhaustraditionen ab. Die spezifische Technik ist weniger wichtig als das effiziente Zurückhalten der geschwollenen abdominalen Organe und der Schutz des freiliegenden Darms.

>»Halte den Darm in der Bauchhöhle und schütze ihn mittels temporärem Bauchdeckenverschluss«

Unsere aktuell bevorzugte Wahl ist der Vakuum-Verschluss. Er ist schnell, einfach und ohne Nähte herzustellen. Er schützt den Darm, ohne Faszie oder Haut zu missbrauchen, und ermöglicht die Ableitung intraabdominaler Flüssigkeit. Am wichtigsten ist, dass er eine physikalische Trennschicht zwischen der Bauchwand und den Organen darstellt. Diese Trennschicht verhindert Adhäsionen zwischen Darm und Bauchwand und verlängert damit das Zeitfenster für einen frühen definitiven Bauchdeckenverschluss.

Der Vakuum-Verschluss ist im Grunde genommen ein Sandwich. Die erste Schicht ist eine nicht haftende Polyethylen-Plastikfolie, die über die gesamten Abdominalorgane ausgebreitet wird und zwischen Darm und Bauchwand liegt. Darauf legst du zwei Bauchtücher, die mittig aufgelegt und beidseitig unter den Faszienrand geschoben werden. Dies ist die mittlere Schicht des Sandwichs und soll die peritoneale Flüssigkeit aufsaugen.

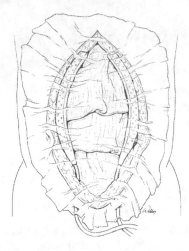

Plaziere zwei Silikon-Drains auf den Bauch-tüchern und leite sie durch separate Inzisi-onen aus. Verschließe die Wunde mit einer Polyester-Klebefolie. Damit ist die oberste Schicht des Sandwichs fertig. Verbinde die Drainagen mit einem Y-Stück und lege Sog an, und schon bist du fertig.

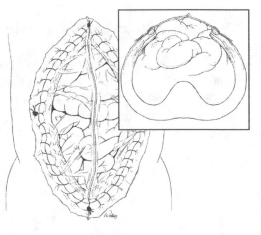

Manchmal verwenden wir auch leere weiche Infusionsbeutel für den temporären Bauchdecken-verschluss. Der Infusionsbeutel wird am Rand aufgeschnitten und dann sterilisiert. Wir nähen ihn dann mit einer fortlaufenden dicken monofilen Naht an die Hautkanten der Inzisionswunde und schonen die Faszie für den späteren de-finitiven Verschluss der Bauchdecke. Diese Technik benötigt mehr Zeit als der Vakuum-Verschluss, ist aber eine preiswertere und atraumatische Einhüllung der abdominalen Viszera.

Es gibt nicht viel, was wir über einen definitiven Verschluss einer medialen Laparotomie–Inzision sagen könnten, was du nicht ohnehin schon weißt; die korrekte Technik besteht aus großen Stichen, nah beieinander und spannungs-frei genäht. Wir stellen den allschichtigen Verschluss mit zwei fortlaufenden monofilen Nähten her, die im Wundwinkel beginnen und auf die Mitte hin zu-arbeiten. Die Hauptsünde dabei ist der Verschluss unter Spannung. Wenn du mit hervorquellendem oder geblähtem Darm kämpfen musst, wird der Patient mit einem vorübergehenden Bauchdeckenverschluss viel besser bedient sein. Denke daran, die Faszienränder nur lose zu adaptieren, dann ist noch Platz für die kommende Schwellung der Bauchwand, ohne dass Fasziennekrosen und Platzbauch auftreten.

SCHLÜSSELPUNKTE

» Rein in den Bauch mit drei Messerschnitten und einem wissenden Finger.

» Halte dich von alten Narben fern.

» Eviszeriere den Darm frühzeitig.

» Beginne bei stumpfem Trauma sofort mit empirischem Packen.

» Eviszere beim penetrierenden Trauma den Darm und gehe sofort auf die Blutung los.

» Untersuche das supramesocolische und inframesocolische Kompartiment.

» Retroperitoneale Explorationen nur zielgerichtet und begrenzt vornehmen.

» Ein expandierendes Hämatom erledigt die Dissektion für dich.

» Fühle die rückwärtigen Bauchmuskeln an deinen Fingerspitzen.

» Nimm eine rechtsseitige mediale viszerale Rotation in drei Stufen vor.

» Das Cattell-Braasch-Manöver: Vom Ductus hepaticus communis bis zum Treitz'schen Ligament.

» Halte den Darm in der Bauchhöhle und schütze ihn durch temporären Bauchdecken-verschluss.

Kapitel **5**

Schläuche reparieren: Die Hohlorgane

»Falls irgend etwas, was ich sagen sollte, den Eindruck von Arroganz oder Hochnäsigkeit erwecken sollte, so lassen sie mich öffentlich bekennen, dass dieses Buch aus einer traurigen Zusammenführung vieler chirurgischen Fehler hervorging, die ich selbst begangen habe.«

Harold Burrows, CBE
Pitfalls of Surgery, 2nd Edition,
London, Bailliere, Tindall and Cox, 1925

Eine der eindruckvollsten Erfahrungen zur Verbesserung deines chirurgischen Handelns kannst du während der Chirurgieausbildung in der Morbiditäts-Mortalitäts-Konferenz machen, wenn du unwillig aufstehen musst, um einem dir nicht wohlgesonnenen Publikum zu erklären, warum du das Einschussloch im Duodenum übersehen hast. Aus deiner eigenen Erfahrung klingt eigentlich keine Ausrede so richtig überzeugend. Sei deshalb niemals allzu selbstgefällig, wenn du es mit verletztem Darm zu tun hast. Er verbirgt oft einige gemeine Fallen.

Sofortige Bedenken

Deine erste Priorität ist, die Blutung unter Kontrolle zu bringen und das Auslaufen von Darminhalt und Urin aufzuhalten. Der Darm blutet nicht stark, dafür aber das Mesenterium. Wenn sich das blutende Gefäß zwischen die Blätter des Mesenteriums zurückgezogen hat, wirst

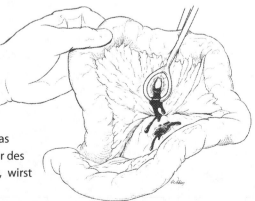

du nur ein expandierendes Hämatom im Mesenterium sehen. Komprimiere die verletzte Region, ohne Zeit damit zu verschwenden, die Blutung zu finden. Wir nehmen entweder die Hand des Assistenten oder eine lange Ringmaulklemme, wie sie für Stieltupfer verwendet wird, die das verwundete Segment des Mesenteriums vorsichtig zwischen die Branchen nimmt. Wenn die blutende Verletzung nahe an der Mesenterialwurzel liegt, lauert eine Falle auf dich. Attackiere diese Blutung niemals mittels blindem Abklemmen oder blindem Übernähen, weil du dabei die Arteria oder Vena mesenterica superior oder einen ihrer Hauptäste zerstören kannst. Ein klassisches Beispiel ist der stumpfe Abriss eines proximalen Astes aus der Vena mesenterica superior, die als Dezelerations-Verletzung oder iatrogen durch übermäßigen Zug am mobilisierten Colon ascendens hervorgerufen werden kann. Dann findest du eine kräftige venöse Blutung oder ein schnell expandierendes Hämatom an der Mesenterialwurzel vor. Blindes Abklemmen kann in einer durchtrennten und ligierten Vena mesenterica superior enden.

Die richtige Vorgehensweise ist, deine Hand hinter das Mesenterium zu bringen und die blutende Region zwischen Daumen und Zeigefinger zu komprimieren. Dies bringt die Blutung unter Kontrolle. Eröffne jetzt vorsichtig die Serosa, definiere die Verletzung präzise und versorge sie. Bei einer stumpfen Ausrißverletzung wirst du ein seitliches Loch in der Vena mesenterica superior zu versorgen haben.

Nimm weiche Darmklemmen, um Kontamination von Magen- oder Darminhalt zu verhindern. Ein Loch im Darm oder Magen kann auch temporär mit mehreren großen Stichen versorgt werden, was die Blutung aus der Mukosa kontrolliert. Tamponiere eine perforierte Blase temporär mit Bauchtüchern.

»Blutungen aus der Mesenterialwurzel sind eine Falle«

Übersehene Verletzungen

Widme den folgenden fünf Regionen besondere Aufmerksamkeit, in denen bei oberflächlicher Inspektion allzu oft ein Loch übersehen wird:

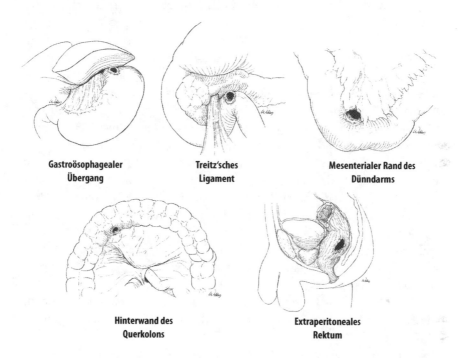

| Gastroösophagealer Übergang | Treitz'sches Ligament | Mesenterialer Rand des Dünndarms |

| Hinterwand des Querkolons | Extraperitoneales Rektum |

Eine übersehene Magenperforation hat am schnellsten offensichtliche Konsequenzen. Da der Magen das am besten durchblutete Hohlorgan ist, wird ein übersehenes Loch dazu führen, dass du in ein paar Stunden wieder im OP stehst, mit einem Magen, der die Größe einer Wassermelone hat und mit Blut und Gerinnseln gefüllt ist. Wie bei blutenden Magengeschwüren auch, sind die problematischsten und am leichtesten zu übersehenden Magenverletzungen an der kleinen Kurvatur oder in der Hinterwand der Cardia zu finden. Mobilisiere die große Kurvatur, indem du das Ligamentum gastrocolicum durchtrennst. Öffne die Bursa omentalis weit und hebe die große Kurvatur an, und sofort hast du einen guten Ausblick auf die gesamte Rückwand des Magens. In Ergänzung zu einer peinlich genau zu nehmenden Explorationsroute (Kapitel 4) helfen dir zwei Sicherheitsmaßnahmen, verborgene Verletzungen im GI-Trakt zu finden:

1. Rekonstruiere den Verlauf des Wundkanals. Er muss ununterbrochen sein und Sinn machen. Kugeln und Messerklingen verschwinden nicht einfach in dünner Luft, um dann aus dem Nichts in anderen Regionen des Abdomens aufzutauchen. Du musst in der Lage sein, die Punkte zu verbinden. Wenn der Wundkanalverlauf unklar ist oder keinen Sinn macht, übersiehst du gerade eine Verletzung.

2. Sei besorgt, wenn du eine ungerade Anzahl von Löchern im Darm findest. Tangentiale Wunden kommen vor und manchmal durchdringt die Kugel nur eine Wand, aber beides ist selten. Deshalb sollte eine ungerade Anzahl Löcher dich stets dazu veranlassen, die Region noch einmal auf eine übersehene Perforation hin zu untersuchen. Die einzige Ausnahme davon ist eine einfache Stichwunde der Magenvorderwand, die öfter mal auftritt.

Wenn du das Kolon untersuchst, zahlt es sich aus, wenn du unerbittlich paranoid bist. Da ein Großteil des Kolons retroperitoneal liegt, von Omentum überdeckt oder im parakolischen Fett verborgen ist, kannst du eine kleine Kolonperforation leichter übersehen, als du denkst. Lass kein Hämatom der Kolonwand unexploriert, so klein und unschuldig es auch aussehen mag. Öffne dessen Deckel, indem du das darüber liegende Peritoneum spaltest. Sehr oft ist das ziemlich unschuldig aussehende, oberflächliche Pünktchen das Versteck einer Perforation. Wenn der Wundkanal nahe beim Colon ascendens oder descendens verläuft, musst du den Darm mobilisieren und sorgfältig dessen Rückwand inspizieren.

Auch am Ureter werden viele Verletzungen übersehen. Wenn ein Schusskanal irgendwo in der Nähe des Ureters vorbeigeht, musst du die betroffene Seite des Kolons mobilisieren, den Ureter identifizieren und nach proximal und distal verfolgen, bis du sicher bist, dass er intakt ist. Die intravenöse Methylenblau-Injektion hilft bei der Identifikation von Ureter-Verletzungen, die nicht sofort offensichtlich sind.

»Geschosskanäle
sind ununterbrochen und
müssen Sinn machen«

Wahl der Reparaturtechnik

Jetzt, wo du für die Versorgung der Verletzungen bereit bist, musst du als erstes ein operatives Profil wählen (Kapitel 1). Wirst du eine definitive Versorgung durchführen, oder im Damage-Control-Modus arbeiten und einen frühen Rückzug anstreben? Auch wenn die Wiederherstellung der gastrointestinalen Kontinuität sicher erstrebenswert ist, besteht die Hauptgefährdung des Patienten in der Kontamination der Bauchhöhle, wofür es eine Menge sofort wirksame, temporäre Lösungen gibt. Du musst keine formale Resektion und Rekonstruktion vornehmen, um eine Verunreinigung zu vermeiden.

Damage Control für den Darm

Der schnellste Weg, eine weitere Kontamination durch die Perforation zu verhindern und gleichzeitig Hämostase zu erreichen, ist eine rasche Fortlaufnaht. Genauso effizient, wenngleich seltener verwendet, ist ein gerades Klammernahtgerät. Wenn du auf Damage-Control-Modus umgeschaltet hast, sind meist viele Löcher an verschiedenen Orten im Darm, und die Physiologie des Patienten sowie die übrigen Verletzungen erlauben es dir nicht, geduldig jedes einzelne Loch zu versorgen. Du brauchst deshalb eine schnelle Lösung, um eine weitere Kontamination zu vermeiden. Hier sind die am häufigsten verwendeten Lösungen:

- Unterbrechung der Darmkontinuität mit zwei Stapler-Schüssen proximal und distal des perforierten Segments. Dem ebenbürtig ist die Ligatur des Darms mit dem (röntgendichten) Band der Bauchtücher. Bei beiden Lösungen wird kein Darm reseziert.

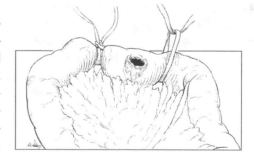

- Wenn gleichzeitig das Mesenterium blutet, ist eine Darmresektion ohne Anastomose die beste Lösung. Wenn du ein gehöriges Stück Darm resezieren musst und der Patient *in extremis* ist, kannst du

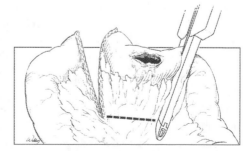

mehrere lineare Gefäßstapler entlang des zu resezierenden Darms darmnah durch das Mesenterium abfeuern. Restblutungen aus der Staplerlinie kannst du schnell mit einer monofilen Fortlaufnaht versorgen.

- Partielle Magen-Resektion mit Staplern ohne Rekonstruktion ist bei einer verheerenden Magenverletzung ebenfalls eine Option. Diese Klammernaht-Not-Gastrektomie ist eine mehrphasige Prozedur - mit Resektion zur Schadenbegrenzung und Rekonstruktion zu einem späteren Zeitpunkt.

Vermeide - wenn irgend möglich - das Anlegen externer Stomata während einer Damage-Control-Operation. Die Bauchdecke schwillt postoperativ erheblich an, so dass sich das Stoma zurückzieht oder ischämisch wird. Außerdem erschwerst du mit einem Stoma einen späteren definitiven Bauchdeckenverschluss.

>>Du kannst die Kontamination
aus dem verletzten Darm ohne
Resektion beherrschen<<

Urologische Damage Control

Eine Kontamination der Bauchhöhle mit Urin beinhaltet ein niedrigeres Infektionsrisiko als diejenige mit Darminhalt. Wenn du dich in zeitkritischen Situationen sofort aus dem Abdomen zurückziehen musst, ligierst du einfach den durchtrennten Ureter. Wenn der Patient überlebt, kann er für eine perkutane Nephrostomie geplant werden. Wenn keine Zeit ist, eine verletzte Blase zu nähen, dann tamponiere sie mit Bauchtüchern und vertraue auf den drainierenden Blasenkatheter - eine suboptimale, aber annehmbare Lösung in extremen Situationen.

Wenn du ein paar Minuten Zeit hast, fädelst du das eröffnete oder abgetrennte proximale Ureterstück auf einen dünnen Katheter (z. B. eine Duodenalsonde für Kinder). Befestige diesen Drain mit einer Ligatur und bringe das freie Ende des Drains durch die Bauchwand heraus. Kümmere dich nicht um den distalen Ureter. Er wird nicht lecken.

Der größte Fehler, den du bei einer Harnleiterverletzung machen kannst, ist, ihn großzügig zu präparieren und zu mobilisieren, um die Verletzung genauer darzustellen. Das einzige, was du damit schaffst, ist die Blutversorgung des Ureters zu gefährden und eine nachfolgende Rekonstruktion zu erschweren. Wenn du ihn nicht sofort reparieren willst, dann drainiere den Urin und fummle nicht mit dem Ureter herum.

Blasenverletzungen werden schnell mit einer allschichtigen kontinuierlichen Naht versorgt. Es muss keine schichtweise formale Rekonstruktion sein, wenn die Zeit knapp ist; eine Schicht reicht. Die Naht als beste Option ist jedoch bei sehr großen Defekten manchmal nicht möglich. In diesen seltenen Situationen kannst du dich rasch zurückziehen, indem du beide Ureteren über Drains ausleitest und die Blase zur Blutstillung fest mit Bauchtüchern ausstopfst.

»Drainage ist eine exzellente
Damage-Control-Option für den Ureter«

Techniken für die definitive Versorgung

Magen und distaler Ösophagus

Magenperforationen lassen sich mit Naht oder Klammernahtgerät reparieren. In seltenen Fällen kannst du eine massive Zerstörung des Magens nur mit einer partiellen Gastrektomie beantworten.

Die Cardia ist derjenige Teil des Magens, der am schwersten zu visualisieren ist; das gilt besonders für dicke Patienten. Gehe systematisch an diese Verletzungen heran. Optimiere als erstes deinen Situs. Ist die Inzision soweit nach kranial wie möglich geführt? Sind die Haken effizient eingesetzt? Sollte oben zusätzlich ein Haken von Hand eingesetzt werden? Liegt der Patient Kopf - hoch - Fuß - tief? Als nächstes mobilisierst du den gastroösophagealen Übergang so, als würdest du eine Vagotomie machen wollen. Wir wissen, dass diese Kunst rasch in Vergessenheit zu geraten droht, aber in dieser Situation ist es das Schlüsselmanöver zum weiteren Vorgehen. Durchtrenne das linke Ligamentum triangulare der Leber, falte den linken Leberlap-

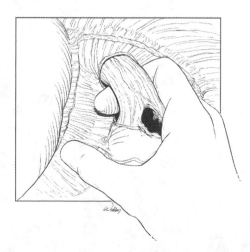

pen hoch, eröffne das dorsale Peritoneum über dem Ösophagus entlang der „weißen Linie" und umfahre den Ösophagus mit deinem Zeigfinger. Dies gibt dir einen guten Zugang zur Verletzung. Manchmal musst du kreative technische Lösungen für eine proximale Magenverletzung finden. Wenn man den distalen Ösophagus und die Cardia nicht weit genug drehen kann, weil die Verletzung dorsal liegt, öffnet man die Magenvorderwand nah der Cardia in Längsrichtung und identifiziert und versorgt die hohe Verletzung der Magenhinterwand durch den Magen hindurch.

Verletzungen des distalen (abdominalen) Ösophagus werden mit derselben Mobilisation des gastroösophagealen Übergangs und einer sorgfältigen Darstellung der Verletzungen angegangen. Wenn du im Damage-Control-Modus arbeitest und überhaupt keine Zeit für peinlich genaue Dissektion und Versorgung hast, führst du eine große Drainage in den eröffneten Ösophagus ein, die durch die Bauchwand ausgeleitet wird. Damit schaffst du eine kontrollierte Fistel. Diese effiziente, temporäre Maßnahme lässt dir alle Optionen für eine spätere Rekonstruktion offen.

Wir reparieren einfache Lazerationen des distalen Ösophagus nach sorgfältigem Débridement der Perforation mit einer einschichtigen Naht. Die Region wird immer drainiert. Du kannst die Cardia des Magens wie einen Serosa - Flicken auf den Ösophagus anheften (Thal's patch). Ganz selten liegt eine ausgedehnte Verletzung mit Zerstörung des gastroösophagealen Übergangs vor, welche eine Resektion des distalen Ösophagus und des proximalen Magens bedingen. Diese Patienten haben multiple Begleitverletzungen und brauchen eine schnelle Lösung. Durchtrenne den Magen in der Korpusregion mit einem geraden Stapler; belasse dabei soviel distalen Magen wie möglich. Hebe den proximalen Teil des verletzten Magens an und mobilisiere ihn an kleiner und großer Kurvatur bis zum Ösophagus. Durchtrenne den mobilisierten Ösophagus soweit aboral als möglich und entferne ihn zusammen mit dem zerstörten Magenanteil. Hefte den offenen Ösophagusstumpf an das Zwerchfell, um eine Retraktion zu verhindern. Eine Saugdrainage wird in das Lumen platziert. Diese Damage-Control-Lösung beschert dem Patienten einen mit Nahtreihe verschlossenen distalen Magen und einen drainierten offenen Ösophagusstumpf.

»Gehe proximale Magenverletzungen durch Mobilisation des gastroösophagealen Übergangs an«

Der Dünndarm

Wenn du ein Loch im Dünndarm versorgst, musst du sicher sein, dass die Wundränder der Perforation gesund sind und gut bluten. Ist die Darmwand blau oder
traumatisiert, gehört sie debridiert. Das gilt besonders für Hochgeschwindig-
keits-Schusswunden, bei denen die Gewebsverletzungen um das Loch herum
ausgedehnt sein können. Es ist Allgemeinwissen, Darmperforation quer und
nicht längs zu versorgen, um eine Einengung des Lumens zu verhindern. Indem
du beieinanderliegende Löcher verbindest, kann man sie schneller und einfacher versorgen. Mesenteriumnahe Verletzungen des Darms können schwierig
zu versorgen sein. Mobilisiere das anhängende Mesenterium vorsichtig, bis du
den gesamten Defekt uneingeschränkt überblicken kannst, bevor du ihn nähst.

Bei den proximalen Jejunum-Verletzungen nah am Treitz'schen Ligament kann
die Versorgung schwierig werden. Der Schlüssel zum Erfolg ist, das Ligament zu
mobilisieren und das proximale Jejunum freizulegen. Nur selten muss man ein
komplettes Cattell-Braasch-Manöver (Kapitel 4) vornehmen, um den vierten Anteil des Duodenums und seinen Übergang ins proximale Jejunum darzustellen.

Zur Versorgung des Darms nimmst du die Technik, mit der du am Besten zu-
rechtkommst. Einer von uns nimmt eine allschichtige, fortlaufende Naht für
nahezu alle gastrointestinalen Versorgungen (Magen einbegriffen), ein anderer
bevorzugt eine zweischichtige Versorgung. Beide Verfahren sind sicher, wenn
sie korrekt ausgeführt werden, und zu einer gut durchbluteten, invertierten
Nahtreihe ohne Spannung führen. Wenn du Darm resezieren musst, solltest du
versuchen, so viel Darm wie möglich zu erhalten und die Anzahl der Nahtreihen
zu minimieren. Je weniger Nahtreihen du hast, umso besser.

>>Erhalte Darmlänge und minimiere
die Anzahl der Nahtreihen<<

Kolon und Rektum

Wenn du eine Kolonverletzung mit einer einfachen Naht verschließen kannst,
dann tu es. Wie groß auch immer die peritoneale Kontamination ist, sie sollte
dich nicht davon abhalten, eine einfache, direkte primäre Versorgung durchzuführen. Aber was ist, wenn verletzte Kolonsegmente reseziert werden müssen?

Bei einer Verletzung des Colon ascendens oder transversum gibt es eine einfache Antwort: Rechtsseitige Hemikolektomie und Ileo-Transversostomie. Es ist unwahrscheinlich, dass diese sichere Anastomose dir Kummer bereiten wird. Bei Verletzungen des Colon descendens wird die Frage interessanter (und auch kontroverser diskutiert). Du könntest als Optionen eine Kolo-Kolostomie machen oder nach Hartmann das distale Kolon verschließen und das proximale Kolonsegment als Stoma ausleiten. Alternativ kannst du eine erweiterte Hemikolektomie rechts mit Ileo-Kolostomie durchführen; dies wird aber in Trauma-Situationen nur selten durchgeführt, weil es zeitintensiv ist.

In den letzten Jahren ist es zunehmend in Mode gekommen, das nicht gespülte linke Kolon zu resezieren und primär zu adaptieren. Viele Chirurgen reden darüber; wenige tun es, und einige hatten Gelegenheit, es zu bedauern. Wir gehören zur letzten Gruppe. Bei ausgedehnten Verletzungen des Colon descendens bevorzugen wir Resektion und Kolostoma. Manchmal versorgen wir eine isolierte Kolonverletzung in jungen stabilen Patienten mit einer Kolo-Kolostomie, wenn der Patient eine Nahtinsuffizienz tolerieren kann. Wir würden aber nie bei einem Patienten darüber nachdenken, der älter oder gebrechlich ist, eine massive physiologische Verletzung erlitten hat, oder der mehr als diese eine Verletzung erlitten hat. Ein Punkt zum Nachdenken ist die explosive Kombination von Verletzungen des Colon descendens und der linken Niere, wo eine Nahtinsuffizienz der einen die Reparatur der anderen unmittelbar mitgefährdet.

> »Viele Chirurgen reden über Kolo-Kolostomie
> bei Trauma – nur wenige tun es«

Intraperitoneale Rektumverletzungen kannst du wie Verletzungen des linken Hemikolons versorgen. Das Management von traumatischen Verletzungen des extraperitonealen Rektums beinhaltete früher ein ausgefeiltes Ritual, was die endständige Ausleitung des Darmes, die Versorgung der Verletzung, die Spülung des distalen Rektumstumpfes und das Einbringen einer präsakralen Drainage beinhaltete. Der gegenwärtige Ansatz ist einfacher:

1. Versuche, die Verletzung mit einem Proktoskop darzustellen. Versorge sie nur, wenn sie einfach anzugehen ist. Bei Verdacht auf eine rektale Verletzung, die du aber nicht beweisen kannst, ist eine Ausleitung des Darmes indiziert. Ein temporäres Kolostoma ist ein Ärgernis; eine übersehene Verletzung des unteren Rektums kann tödlich sein.

2. Lege ein doppelläufiges Sigma-Stoma an. Wenn es korrekt im Hautniveau liegt, leitet es den Kotstrom vollständig ab. Einige Chirurgen verwenden eine Klammernahtreihe unmittelbar distal des Kolostoma, um das distale Kolon sicher zu verschließen; du kannst das Sigma auch einfach mit einem dicken Polypropylene-Faden zubinden und den Faden an der Faszie fixieren.

3. Keine Spülung des Rektumstumpfes; kein präsakrales Drain. Beides ist nicht notwendig.

> »Lenke den Kotstrom von extraperitonealen Rektumverletzungen weg«

Blasen- und Ureterverletzungen

Wir können unseren Rat in einem einzigen Satz zusammenfassen: Tu es nicht. Frage einen Urologen, ob er die Verletzung definitiv versorgen will, wenn ein Urologe vor Ort ist. Er kennt die verschiedenen technischen Optionen der Versorgung und weiß, welche zur vorliegenden Situation passt. Außerdem wird er die Behandlung der Komplikationen und die Nachsorge übernehmen. Wenn irgend möglich, halten wir uns an dieses Prinzip (sogar bei einfachen intraperitonealen Blasenverletzungen). Wenn kein Urologe da ist, sind Damage-Control-Optionen eine vernünftige Wahl.

SCHLÜSSELPUNKTE

» Blutungen aus der Mesenterialwurzel sind eine Falle.

» Geschosskanäle sind ununterbrochen und müssen Sinn machen.

» Du kannst die Kontamination aus dem verletzten Darm ohne Resektion beherrschen.

» Drainage ist eine exzellente Damage-Control-Option für den Ureter.

» Gehe proximale Magenverletzungen durch Mobilisation des gastroösophagealen Übergangs an.

» Erhalte Darmlänge und minimiere die Anzahl der Nahtreihen.

» Viele Chirurgen reden über Kolo-Kolostomie bei Trauma - nur wenige tun es.

» Lenke den Kotstrom von extraperitonealen Rektumverletzungen weg.

Kapitel 6

Leberverletzungen: Der Ninja-Meister

> »Kein Schlachtplan überlebt die ersten fünf Minuten
> der Berührung mit dem Feind.«

Feldmarschall Helmuth Graf von Moltke

Wenn Trauma-Chirurgie eine Kontaktsportart wäre, dann ist die verletzte Leber der Ninja-Meister: Ein hinterhältiger, gerissener und tödlicher Gegner. Im Angesicht einer massiv blutenden Leber schaust du auf die Uhr im OP und siehst, wie das Anästhesieteam wie wild Blutprodukte über Schnellinfusionssysteme in den Patienten hineindrückt. Du hast 20 Minuten und ungefähr 8 bis 10 Blutkonserven Zeit, die Blutung zu stillen. Das ist alles. Wenn du wesentlich länger brauchst, der Blutverlust größer ist, oder dir ein Fehler in Taktik oder Technik unterläuft, dann hat der Ninja-Meister wieder einmal gewonnen.

Temporäre Kontrolle über die Blutung erreichen

Schaue sofort nach den Leberoberflächen, wenn du im Abdomen bist und fahre an beiden Seiten des Ligamentum falciforme mit der Hand über den Leberdom. Falls eine signifikante Leberverletzung vorliegt, wirst du sie sofort sehen oder fühlen. Es wird dich reizen, die Verletzung unverzüglich zu versorgen: Lass es! Eine offensichtliche Leberverletzung ist oft nur eine von mehreren Blutungsquellen und auch nicht unbedingt die schlimmste. Widerstehe deinem natürlichen Drang, dich sofort auf die blutende Leber als Hauptziel zu konzentrieren, bevor du nicht rasch den Rest des Abdomens untersucht hast.

Natürlich wird deine erste Priorität bei der blutenden Leber das Erlangen der Kontrolle über die Blutung sein. Es gibt drei Optionen der temporären Blutstillung, und das sind manuelle Kompression, temporäre Tamponade und das Pringle-Manöver. Jede der Optionen macht Sinn in bestimmten operativen Situationen.

- Dein Assistent soll quer über den OP-Tisch langen und die Leber **zwischen beiden Handflächen komprimieren;** das ist eine exzellente Methode, um bei einer zerschmetterten Leber temporär die Blutung unter Kontrolle zu kriegen. Dies erlaubt dir zudem, gleichzeitig um die komprimierenden Hände herum mit der Mobilisation der Leber zu beginnen.

- **Temporäre Tamponade** ist ein guter Startpunkt, besonders wenn du nicht sicher bist, ob die Leber die Hauptquelle der Blutung ist. Packe dazu schnell den verletzten Leberlappen in ein Sandwich von Bauchtüchern, die oberhalb und unterhalb platziert werden (Kapitel 2). Du wirst dich ihrer sowieso bald wieder annehmen, um die Situation genauer zu untersuchen und definitive Blutstillung zu erlangen.

- Wenn die Leber trotz temporärer Tamponade weiter blutet, solltest du das **Abklemmen des Blutzuflusses** durch die portale Trias erwägen: das wohl-

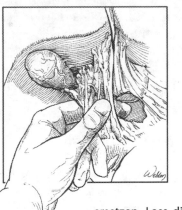

bekannte Pringle-Manöver. Mache ein Loch im avaskulären Anteil des Omentum minus links der portalen Trias, führe deinen wissenden Finger Richtung Bursa omentalis und drücke das Ligamentum hepatoduodenale vorsichtig zwischen Daumen und Zeigefinger ab. Wenn das Manöver klappt und die Blutung stoppt, solltest du deine Finger durch eine große Aortenklemme, ein Rummel-Tourniquet oder (wenn nichts davon sofort verfügbar ist) mit einer weichen Darmklemme ersetzen. Lass die Zeit aufschreiben. Keiner weiß genau, wie lange die portale Trias eines Trauma-Patienten geklemmt werden darf, bevor die Ischämie Schaden anrichtet, aber du hast mindestens 30 bis 45 Minuten Zeit, wahrscheinlich sogar mehr. Entferne die Klemme wieder so früh wie möglich.

Manchmal versagen alle deine temporären Blutstillungsmanöver und die Blutung geht weiter. Wenn du technische Fehler ausgeschlossen hast (z.B. ineffizientes Packen oder ein falsch durchgeführtes Pringle-Manöver), dann gibt es drei mögliche Gründe für eine fortbestehende Blutung:

- Bauchtücher bringen keine arterielle Blutung unter Kontrolle. Stoppe den Blutzufluss zur Leber.

- Wenn die Leber arteriell blutet, obwohl du den Zufluss abgeklemmt hast, liegt vielleicht eine Normvariante der Arteria hepatica vor. Versuche, die Aorta oberhalb des Truncus coeliacus abzuklemmen.

- Wenn aus dem tiefen Rezessus hinter der Leber schwallartig dunkles Blut hervorquillt, hast du es mit einer retrohepatischen Venenverletzung zu tun. Wenn du dir dessen nicht sicher bist, bitte den Anästhesisten, den Patienten für einen Moment von der Beatmung zu nehmen. Wenn die Blutung versiegt, bestätigt sich dein Verdacht, und du und der Patient sind in großen Schwierigkeiten. Durchtrenne das Ligamentum falciforme, fasse es mit einer Klemme und drücke es vorsichtig nach posterior und links. Dieses Manöver kippt die Leber nach hinten und kann die Blutung vorübergehend zum Stehen bringen, während du deine Möglichkeiten abwägst und den nächsten Angriff vorbereitest.

>»Kontrolliere die Leberblutung vorübergehend mit Hand, Bauchtuch oder Klemme«

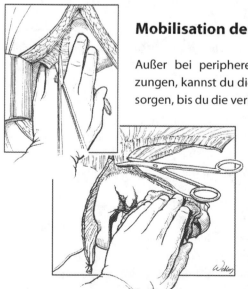

Mobilisation der verletzten Leber

Außer bei peripheren und anterioren Leberverletzungen, kannst du diese weder einschätzen noch versorgen, bis du die verletzte Leber gegen die Mittellinie hin mobilisiert hast, genau so, wie du es bei der verletzten Milz tust. Um den linken Lappen zu mobilisieren, durchtrennst du das Ligamentum falciforme zwischen Klemmen bis hoch zum Zwerchfell, wo du das Bindegewebe zur Area nuda der Leber eröffnest. Dann durchtrennst du das linke Ligamentum triangulare und führst die Inzision in das vordere und hintere Ligamentum coronarium fort. Sei vorsichtig, denn die Vena phrenica liegt in Bissweite deiner Schere.

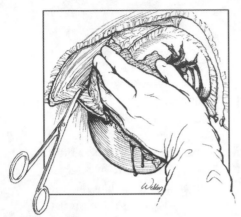

Ähnlich gut wird es dir gelingen, deine Hand hinter den rechten Leberlappen zu bringen und ihn nach medial zu drehen, so dass sich das rechte Ligamentum triangulare anspannt und du es sicher durchtrennen kannst. Setze die Mobilisation fort, indem du das vordere und hintere Ligamentum coronarium durchtrennst; sei vorsichtig dabei und verletze weder die Leberkapsel noch die rechte Zwerchfellkuppel. Dein Ziel ist es, die gesamte Leber in die Mittellinie zu bringen.

Sei großzügig mit der Mobilisation, aber gehe behutsam vor: Die Lebervenen und die Vena cava inferior warten geradezu auf eine unbedachte Bewegung, und die kleinen akzessorischen Venen, welche unterhalb der rechten Lebervene in die Vena cava inferior münden, werden bei einer unbedachten Bewegung leicht abgerissen.

> »Mobilisiere den verletzten Leberlappen und versorge ihn von Angesicht zu Angesicht«

Hier wartet übrigens eine tödliche Falle auf dich. Wenn größere Blutmengen schwallartig aus einem tiefen Riss der Leber hervorquellen oder hinter der Leber hervorströmen, zeigen sie wahrscheinlich eine Verletzung der retrohepatischen Venen an. In dieser Situation die Leber zu mobilisieren, ist eine Fahrkarte direkt in die Katastrophe. Wenn du die Dämme, welche die Blutung zurückhalten, zerstörst, wird der Patient unhaltbar venös ausbluten, bevor du deinen Fehler überhaupt bemerkt hast. Wenn du auch nur den Verdacht einer retrohepatischen Lebervenenverletzung hast, dann lass die Finger von der Mobilisation der Leber.

Kleines Problem oder GROSSER ÄRGER?

Die Unterscheidung zwischen einem kleinen Problem und GROSSEM ÄRGER (Kapitel 2) ist nirgendwo hilfreicher als bei der Leberverletzung. Kleine Probleme sind Leberverletzungen, die du mit direkten, einfachen Manövern versorgen kannst: mit Diathermie, ein paar Nähten oder einem Hämostyptikum. Die Verletzung ist gut erreichbar und der Blutverlust ist nicht dramatisch. Sehr viele Leberverletzungen gehören in diese Kategorie.

GROSSER ÄRGER ist eine hochgradige Leberverletzung mit massivem Blutverlust, und du bist in unmittelbarer Gefahr, deinen Patienten zu verlieren. Die Entscheidung, ob diese Leberverletzung ein kleines Problem oder GROSSER ÄRGER ist, ist die wichtigste strategische Entscheidung beim Lebertrauma.

Versorge niedriggradige Verletzungen sofort. Wenn eine oberflächliche Verletzung nicht blutet, lass sie in Ruhe. Wenn es langsam sickert, bringt direkter Druck über ein paar Minuten diese Blutung oft bereits zum Stehen. Deine Anstrengungen in der Blutstillung sollten proportional zur Ausdehnung der Verletzung sein (Kapitel 2).

Bei tieferen Verletzungen muss dein Assistent die Lazeration zusammendrücken; drehe den Kauter auf „Grillieren" und verbrenne die rohe blutende Oberfläche nahe an den aufgerissenen Kanten der Leberkapsel. Halte den Kauter an einen Metallsauger, um einen größeren Effekt zu erreichen. Nimm einen Argonbeamer, wenn vorhanden, um die Oberfläche gründlich durchzugrillen. Verwende dasjenige Hämostyptikum, welches du aus der elektiven Chirurgie kennst.

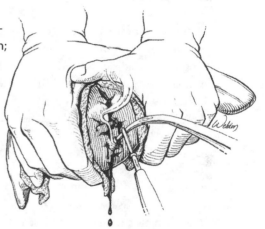

Überlege dir als nächstes, ob Lebernähte helfen könnten. Damit aber deine Nähte halten können, brauchst du eine ziemlich intakte Leberkapsel und eine mehr oder weniger gerade Lazeration, die man Seit-zu-Seit zusammensteppen kann. Typischerweise versorgen wir Leberlazerationen mit 0 Chromic Catgut mit einer großen stumpfen Nadel, mit der wir horizontale Matratzennähte anlegen. Die Chromic-Nähte gleiten gut durch das Leberparenchym, und die große gebogene Nadel ermöglicht dir, ordentliche Happen von Gewebe zu fassen.

Bei GROSSEM ÄRGER wirst du im Damage-Control-Modus arbeiten. Der Schlüssel zum Erfolg ist deine Fähigkeit, die Operation zu unterbrechen, um deinen Angriff auf die Verletzung vorzubereiten, und dich nicht zu heroischen Manövern an einem ausblutenden Patienten hinreißen zu lassen (Kapitel 2). Der Rest dieses Kapitels beschreibt, welche Techniken wir für die Schlacht mit GROSSEM ÄRGER als ziemlich nützlich erachten.

> »Entscheide, ob du es mit einem kleinen Problem
> oder GROSSEM ÄRGER zu tun hast«

"Packen plus"

Tamponieren ist eine Technik, die du am häufigsten für höhergradige Leberverletzungen anwenden wirst. Wenn du die Leber solcherart frühzeitig versorgt hast und die Blutung steht, dann hast du eine Blutstillung erreicht. Die Bauchtücher jetzt zu entfernen, wäre ein Fehler.

Wenn du nicht sicher bist, ob du eine vollständige Blutstillung mit den Bauchtüchern erreichen kannst und besonders, wenn du sie schon einmal entfernt hast und keine arterielle Blutung gefunden hast, dann denke an **„Packen plus"** – die unmittelbar postoperative Angiografie mit selektiver Embolisation als zusätzliche Blutstillung. Dies ist ein risikoreiches Unternehmen in einen kritisch kranken Patienten, und du benötigst Ressourcen dafür, die an deinem Haus vielleicht nicht zur Verfügung stehen. Wenn dies aber an deinem Haus eine realistische Option ist, dann kann die selektive Embolisation von arteriellen Blutungen in der Tiefe der Leber eine lebensrettende Maßnahme sein. Wenn du in deinem OP intraoperative Angiografie zur Verfügung hast, ist deine Entscheidung einfach und die Embolisation kann stattfinden, ohne dass du den Patienten überhaupt bewegen musst. Wichtig ist, diese Entscheidung sehr früh zu treffen. Entscheide dich für die interventionelle Angiografie, wenn du die Leber erneut packst, aber nicht erst drei Stunden später.

Denke daran, dass die angiografische Embolisation eine Ergänzung zur effizienten Tamponade ist und kein Ersatz für eine schlechte Blutstillung. Wenn du die Leber nicht sorgsam packst, wird die angiografische Embolisation den Patienten nicht retten können.

> »Erwäge angiografische Embolisation als
> Ergänzung zur Tamponade«

Tiefe Lebernähte

Tiefe Lebernähte haben einen schlechten Leumund. Sie verursachen Nekrosen von gefasstem Gewebe und prädisponieren zu Infektionen oder „hepatischem Fieber" durch die nicht infizierte Nekrose. Lass dir in deinem Kampf mit dem Ninja-Meister von diesem schlechten Leumund nicht eine sehr effiziente Waffe aus der Hand nehmen, besonders wenn du nicht viel Erfahrung mit der verletzten Leber hast oder eine schnelle Rückzugsmöglichkeit brauchst. Ein lebendiger Patient mit ein paar Lebernekrosen ist besser dran als ein Toter.

Wenn du Lebernähte anlegst, brauchst du eine intakte Leberkapsel, die sie hält. Sei sehr vorsichtig beim Knüpfen der Ligaturen, so als wenn du eine Naht durch gekühlte Butter legen wolltest. Wenn das Leberparenchym an der Naht abblasst, ist dies Zeichen genug, dass die Naht satt angezogen ist. Wähle eine Nahttechnik, die den anatomischen Umständen am besten entspricht: Horizontale (oder manchmal vertikale) Matratzennähte, Achternähte oder einfache Durchstechungen mit oder ohne Omentum-majus-Widerlager. Unabhängig von der gewählten Nahttechnik musst du eine gute Portion Leber greifen; dazu muss die Nadel immer rechtwinklig zur Leberoberfläche eingestochen werden (und nicht schräg).

Eine Falle bei tiefen Lebernähten ist die frühe postoperative Blutung. Wenn die verletzte Leber anschwillt, können die Nähte durch das ödematöse Parenchym schneiden. Der hämostatische Effekt geht verloren und es blutet wieder.

»Tiefe Lebernähte sind
kein Verbrechen«

Hepatotomie und selektive Gefäßligatur

Dies ist eine sinnvolle Technik, um Blutungsquellen tief in der Leber unter Kontrolle zu bringen, insbesondere wenn du ein erfahrener Chirurg bist. Wenn du eine arterielle Blutung in der Tiefe der Lazeration ausmachen kannst, sollst du nicht versuchen, die tiefe Lazeration zu verschließen, sondern **du musst sie weiter öffnen** und die verborgenen arteriellen Blutungsquellen aufstöbern. Mit anderen Worten: Gehe ins Zentrum der Gefahr, um Sicherheit zu gewinnen.

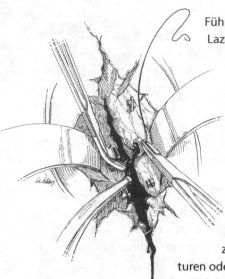

Führe das Pringle-Manöver durch, erweitere die Lazeration mit dem Kauter auf Kapselniveau. Öffne dann das Parenchym in Richtung der Verletzung und verwende dabei die Finger-Fracture-Technik (oder ein stumpfes Metallinstrument). Sobald du tiefer in die Leber gelangst, solltest du vorsichtig zwei schmale Deaver-Haken in die Lazeration einführen, um bessere Übersicht zu gewinnen. Mit dieser Technik zerbröselt das Leberparenchym zwischen deinen Fingern, während die duktalen Strukturen intakt bleiben und von dir zwischen Ligaturen, Durchstechungsligaturen oder Metallclips durchtrennt werden können. So wird der Spalt tiefer und du gelangst näher zu den Blutungsquellen. Wir bevorzugen Durchstechungsligaturen bei allen signifikanten Blutungen, weil sie nicht abrutschen, während man in diesem Bereich weiterarbeitet. Wenn du Metallclips verwendest, solltest du zwei für jede duktale Struktur verwenden, damit sie nicht abrutschen können. Gelegentlich reparieren wir einen größeren Lebervenenast mit einer seitlichen Fortlaufnaht mit 5-0 Prolene.

Die Hepatotomie mit selektiver Gefäßversorgung ist ein hübsches Konzept, aber ihre Anwendung ist in der Realität weniger banal, als dich die vorhergehende Beschreibung glauben machen könnte. Sie geht mit einem signifikanten Blutverlust einher, die Zeit rennt dir davon, und es kann zur iatrogenen Verletzung eines größeren hepatischen Ductus oder Lebergefäßes kommen. Verwende die Technik nur, wenn du den Angriff gut vorbereitet hast, der Patient stabilisiert ist und er den zusätzlichen Blutverlust vertragen kann. Wenn du nicht viel Erfahrung in der Versorgung von Leberverletzungen hast, können tiefe Lebernähte eine einfachere Alternative darstellen.

»Hepatotomie mit selektiver Gefäßversorgung klingt leichter als sie ist«

Der vitale Omentum-Pfropfen

Nach Abschluss der Finger-Fracture-Hepatotomie und selektiver Gefäßversorgung hat die Leber ein ziemlich großes Loch. Dieses mit Omentum aufzufüllen, ist eine gute Idee. Dasselbe gilt bei tiefen Lebernähten, wo dir ein Omentum-Pfropfen bei der Blutstillung helfen kann. Tatsächlich ist das Omentum majus einer deiner besten Freunde, wenn du es mit einer Leberverletzung zu tun hast.

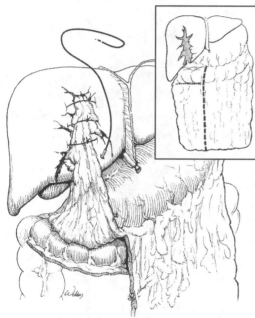

Falls du Zeit hast, mobilisierst du das Omentum majus entlang der avaskulären Linie vom Colon transversum. Wähle ein gesundes Stück (typischerweise rechtsseitig) und separiere es, indem du das Omentum längs auf die große Kurvatur des Magens zu durchtrennst. Schlage die mobilisierte Omentum-Zunge hoch, lege es in die verletzte Leber und fixiere es mit wenigen lockeren Nähten an der Leberkapsel. Du kannst die Omentum-Zunge auch fest in die Lazeration hineinstopfen und den Raum ausfüllen, um dann die Ränder der Verletzung lose über diesem Omentum-Pfropfen zu adaptieren. Manche Chirurgen verwenden Omentum, um die Leber von innen heraus zu tamponieren und ersetzen so Bauchtücher und Mullbinden.

»Fülle große Gewebsdefekte mit Omentum«

Ballontamponade

Wenn du es mit einer durchgehenden Leberverletzung zu tun hast, die gelegentlich sogar beide Leberlappen betreffen kann, solltest du dich an die Option der Ballontamponade erinnern – eine geniale und einfache Lösung für ein äu-

ßerst hässliches Problem. Die Alternative ist
eine ausgedehnte Traktotomie, um damit
eine direkte Hämostase zu ermöglichen.
Wenn der Kanal weiter als 2 cm im
Durchmesser ist, nehmen wir eine
Sengstaken-Blakemore-Sonde.
Führe die Sonde so tief ein, dass
der Magen-Ballon auf der Gegenseite
heraustritt und blase ihn auf. Er ist der
Anker für die Sonde und verhindert die
Dislokation. Blase jetzt vorsichtig den Öso-
phagus-Ballon, der im Kanal liegt, auf, bis die Blutung steht.

Wenn der Kanal zu schmal oder zu kurz ist für eine Sengstaken-Blakemore-
Sonde, improvisieren wir mit einem roten Gummikatheter und einem Penrose-
Drain. Knote das eine Ende des Penrose-Drains mit zwei starken Seidenfäden
zu. Knote das zweite Ende um den Katheter, so dass ein wurstförmiger Ballon
entsteht. Überprüfe den Ballon auf Lecks, indem du Kochsalzlösung durch den
Katheter in den Ballon gibst und ihn abklemmst. Wenn alles stimmt, legst du
die improvisierte Sonde in den Kanal ein und bringst das Katheterende mittels
Stichinzision wie ein Drain durch die Bauchwand auf das Hautniveau. Blase jetzt
den Ballon auf und schau zu, wie die Blutung - wie von Zauberhand - stoppt.
Fixiere den roten Gummikatheter an der Haut und stelle sicher, dass das Ende
abgeklemmt ist.

Du bist auf der sicheren Seite, wenn du den Ballon am Krankenbett nach 24 bis
48 Stunden entfernst. Lass zuerst nur die Luft ab und behalte den Ballon 6 bis 8
Stunden in situ. Wenn es keinen klinischen Anhaltspunkt für eine Blutung gibt,
kannst du den Katheter - genau gleich, wie jeden anderen Drain - herauszie-
hen.

»Ballontamponade ist eine
coole Lösung für ein
hässliches Problem«

Débridement mittels Resektion

Wenn ein größerer Teil eines Leberlappens zerstört ist und diffus blutet, ist die zweckmäßigste Option ein Débridement mittels Resektion. Lasse deinen Assistenten die nicht verletzte Leber um den Bereich herum komprimieren, den du resezieren willst. Wenn die Leber gut mobilisiert ist, kann dein Assistent sogar den verletzten Part komplett umfassen und damit den Blutverlust minimieren, während du den zerschmetterten Teil resezierst. Drehe den Kauter auf Maximum und markiere eine Resektionslinie knapp außerhalb der verletzten Region innerhalb von gesundem Lebergewebe. Reseziere immer außerhalb der verletzten Region, wo die Gefäße noch intakt sind und sich nicht zurückgezogen haben; reseziere niemals innerhalb des verletzten Gewebes. Das ist das Schlüsselmanöver beim Débridement mittels Resektion.

Verwende die Finger-Fracture-Technik („Zerreibe-das-Getreidebrot-Methode") mit selektiven Ligaturen entlang deiner festgelegten Resektionslinie. Das einfachste Beispiel dieser Technik ist die Teilresektion des linken Leberlappens entlang einer Linie unmittelbar links des Ligamentum falciforme. Einige Chirurgen benutzen ein gerades Klammernahtgerät mit Gefäßklammern, um diese nicht-anatomische Leberresektion durchzuführen.

Genauso wie die Hepatotomie und selektive Gefäßligatur braucht das Débridement mittels Resektion Zeit und ist mit beträchtlichem Blutverlust verbunden. Versuche es erst gar nicht bei einem Patienten, der dir unter den Händen auf dem Operationstisch wegstirbt. Bereite deinen Angriff vor und stabilisiere den Patienten, bevor du mit so etwas beginnst.

> »Führe das Débridement mittels Resektion im gesunden Lebergewebe durch«

Andere Techniken

Die Traumaliteratur ist reich an Techniken, die ideenreiche Chirurgen für die Versorgung von schweren Leberverletzungen entwickelt haben. Ein Beispiel ist das Einwickeln in ein resorbierbares Netz. Die Vertreter dieser Technik erreichen mit einer satt anliegenden Einwicklung des zerschmetterten Leberlappens mit resorbierbarem Netz, dass auf die Tamponade verzichtet werden kann. Wir finden diese Technik umständlich und verwenden sie nicht.

Die Ligatur der Arteria hepatica wird in der Traumaliteratur immer noch als eine effiziente Technik der Blutstillung erwähnt. Einige Chirurgen verwenden sie für unstillbare arterielle Blutungen, die durch keine anderen Maßnahmen unter Kontrolle gebracht werden können. Wir haben diese Technik seit Jahren nicht mehr benutzt.

Was ist mit der Drainage der verletzten Leber? Diese Frage wird kontrovers beantwortet. Einer von uns drainiert alle hochgradigen Leberverletzungen mit einer Saugdrainage, während der andere das fast nie tut.

Retrohepatische venöse Verletzungen

Wenn dunkles Blut im Schwall aus einem tiefen Loch in der Leber oder von hinter der Leber und um die Leber hervorkommt, heißt das, dass meistens eine Verletzung der retrohepatischen Vena cava oder der hepatischen Venen vorliegt. Diese Begegnungen sind selten, kurz und brutal. Sehr häufig ist das Resultat ein auf dem Tisch verbluteter Patient und ein sehr frustrierter Chirurg.

Die retrohepatischen Venen sind die am schlechtesten zugänglichen Gefäßstrukturen im Abdomen. Du kannst nicht zu ihnen gelangen und die Verletzung genau definieren, so lange du nicht die Blutung irgendwie unter Kontrolle gebracht hast. Die klassische Technik, um dies zu erreichen, ist der atrio-cavale (Schrock-) Shunt; eine der „großen technischen Meisterleistungen" der Trauma-Chirurgie. Du wirst überaus elegante Zeichnungen in jedem größeren Trauma-text finden, die ihn genau beschreiben, aber nicht in diesem. Warum? Weil es im richtigen Leben praktisch nie funktioniert. Tatsächlich hat der atrio-cavale Shunt auch in den Händen der alten Hasen klägliche Ergebnisse.

Anstelle dich in zum Scheitern verurteilte, heroische Taten zu versteigen, solltest du den gesunden Menschenverstand nutzen. Die retrohepatischen Venen gehören zum Niederdrucksystem, welches auf Begrenzung und Tamponade gut anspricht. Aus diesem Grund ist dein bester Zug, die Verletzung einzugrenzen und nicht, dich in einen Reparaturversuch zu versteigen. Die retrohepatische Venenverletzung blutet nur ungehemmt, wenn eine ihrer begrenzenden Strukturen zerrissen ist. Diese Strukturen sind die Aufhängebänder der Leber (welche die Grenzen der Area nuda darstellen), das rechte Zwerchfell und die Leber selbst.

Deine realistischen Optionen, um mit einer retrohepatischen venösen Verletzung fertig zu werden, sind:

- Lass ein begrenztes retrohepatisches Hämatom in Ruhe. Mobilisiere auf keinen Fall die Leber und versuche nicht, das Hämatom zu explorieren. Gehe einfach zu den anderen Verletzungen über (und sende ein Stossgebet zum Himmel).

- Wenn dunkles Blut aus einem tiefen Loch im Leberparenchym schießt, verstopfst du das Loch. Nimm ein Bauchtuch, vitales Omentum majus, oder verwende eine Ballontamponade. Was immer es braucht – verstopfe das Loch.

- Öffne nicht die "Büchse der Pandora" (Kapitel 10). Hinter einem Loch im rechten Zwerchfell, aus dem es bei einem Patienten mit penetrierender thorakoabdominaler Verletzung in den Thorax blutet, kann sich eine retrohepatische venöse Verletzung verbergen. Verschließe einfach das Loch und mobilisiere die Leber nicht.

- Wenn eine Blutung hinter der Leber hervorkommt, solltest du versuchen herauszufinden, ob die Blutungsquelle hinter oder unterhalb der Leber liegt. Verletzungen der Vena cava inferior direkt unterhalb der Leber (im pararenalen und suprarenalen Segment) können direkt versorgt werden. Es ist schwierig, aber machbar.

- Wenn die Aufhängebänder der Leber zerrissen sind, ist deine beste Chance, Kontrolle über die Blutung zu erlangen, indem du den Bereich schnell und fest mit Bauchtüchern abstopfst. Bei partieller Zerreißung der Ligamente kann es sein, dass dir die Begrenzung mittels Tamponade gelingt. Bei massiven Zerreißungen, die oft mit höhergradigen Leberverletzungen einhergehen, ist der Kampf meist schon verloren, bevor du überhaupt das erste Bauchtuch angefasst hast.

Solltest du also überhaupt jemals einen atrio-cavalen Shunt erwägen? Es könnte eine realistische Option sein, aber nur unter sehr speziellen Umständen. Du brauchst dazu zwei Teams von erfahrenen Chirurgen, die gleichzeitig in Abdomen und Thorax arbeiten, das dazu notwendige Material muss vorhanden und die Blutung temporär unter Kontrolle sein, während alle Bemühungen organisiert und vorbereitet werden.

Die Technik beginnt mit einer medianen Sternotomie, einer Tabaksbeutelnaht im rechten Herzohr mit 3-0 Prolene und einem Rummel-Tourniquet; weiter muss die Vena cava superior innerhalb des Perikards mit einem Zügel oder einem weiteren Rummel-Tourniquet angeschlungen werden. Wir verwenden einen Endotrachealtubus der Größe 9, proximal abgeklemmt, mit einem selbstgeschnittenen seitlichen Loch 17 cm von der Spitze. Wir führen den Tubus mit der Konkavität nach vorne hin ein, so dass seine Spitze nicht in den hepatischen Venen zu liegen kommt. Der im Abdomen arbeitende Chirurg führt dabei die Tubusspitze, damit sie nicht durch die Verletzung wieder austritt. Der Ballon an der Tubusspitze macht eine suprarenale Anschlingung der v. cava inferior im Abdomen überflüssig. Der Shunt sorgt nicht für ein komplett trockenes Operationsfeld, aber er erlaubt dir immerhin, die Verletzung zu sehen und zu ihr zu gelangen.

> »Stelle bei retrohepatischen venösen Verletzungen die Begrenzungen wieder her – sei kein Held«

Das „grüne Auge des Teufels"

Es ist klar, dass Verletzungen des Gallentraktes oft mit Lebertraumen kombiniert sind, und Gallelecks haben eine niedrigere Priorität als sprudelndes Blut. Was sind deine Möglichkeiten für Damage Control und definitive Versorgung der verletzten Gallenwege?

Die perforierte Gallenblase kann genäht, drainiert oder entfernt werden. Die definitive Lösung ist eine seltene, fast ausgestorbene Operation – die offene Cholezystektomie. Bei einem abstürzenden, gerinnungsgestörten Patienten ist die Entfernung der Gallenblase nicht die klügste aller möglichen Lösungen. Gute Lösungen sind die Versorgung mit einer einreihigen resorbierbaren Naht, oder die Drainage des verletzten Gallenblasenfundus mittels Cholezystostomie, gesichert mit einer Tabaksbeutelnaht.

Die Damage-Control-Lösung für Verletzungen des Ductus hepaticus communis ist die Drainage nach außen. Wenn du dich dringend aus dem Abdomen zurückziehen musst, kannst du den Gallengang proximal punktieren und den Drain durch die Bauchdecke herausführen. In extremis ist die Ligatur oder das Clippen des Ductus hepaticus communis eine akzeptable Damage-Control-Lösung, aber es erfordert eine komplexe Rekonstruktion anlässlich der Reoperation. Wenn du kein Loch siehst, durch das es leckt, solltest du ein Drain in den Morrison-Pouch (Spatium hepatorenale) legen. Das Leck kann später mit ERCP und einem endoskopisch eingebrachten Stent versorgt werden. Wenn du die Verletzung gut sehen kannst und der Ductus hepaticus communis weit genug für ein T-Drain ist, ist dies eine hervorragende Rückzugsoption. Leider ist er aber bei den meisten jungen Trauma-Patienten eng und zart, so dass die Verwendung eines T-Drains oft um den Preis einer postoperativen Striktur erkauft wird. Die definitive Versorgung von extrahepatischen Gallengangsverletzungen hängt vom Ausmaß der Verletzung ab. Versorge einfache Lazerationen (im Sinne einer partiellen Durchtrennung) mit resorbierbarer Naht und einer Drainage nach außen. Auch wenn es nicht zwingend ist, legen wir ein T-Drain in den Ductus hepaticus communis, wenn er ein 8 French Drain aufnehmen kann. Wenn du ein T-Drain verwenden willst, solltest du es immer durch eine separate Choledochotomie einlegen und nicht durch die Verletzung, um eine Striktur zu vermeiden.

Für die definitive Versorgung vollständiger oder unvollständiger Durchtrennungen des Ductus hepaticus communis verwenden wir die Y-Roux-Hepatico-Jejunostomie. Bevor du beginnst, verschaffst du dir mittels Cholezystektomie eine bessere Übersicht und Zugang zum verletzten Gallengang.

> »Drainage ist eine gute Rückzugsmöglichkeit beim Gallenwegstrauma«

SCHLÜSSELPUNKTE

» **Kontrolliere die Leberblutung vorübergehend mit Hand, Bauchtuch oder Klemme.**

» **Mobilisiere den verletzten Leberlappen und versorge ihn von Angesicht zu Angesicht.**

» **Entscheide, ob du es mit einem kleinen Problem oder GROSSEM ÄRGER zu tun hast.**

» **Erwäge eine angiografische Embolisation als Ergänzung zur Tamponade.**

» **Tiefe Lebernähte sind kein Verbrechen.**

» **Hepatotomie mit selektiver Gefäßversorgung klingt leichter als sie ist.**

» **Fülle große Gewebsdefekte mit Omentum.**

» **Ballontamponade ist eine coole Lösung für ein hässliches Problem.**

» Führe das Débridement mittels Resektion im gesunden Lebergewebe durch.

» Stelle bei retrohepatischen venösen Verletzungen die Begrenzungen wieder her – sei kein Held.

» Drainage ist eine gute Rückzugsmöglichkeit beim Gallenwegstrauma.

Kapitel 7

Die „herausnehmbaren"
festen Organe

> »Für jedes komplexe Problem gibt es eine Lösung,
> die einfach, bestechend und falsch ist.«

H. L. Mencken

Obwohl sie alle zu verschiedenen Organsystemen gehören, haben Milz, Niere und distales Pankreas eine Menge gemeinsam. Aus der Perspektive des Trauma-Chirurgen sind sie alle nahe Verwandte, weil sie „herausnehmbar" sind.

Überlege dir den fundamentalen Unterschied zwischen einer verletzten Milz und einer blutenden Leber. Die Milz hat einen einzigen, zugänglichen Gefäßstiel, an den man einfach hinkommt und unter Kontrolle bringen kann. Die Leber hat zwei Gefäßwurzeln (eine im Ligamentum hepatoduodenale und die andere hinter der Leber, wo die Lebervenen direkt in die Vena cava inferior drainieren), und nur eine von beiden ist leicht erreichbar. Die totale Kontrolle der Ein- und Ausstrombahn der Leber ist deswegen ein trickreiches Geschäft. Deshalb ist die Leber beim blutenden Trauma-Patienten kein herausnehmbares Organ.

Es war von Anfang an unsinnig für uns, Pankreaskopf und distales Pankreas (Körper und Schwanz) im selben Kapitel zu besprechen. Aus der Sicht des Trauma-Chirurgen sind das zwei verschiedene Organe. Das distale Pankreas kann sehr einfach reseziert werden, während der Pankreaskopf einen sehr großen Hieb dafür braucht.

Die Milz, Niere und das distale Pankreas sind herausnehmbare solide Bauchorgane. Sie können eine Menge bluten, bevor du sie erreichst; wenn du jedoch die Kontrolle über ihren Gefäßstiel erreichst, hört die Blutung sofort auf.

Der Schlüssel zur Blutungskontrolle jedes Organs ist seine Mobilisation und dass du es zur Mittellinie hin bringst. In starkem Kontrast dazu steht die Resektion eines „nicht resezierbaren" soliden Organs wie der Leber oder des Pankreaskopfes; ein sich selbst verbietendes Vorgehen im Trauma-Patienten, solange die Verletzungen nicht nahezu die gesamte Resektion bereits für dich gemacht haben.

Auf den ersten Blick klingt es vielleicht komisch, drei verschiedene solide Organe aus drei verschiedenen Organsystemen unter einem Überbegriff zusammenzubringen. Lass dich von uns überzeugen, und dein Verständnis und deine Zufriedenheit in der Versorgung dieser Verletzungen werden wachsen.

»Milz, Niere und Pankreasschwanz
sind herausnehmbar«

Die Milz

Mobilisation

Wenn du eine Milzverletzung siehst oder vermutest, wird dein erster Schritt die Mobilisation der Milz zur Mittellinie hin sein. Du kannst die Milz weder ordentlich beurteilen noch versorgen, solange du sie nicht in der Hand hältst. Die Mobilisation der Milz ist auch das Schlüsselmanöver, um zum linken oberen Quadranten zu gelangen. Es bringt die Milz und das distale Pankreas aus der dunklen Tiefe des Abdomens in dein Lichtfeld und zeigt dir die linke Niere. Während die Mobilisation der Milz zu den chirurgischen Basistechniken gehört, ist die schnelle, blinde Mobilisation einer Milz inmitten eines Blutsees nicht ganz so, wie es in den Illustrationen aussieht.

»Mobilisiere die Milz, um den linken
oberen Quadranten zu öffnen«

Du magst es möglicherweise noch nicht gehört haben, aber in der realen Welt (die im Kontrast zur virtuellen Welt der chirurgischen Atlanten steht) gibt es zwei Typen von Milzen: die bewegliche und die unbewegliche Milz.

Die bewegliche Milz hat laxe splenorenale und splenophrenische Ligamente und keine Verklebungen mit der Bauchwand. Indem du deine nicht dominante Hand über die Konvexität der Milz schiebst und sie nach medial ziehst, kannst du die Milz zu dir herüberbringen, und das fast bis in die Mittellinie. Natürlich musst du das splenorenale Ligament hinter der Milz durchtrennen, aber das ist einfach, weil du es eher in der Mittellinie tust, als hoch oben im linken oberen Quadranten.

Die nicht bewegliche Milz ist, wie du es bestimmt vorausgeahnt hast, nicht beweglich. Um sie in die Mittellinie zu bringen, musst du zwei Hindernisse bewältigen. Das erste sind die Verklebungen zwischen Milzkapsel und Bauchwand, die deine Hand nicht über die Konvexität der Milz gleiten lassen. Wenn es nur wenig oder gar nicht blutet, kannst du dir Zeit nehmen und diese Adhäsionen mit der Schere oder dem Kauter scharf durchtrennen. Wenn du jedoch in einem Blutsee arbeitest, musst du sie einfach - egal wie - schnell aus dem Weg deiner Finger räumen, mit Fingern, Schere oder beidem. Allfällige Beschädigungen der Milzkapsel spielen hier keine Rolle, weil die Milz sowieso rauskommt.

Das zweite Hindernis bei der nicht mobilen Milz ist das kurze und unnachgiebige splenorenale Ligament. Führe deine nicht dominante Hand über die Milz, so dass die Fingerspitzen auf der Membran dahinter und lateral davon zu liegen kommen. Das ist das splenorenale Ligament. Ziehe die Milz vorsichtig zu dir hin, um das Ligament anzuspannen. In einem Blutsee kannst du es oft nicht sehen, aber du kannst es gut **fühlen**. Mache unmittelbar oberhalb deiner Fingerspitzen einen kleinen Scherenschlag in das angespannte Ligament. Erweitere den Scherenschlag scharf (mit der Schere) oder stumpf (mit deinen Fingern) nach oben und um die Milz herum. Beide Ligamente (splenorenale wie splenophrenicum) sind avaskulär, und ihre Durchtrennung erlaubt dir, die Milz in die Mittellinie zu bringen.

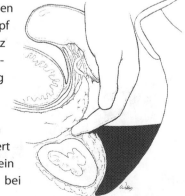

Ertaste die linke Niere und arbeite dich stumpf in der Schicht zwischen Milz und Niere vor; dies fördert die Milz und den Pankreasschwanz hinauf in dein Operationsfeld. Der Fallstrick hier ist, besonders bei

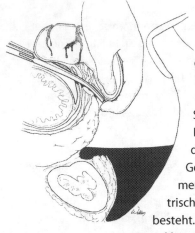

massiven Blutungen, hinter der linken Niere entlang zu mobilisieren und dann zu entdecken, dass sie auch in der Mittellinie auf der Bauchdecke liegt.

Sobald die Milz mobilisiert ist und in deiner Hand liegt, ist das Erlangen der Kontrolle über die Blutung kein Problem mehr. Klemme den Gefäßstiel der Milz ab, welcher aus dem Ligamentum gastrosplenicum (mit den kurzen gastrischen Gefäßen) vorne und dem Milzhilus hinten besteht. Als Alternative kannst du auch eine weiche Darmklemme oder eine große Gefäßklemme über das gesamte Gefäßbündel setzen, wenn du noch andere dringende Dinge zu tun hast. Denke daran als das „Pringle-Manöver der Milz".

Nur selten, aber dann in einer richtig schlechten Nacht, starrst du ungläubig auf eine verletzte Höllenmilz, ein erkranktes Organ, das so vergrößert und mit der Bauchwand und dem Zwerchfell verbacken ist, dass du einfach keine Chance hast, rasch eine Schicht hinter der Milz zu entwickeln. In diesem Fall ist deine einzige Option, die Milz von vorne zu attackieren. Der schnelle Weg zur Kontrolle der Milzarterie ist, durch das Ligamentum gastrocolicum in das Omentum majus einzugehen und die Arterie am Oberrand des Pankreas zu isolieren. Eine andere Methode ist, direkt auf den Hilus loszugehen. Ziehe dazu vorsichtig den Magen auf dich zu, was das Ligamentum gastrosplenicum anspannt, welches du dann zwischen Klemmen durchtrennst. Direkt dahinter findest du die Milzhilusgefäße. Klemme sie ab und dann kannst du die Dissektion der devaskularisierten Milz an die Hand nehmen.

> »Tue, was nötig ist, um die Milz in die Mittellinie zu bringen«

Entfernen oder Reparieren?

Jetzt stehst du vor dem strategischen Schlüsselentscheid beim Milztrauma: Entfernen oder Reparieren? Splenektomie oder Splenorrhaphie? Die Antworten auf die folgenden vier Fragen können dir dabei helfen.

1. Wie ist die gesamte Traumalast des Patienten? Protrahierter Schock, schwere Begleitverletzungen innerhalb oder außerhalb des Abdomens: Sie sind Indikatoren, die Milz schnell in den Eimer fallen zu lassen.

2. Wie alt ist der Patient? Der Erhalt der Milz ist viel wichtiger bei Kindern. Splenorrhaphie funktioniert auch besser bei der kindlichen Milz, weil sie eine dickere Kapsel hat, bei welcher die Nähte weniger ausreißen.

3. Wie schlimm ist die Verletzung? Wird die Reparatur überhaupt funktionieren? Liegt eine Hilusverletzung vor, welche die Versorgung noch viel schwieriger macht? Wird die Reparatur weiteren Blutverlust mit sich bringen? Treffe diese Entscheidungen niemals mit der Milz **in situ**. Bringe sie immer in die Mittellinie und untersuche die Milzverletzung mit der Milz in der Hand.

4. Wie ist deine Erfahrung mit Milzreparaturen? Hast du schon welche selber gemacht, oder ist das eine „schon gelesen; das wird die erste" Situation? Kann die Verletzung mit einer Technik versorgt werden, die du gut beherrschst?

> »Wäge vor Milzerhalt Traumalast, Alter, Verletzungsgrad und eigene Erfahrung ab«

Die Splenektomie vollenden

Im Gegensatz zum Eindruck, der beim Lesen der Traumaliteratur der letzten Dekade entstehen könnte, ist es kein Verbrechen, eine Splenektomie durchzuführen. Sie ist oft die sicherste und zweckmäßigste Lösung. Eine besonders effiziente Technik der Milzerhaltes ist es, sie in ein formalingefülltes Gefäß zu tun.

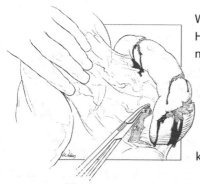

Wenn du einmal die mobilisierte Milz in deiner Hand hältst, ist die Vollendung der Splenektomie einfach. Klemme die Gefäße des Milzhilus von der Rückseite oder der Seite ab, was auch immer am bequemsten ist. Das Schlüsselprinzip ist, nah an der Milz zu bleiben, damit du weder den Pankreasschwanz noch den Magen verletzt. Um noch schneller zu sein, klemmst du nur die proximale Seite der Resektionslinie ab. Die Milzseite abzuklemmen ist reine Zeitverschwendung, da sie sowieso im nächsten Moment herauskommt. Durchtrenne das gastrosplenische Ligament schrittweise nach Abklemmung, darauf achtend, immer schön weg von der großen Magenkurvatur zu bleiben. Das Ligamentum splenocolicum ist dann die einzige verbleibende Aufhängung. Klemme es ab und durchtrenne es, und die Milz ist draußen.

Nimm dir eine Klemme nach der anderen vor und ligiere die gefassten Gefäße. Bei den Hilusgefäßen kannst du zwischen einer zweifachen Ligatur oder einer Durchstechungsligatur wählen. Inspiziere noch einmal die große Magenkurvatur, ob du nicht aus Versehen die Magenwand mitgegriffen hast. Vieles ist über die iatrogene Verletzung des Pankreasschwanzes während der Splenektomie geschrieben worden. Diese Bedenken sind ziemlich übertrieben. Wenn du vermutest, dass du das Pankreas bei der Milzentfernung verletzt hast, legst du eine Saugdrainage in das Milzbett.

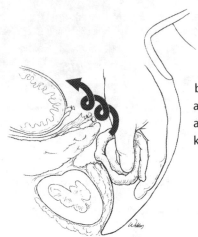

Überprüfe abschließend nochmals die Blutstillung. Sauge Blut und Koagel aus dem Milzbett. Nimm ein gut gerolltes Bauchtuch und rolle es aus dem tiefsten Punkt des Milzbettes langsam auf dich zu, über den Pankreasschwanz und die große Kurvatur hinweg. Hör auf zu rollen, wenn du eine Blutung siehst und kümmere dich darum.

»Bleibe nah
an der Milz«

Reparatur der verletzten Milz

Wenn du dich für die Reparatur der Milz entschieden hast, dann wähle die einfachste Möglichkeit, welche klappt. Suche dir eine aus dem begrenzten Menü der Versorgungstechniken aus, welche bei dir in der Vergangenheit funktioniert haben. Nur ganz wenige Chirurgen haben Erfahrung mit einem breiten Spektrum von Reparaturtechniken der Milz. Was sind deine realistischen Optionen?

Lokale Kompression (mit deiner Hand oder einem Bauchtuch) hilft bei oberflächlichen Einrissen oder Kapselavulsionen. Dein bevorzugtes lokales Hämos-

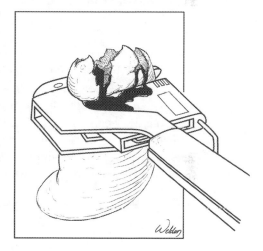

typtikum könnte auch helfen. Ein Argonbeamer – sofern vorhanden – wirkt Wunder auf einer großen rohen Oberfläche oder bei einer tieferen Lazeration.

Weil die Milzkapsel des Erwachsenen Nähte nicht besonders gut hält, benutzt du am besten eine monofile Naht (die gut durch das Gewebe gleitet) und zusätzlich ein Polster oder eine Unterstützung. Unsere bevorzugte Technik ist eine fortlaufende monofile Naht mit einer geraden Nadel zwischen zwei Teflonbändern an beiden Seiten der Lazeration. Einige Chirurgen benutzten Omentum als Widerlager.

Ein schwer beschädigter oder devitalisierter Milzpol braucht manchmal eine begrenzte Resektion. Lass deinen Assistenten die Milz unmittelbar hinter der Resektionslinie zusammenpressen, und die Blutung steht. Intermittierendes Loslassen zeigt dir, wo die Blutungen sind; so du kannst sie ligieren, durchstechen oder mit dem Argonbeamer verbrennen. Du kannst den offenen „Milzstumpf" mit Matratzennähten zwischen zwei Teflonstreifen vernähen. Wenn die Milz eher flach als voluminös ist, bietet sich als Option ein gerades Klammernahtgerät mit 4,8 mm Klammern an. Schiebe den Stapler über die Resektionslinie und schließe ihn langsam, um die Kapsel nicht zu zerbrechen. Schieße den Stapler ab und amputiere das Milzgewebe distal der Klammernahtreihe.

Versuche nicht, eine Reparatur zu erzwingen, wenn sie nicht funktioniert, und vertraue nicht auf den Gerinnungsmechanismus des Patienten, um eine persistierende Blutung zu stillen. „Wenn es nicht trocken ist, dann hilft es nicht". Bei einem Erwachsenen gehen wir zur Splenektomie über, wenn der erste Versuch einer konservativen Versorgung fehlgeschlagen ist. Wenn du ganz fest glaubst, dass die konservative Versorgung immer noch die beste Option ist, kannst du es noch ein zweites Mal versuchen. Beim dritten Versuch spielst du bereits mit dem Feuer.

Wir haben dir unser kleines Menü von Milzversorgungstechniken dargestellt, die wir in unserer täglichen Praxis nutzen. Falls du enttäuscht sein solltest, tut uns das leid. Wir haben wenig Erfahrung mit formaler Hemisplenektomie oder dem resorbierbaren Netzwickel. Wir denken, dass das unnötige und risikoreiche Kunststücke sind. In Situationen, wo diese Techniken gefragt sein könnten, irren wir lieber zur sicheren Seite hin und machen eine Splenektomie.

> »Versuche nicht, eine Splenorrhaphie zu erzwingen, wenn sie nicht funktioniert«

Das distale Pankreas

Exploration

Du kannst schnell ein Auge in die Bursa omentalis werfen, um eine Verletzung des Corpus pancreatis und des Pankreasschwanzes auszuschließen, indem du ein Loch in das linksseitige Ligamentum gastrocolicum machst (Kapitel 4). Wie auch immer, wenn du eine Verletzung siehst oder vermutest, brauchst du einen breiten Zugang. Lass deinen Assistenten den Magen hoch- und das Colon transversum nach unten ziehen und löse das Omentum majus in der avaskulären Linie vom Colon transversum, um die Bursa omentalis in voller Schönheit zu öffnen. Bei jedem Hinweis auf Verletzung musst du das dorsale Peritoneum über der verletzten Region öffnen. Was du erst als unschuldig aussehendes, kleines Hämatom oder als oberflächliche Lazeration deutest, wird sich meist als schwere Verletzung entpuppen, wenn du es erst freigelegt hast und ihm ins Angesicht schaust.

Bei größeren Verletzungen und besonders, wenn du das distale Pankreas resezieren wirst, ist der einfachste Weg, Körper und Schwanz des Pankreas aus ihrem Bett und damit auch die dorsalen Anteile

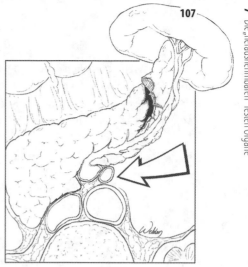

der Drüse vollständig in dein Gesichts-feld zu mobilisieren. Zu diesem Zweck mobilisierst du die Milz und entwickelst die Schicht hinter dem Pankreasschwanz und –körper weiter, bis das Gewebe-paket nach medial in dein Operations-feld gebracht werden kann. Die distale Pankreasresektion ohne Splenektomie ist eine exquisite Übung, die sehr gut in elektive Situationen passt. Wir empfeh-len sie nicht und benutzen sie niemals bei Trauma-Patienten.

»Schaue von vorne auf das Pankreas – aber mobilisiere es von links«

Die Entscheidung

Liegt eine Gangverletzung vor? Dies ist die Schlüsselfrage, wenn du die Pank-reasverletzung beurteilst. Manchmal siehst du ein durchtrenntes Pankreas und kannst sogar den Gang in der Wunde ausmachen. Öfter kannst du jedoch weder durch Inspektion noch Palpation eine Gangverletzung ausschließen. Was tust du dann?

In einem kreislaufstabilen Patienten ohne andere größere Verletzungen kannst du ein frustrierendes Manöver mit dem Namen intraoperative Pankreatographie versuchen. Injiziere 20 ml Kontrastmittel mit einer Nadel in die Gallenblase und bete, dass es den Ductus pancreaticus retrograd durch die Ampulle auffüllt. Ad-vokaten dieser Technik postulieren, dass es in der Hälfte der Fälle funktioniert. Unsere Erfahrung sagt, dass es dies kaum tut. Und, weil überflüssig, empfehlen wir auch keine Manöver wie die Amputation des Pankreasschwanzes, um den Gang zu finden, oder das genauso absurde Kanülieren der Papille über eine Duo-denotomie.

Wir bevorzugen den gesunden Menschenverstand und ein zweckmäßiges Vor-gehen. Wenn die Exploration eine tiefe Verletzung mit Gangbeteiligung zeigt, solltest du nicht zögern, eine distale Pankreasresektion durchzuführen. Das gilt auch, wenn du die Gangverletzung nicht definitiv beweisen kannst. Wenn wir es als eher unwahrscheinlich erachten oder uns schnell zurückziehen müssen, lassen wir eine Drainage an der Verletzung zurück und führen baldmöglichst nach der Operation eine ERCP durch; wissend, dass wir gelegentlich für eine distale Pankreasresektion nochmals in den Bauch einsteigen müssen.

> »Man braucht keine Beweisfotos, um eine Pankreasverletzung zu versorgen«

Hämostase und Drainage

Die Damage-Control-Lösung für Verletzungen von Pankreaskörper undschwanz ist Blutstillung und Drainage. Packe die Bursa omentalis mit Bauchtüchern, um Blutstillung zu erreichen. Eine Drainage verwandelt eine Verletzung mit unkontrolliertem Pankreas-Leck in eine kontrollierte Fistel, die eine gute Prognose hat und später angegangen werden kann.

Die definitive Versorgung der meisten distalen Pankreasverletzungen unterscheidet sich nicht sehr vom Vorgehen im Damage-Control-Modus. Stoppe die Blutungen aus oberflächlichen Lazerationen und Kontusionen mit lokalen hämostatischen Maßnahmen. Versuche nicht, die Pankreaskapsel zu nähen, weil das den Teufel geradezu herbeiruft! Bringe eine (oder zwei) große Saugdrainagen in die Nähe der Verletzung, gib dem Patienten so früh wie möglich zu essen und entferne die Drainagen, wenn sie nichts mehr fördern. Bei Pankreasverletzungen ohne Gangbeteiligung ist dies alles, was du zu tun hast und was der Patient braucht.

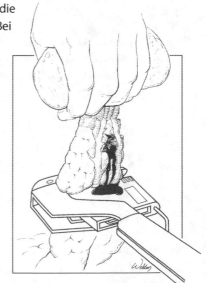

Wenn eine offensichtliche Gangverletzung vorliegt, oder du den Verdacht nicht loswirst, ihn aber nicht beweisen kannst, dann führe eine distale Pankreasresektion durch. Falls dir dabei der Pankreasgang in die Hände fällt, ligierst du ihn. Wenn nicht, sollst du keine Zeit verschwenden, ihn zu suchen. Hebe Milz und Pankreas in die Mittellinie, nimm einen geraden Stapler, schiebe ihn über den Körper des Pankreas und die Milzgefäße und feuere ihn ab. Amputiere das distale Pankreas und die Milz und inspiziere noch einmal genau den Pankreasstumpf. Bringe allfällige Blutungen aus den Milzgefäßen mit Durchstechungsligaturen unter Kontrolle. Einer von uns beiden übernäht die Klammernahtreihe in der Regel mit 3-0 monofilem, nicht resorbierbarem Faden; der andere tut das nie. Vergiss nicht, eine Saugdrainage im Pankreasbett zu hinterlassen.

> »Damage Control des distalen Pankreas ist
> Blutstillung und Drainage«

Die Nieren

Zugang und Gefäßkontrolle

Während der Laparotomie erkennst du eine verletzte Niere typischerweise am lateralen retroperitonealen (perirenalen) Hämatom (Kapitel 9). Eine massiv blutende Niere bei einem instabilen Patienten braucht eine schnelle Mobilisation und Kontrolle über den Gefäßstiel, so wie du das auch bei der verletzten Milz tust. Eine mediale viszerale Rotation (Kapitel 4) links oder rechts gibt dir guten Zugang zur verletzten Niere. Inzidiere die Gerota'sche Faszie lateral und hebe die Niere aus ihrem Bett.

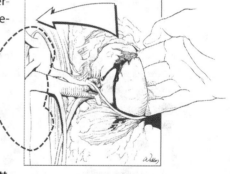

Jetzt kannst du den Hilus mit deinen Fingern abklemmen, vorsichtig eine Gefäßklemme über den Stiel setzen und so die Blutung kontrollieren. Diese offensichtliche Analogie mit der Milz ist doch beeindruckend, oder?

> »Bringe eine massiv blutende
> Niere in die Mittellinie«

Wenn du bei einem stabilen Patienten ein perirenales Hämatom explorieren musst, benötigst du Kontrolle über die Nierengefäße an ihrem Ursprung; dieses Manöver heißt **Midline Looping**. Mit diesem Manöver kannst du proximale Kontrolle erreichen, bevor du das Hämatom angehst, aber um den Preis einer anstrengenden Dissektion. Die ersten Schritte sind im wesentlichen dieselben als wie für den infrarenalen Zugang zur Aorta. Eviszeriere den Dünndarm und bringe ihn hoch und nach rechts. Durchtrenne das Treitz'sche Ligament und öffne das dorsale Peritoneum über der Aorta. Identifiziere zuerst die linke Nierenvene, welche die Aorta unterhalb des Pankreasrandes überkreuzt, und zügle sie mit einem Gefäßband an. Das ist das erste von vier Bändern. Ziehe sehr vorsichtig die linke Nierenvene nach unten (ohne die in sie mündende Nebennierenvene, die linke Vena testicularis oder die Lumbalvene abzureißen); das schafft dir Zugang zur linken Nierenarterie, welche etwas oberhalb der linken Nierenvene von der Aorta abgeht. Lege dein zweites Gefäßband um die Nierenarterie.

Auf der rechten Seite ist das Midline Looping etwas schwieriger. Zuerst musst du die kurze rechte Nierenvene identifizieren und anschlingen. Dann musst Du zwischen ihr und der Vena cava inferior ein Fenster präparieren und durch dieses hindurch die rechte Nierenarterie anschlingen, die hinter der Vena cava inferior hervorkommt. All das braucht Zeit und bringt einige Fallstricke mit sich. Wir halten es für einen ziemlich langen Anlauf für einen kurzen Sprung und benutzen es demzufolge selten. Du kannst problemlos ohne dieses Manöver auskommen, wenn du dich daran erinnerst, die verletzte Niere in die Mittellinie zu bringen, so wie du es mit der Milz auch tust.

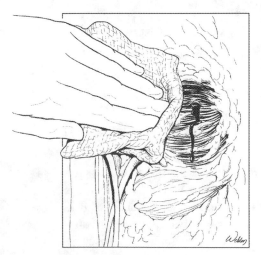

Was sind die Damage-Control-Optionen bei Nierentrauma? Eine offensichtliche Option ist, die Niere **nicht** zu explorieren. Wenn das perirenale Hämatom stabil ist und nicht expandiert, dann lasse es in Ruhe. Wenn du eine Sickerblutung, jedoch keine massive Blutung durch ein Loch in der Gerota'schen Faszie siehst, dann tamponiere die Niere mit Bauchtüchern. Erinnere dich daran, dass ein Leck der Harnwege viel weniger schlimm ist als ein Darmleck (Kapitel 4).

Wenn die Niere massiv blutet und offensichtlich nicht rekonstruiert werden kann, oder wenn eine Hilusverletzung in Kombination mit anderen lebensbedrohlichen Verletzungen besteht, dann ist die schnelle Nephrektomie eine lebensrettende Maßnahme. Hebe die Niere an, identifiziere Arterie und Vene, versorge die Arterie mit Durchstechungsligatur und ligiere die Vene. Durchtrenne den Ureter zwischen Ligaturen und werfe die Niere in den Eimer.

Wenn du deine Optionen erwägst, dann denke immer an die gegenseitige Niere. Du wirst „die Extrameile gehen" und zusätzliche Anstrengungen in den Erhalt der Niere investieren, wenn du weißt, dass der Patient nur eine funktionierende Niere hat. Wenn du aber keine präoperative Darstellung und keinen Beweis einer funktionierenden kontralateralen Niere hast, was tust du dann? Ein intraoperatives i.v.-Pyelogramm ist ein möglicher Beweis für eine funktionierende kontralaterale Niere. Dies braucht Zeit und ergibt öfter ein irritierendes, unscharfes Bild als eine zufriedenstellende Aufnahme. Eine bessere Option ist es, die gegenseitige Niere zu palpieren. Wenn sie sich in Größe und Konsistenz normal anfühlt und der Patient weiter Urin produziert, obwohl der verletzte Hilus abgeklemmt ist, ist das Risiko einer postoperativen Nierenfunktionsstörung sehr gering.

> »Palpiere die
> kontralaterale Niere«

Das Spektrum der Versorgung einer verletzten Niere ist breit und reicht von der Anwendung lokaler Hämostyptika bis zur extrakorporellen Versorgung mit Autotransplantation. Der beste Rat, den wir dir geben können, ist - benutze sie nicht. Rufe einen Urologen, der die Niere versorgen soll. Ein erfahrener Urologe produziert bessere Resultate, wird den Patienten weiter betreuen und sich auch um die Komplikationen kümmern.

Die Versorgung des Gefäßbündels der Niere (nach stumpfem oder penetrierendem Trauma) ist viel seltener und herausfordernder, als die Traumaliteratur dich glauben machen möchte. Auf der rechten Seite sind penetrierende Hilusverletzungen typischerweise Teil der Verwundung der **„chirurgischen Seele"**; eine der schlimmsten Kombinationen von Verletzungen in der Trauma-Chirurgie (Kapitel 8). Die Nähe des Nierenhilus zur Vena cava inferior bedingt, dass eine penetrierende Verletzung die Nierenarterie und die Vena cava inferior oder andere, nahe Strukturen wie den pancreatico-duodenalen Komplex betreffen wird. Eine Verletzung der kurzen Nierenvene rechts ist genaugenommen ein seitliches Loch in der Vena cava inferior, und da ist die Kontrolle der lebensbe-drohlichen Blutungen unsere erste Sorge - und nicht der Erhalt der Niere. Auf der linken Seite solltest du nicht zögern, die Nierenvene zu ligieren, wenn sie proximal der Einmündung der Vena testicularis und Vena adrenalis verletzt ist. Das Mattox-Manöver (Kapitel 4) gibt dir einen exzellenten Zugang zur linken Nierenarterie.

Wenn du eine ischämische Niere nach stumpfem Trauma in einem kreislauf-stabilen Patienten versorgst, solltest du deine Entscheidung bezüglich Revas-kularisation abhängig machen von der vergangenen Zeit seit Verletzung, der Funktion der kontralateralen Niere, der gesamten Traumalast des Patienten und der herbeirufbaren Expertise. Viele dieser Verletzungen können endovaskulär gestentet werden. Riskiere niemals das Leben eines Patienten, nur um seine Niere zu retten.

Wenn du eine verletzte Nierenarterie reparierst, dann perfundiere die Niere in-termittierend mit eisgekühlter heparinisierter Kochsalzlösung und wähle die einfachste Versorgungsoption. Wenn die Arterie End-zu-End versorgt werden kann, dann tue es. Häufiger braucht es eine Interpositionsprothese. Die Pro-these der Wahl ist wahrscheinlich umgedrehte Vena saphena magna, aber die schnellste Option ist eine 6 mm ePTFE-Rohrprothese. Mach zuerst die distale (nierenseitige) Anastomose, denn dies erlaubt dir einen besseren Zugang zum hinteren Rand der Anastomose. Suche dir einen passenden Platz an der late-ralen infrarenalen Aorta, klemme ihn aus und mache eine schmale Aortotomie. Schneide die Prothese zu und vervollständige die proximale Anastomose zur Aortotomie in einer End-zu-Seit-Konfiguration.

»Bringe den Patienten nicht um,
während du seine Niere retten willst«

SCHLÜSSELPUNKTE

» **Milz, Niere und Pankreasschwanz sind herausnehmbar.**

» **Mobilisiere die Milz, um den linken oberen Quadranten zu öffnen.**

» **Tue, was nötig ist, um die Milz in die Mittellinie zu bringen.**

» **Wäge vor Milzerhalt Traumalast, Alter, Verletzungsgrad und eigene Erfahrung ab.**

» Bleibe nah an der Milz.

» Versuche nicht, eine Splenorrhaphie zu erzwingen, wenn sie nicht funktioniert.

» Schaue von vorne auf das Pankreas – aber mobilisiere es von links.

» Man braucht keine Beweisfotos, um eine Pankreasverletzung zu versorgen.

» Damage Control des distalen Pankreas ist Blutstillung und Drainage.

» Bringe eine massiv blutende Niere in die Mittellinie.

» Palpiere die kontralaterale Niere.

» Bringe den Patienten nicht um, während du seine Niere retten willst.

Kapitel **8**

Die verwundete chirurgische Seele

»Medizinische Illustratoren sind Optimisten.«

Matthew J. Wall, Jr., MD

Es ist schwer, sich während einer Laparotomie wegen eines penetrierenden Traumas etwas Unwillkommeneres vorzustellen als den Anblick eines großen Hämatoms oder einer kräftigen Blutung aus dem rechten oberen Quadranten unterhalb der Leber. Wenn du genau das siehst, hast du gerade die schlechtesten Karten im „Spiel des Traumas" in die Hand bekommen.

Wir nennen diese Verletzungen die **Verwundung der chirurgischen Seele**. Gemäß der Tradition in unserem Krankenhaus befindet sich die Seele eines verwundeten Patienten in einem kugelförmigen Bezirk, der nicht viel größer als ein Silberdollar ist, zentriert auf den Kopf des Pankreas. Diese Wunden nennen wir Verwundungen der Seele, weil sie viel tödlicher sind als alle anderen Typen des Bauchtraumas.

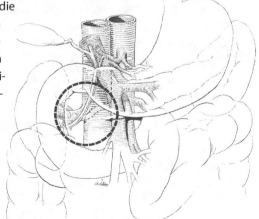

Eine Schusswunde in die chirurgische Seele fordert dem Trauma-Chirurgen größten Respekt ab, weil sie oft zum intraoperativen Ausbluten des Patienten führt. Am Anfang findest du vielleicht ein begrenztes oder sich langsam ausdehnendes Hämatom, das nicht sehr beunruhigend aussieht. Aber sobald du es eröffnet hast und die zugrunde liegenden Gefäßverletzungen siehst, sind die Dämonen freigelassen, und der Patient blutet unter deinen Händen aus. Eine andere unwillkommene Überraschung ist, wenn ein Novize seinen explorierenden Finger in eine verwundete Seele reinsteckt und mit einer gewaltigen Blutung konfrontiert ist, wenn er seinen Finger wieder zurückzieht. Warum sind diese Verletzungen so problematisch?

Rufe dir zuerst die Gefäßanatomie dieser Region in Erinnerung. Die Vena porta, die Mesenterialgefäße, die pancreatico-duodenalen Gefäße, die Vena cava inferior und die rechten Nierengefäße laufen alle in der chirurgischen Seele zusammen. Und da diese Gefäße sich direkt überlagern, betrifft eine penetrierende Verletzung immer mehr als ein Gefäß. Denke auch an die Zugänglichkeit. Der Pankreashals liegt über dem Zusammenfluss der Portalvene und den proximalen superioren Mesenterialgefäßen. Der Pankreaskopf und das duodenale C (in diesem Kapitel als pancreatico-duodenaler Komplex bezeichnet) bedecken die Vena cava inferior und die rechte Nierengefäßwurzel. Also ist keines der Gefäße einfach erreichbar. An jeder noch so kleinen Stelle in dieser Situation klebt das Schild „worst-case-Szenario". Eine disziplinierte und prioritätenorientierte Vorgehensweise ist deine einzige Hoffnung.

Sofortige Bedenken

Deine erste Priorität bei Verwundungen der Seele ist, Kontrolle über die Blutung zu erlangen. Bis zum Beweis des Gegenteils stammt die Blutung immer aus mehreren großen, verletzten Gefäßen. Die großen Blutungsquellen der chirurgischen Seele sind in drei Schichten angeordnet: tief, mittel und oberflächlich.

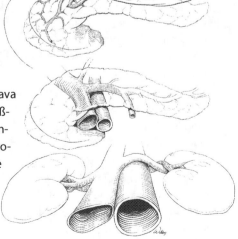

1. Die **tiefe Schicht** beinhaltet Vena cava inferior und die rechte Nierengefäßwurzel. Du findest ein schnell expandierendes, rechtsseitiges retroperitoneales Hämatom oder eine aktive Blutung aus der Region des rechten Nierenhilus. Tamponiere oder komprimiere es mit der Hand. Mache es niemals auf.

2. Die **mittlere Schicht** besteht aus den retropankreatischen Gefäßen: der Arteria und Vena mesenterica superior und der Vena porta. Das Geheimnis der temporären Blutungskontrolle besteht in der raschen Mobilisation mit einem Kocher-Manöver (Kapitel 4). Wenn die Blutung aus der Mesenterialwurzel kaudal des Pankreas kommt, bringst du sie durch Einführen deiner linken Hand hinter die Wurzel des Mesenteriums und Abdrücken zwischen Daumen und Zeigefinger unter Kontrolle. Wenn die Blutungsquelle hinter dem Pankreas liegt, musst du den gesamten pancreatico-duodenalen Komplex komprimieren. Temporäre Kontrolle über eine Blutung aus dem Ligamentum hepatoduodenale erreichst du durch Zusammendrücken der portalen Trias (Kapitel 6).

3. Die **oberflächliche Schicht** besteht aus dem eigentlichen verletzten pancreatico-duodenalen Komplex. Eine Verletzung des Pankreaskopfes kann Ursache einer ziemlich heftigen hellroten Blutung sein, die aus den pancreatico-duodenalen Gefäßen stammt. Auch hier ist das Kocher-Manöver der schnellste Weg zur temporären Kontrolle, was dir eine Kompression des gesamten pancreatico-duodenalen Komplexes mit deinen Händen ermöglicht; du kannst das Ganze auch mit einem Penrose-Drain abschnüren, um temporäre Kontrolle über die Blutung zu erlangen.

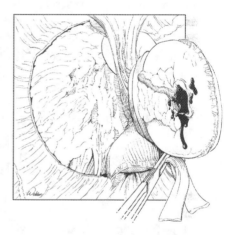

Einige verwundete Seelen bluten frei in die Bauchhöhle, während andere sich als begrenztes Hämatom zeigen. Die Kontrolle der freien Blutung kommt zuerst. „Ärgere niemals ein Stinktier" und gehe niemals in ein begrenztes Hämatom ein, bevor du nicht alle freien Blutungen unter Kontrolle und deinen Angriff gut vorbereitet hast.

Das Abklemmen der Aorta kranial des Truncus coeliacus ist eine gute zusätzliche Maßnahme bei einem Patienten, dessen Blutdruck am Abstürzen ist. Ein doppeltes Abklemmen oberhalb des Truncus und infrarenal (um Rückfluss zu verhindern) hilft, die Blutungen aus Verletzungen der superioren Mesenterialgefäße und der Vena porta zu reduzieren; ein trockenes Operationsfeld wird es dir aber nicht bringen.

Dies klingt alles schön und gut, wenn man zu Hause sitzt und darüber liest (oder schreibt). Aber der Terminus technicus für das, was du im realen Leben erlebst, ist **multifokale Exsanguination**, heftige Blutungen aus mehreren Quellen, und keine von ihnen ist leicht unter Kontrolle zu bringen. Ein weniger professioneller Begriff ist blutige Sauerei, und du hast keine Zeit, dich bei www.blutigeSauerei.org zu belesen. Du musst die Blutungen JETZT mit einer Kombination von Tamponade, Kocher-Manöver, manueller Kompression und vorsichtiger Verwendung von Gefäßklemmen stoppen.

Wenn du erst einmal temporäre Kontrolle über die Blutung erlangt hast, dann halte an und organisiere deine Attacke auf die Verletzung. Stürze dich bloß nicht ohne adäquate Instrumente, jede Menge Blutkonserven im OP, ein Autotransfusions-Gerät, ein Schnellinfusionssystem, optimale Darstellung des Operationsgebietes und kompetente Unterstützung in die Operation. Blutungen aus der chirurgischen Seele bringen GROSSEN ÄRGER (Kapitel 2) in einer neuen Dimension – GEWALTIGEN ÄRGER.

> »Verwundungen der Seele
> bluten aus mehr als
> einer Gefäßverletzung«

Die Darstellung verbessern

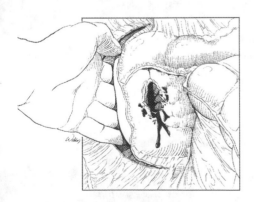

Der Schlüssel zu fast allem, was mit Verwundungen der Seele zu tun hat, ist das weitestmögliche Kocher-Manöver (Kapitel 4). Bei einer Blutung aus der tiefen Schicht (Vena cava inferior und rechter Niere) erweiterst du das Kocher-Manöver in eine vollständige rechtsseitige, mediale viszerale Rotation, indem du das rechte Kolon mobilisierst und die Leber nach kranial weghältst; dies ergibt einen Arbeitsplatz in Höhe der pararenalen Vena cava inferior. Wenn der rechte Nierenhilus betroffen ist, mobilisierst du die rechte Niere aus der Gerota'schen Faszie heraus und rotierst sie nach medial, um den Hilus kontrollieren zu können.

Mit dem Cattell-Braasch-Manöver (Kapitel 4) hast du die größtmögliche Darstellung der chirurgischen Seele. Dieses Manöver zeigt dir den 3. und 4. Teil des Duodenums, ermöglicht dir den Zugang zur proximalen Arteria und Vena mesenterica superior (wo sie hinter dem Pankreashals hervorkommen) und gibt dir sogar einen limitierten Zugang zu der retropankreatisch verlaufenden Portalvene.

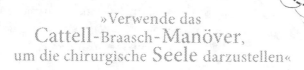

»Verwende das
Cattell-Braasch-Manöver,
um die chirurgische Seele darzustellen«

Die supraduodenale Vena porta

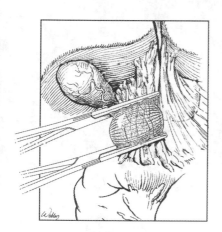

Verletzungen der supraduodenalen Vena porta sind normalerweise mit hochgradigen Leberverletzungen verknüpft und zeigen sich als Hämatom im Ligamentum hepatoduodenale. Das **Doppel-Pringle-Manöver** ist die im Lehrbuch empfohlene Technik, um definitive Kontrolle von Verletzungen der portalen Trias inklusive der supraduodenalen Vena porta zu erreichen. Beginne mit einem Kocher-Manöver und platziere dann von rechts kommend eine Gefäßklemme unmittelbar oberhalb des oberen Randes des Duodenums. Die zweite Gefäßklemme setzt du über die portale Trias soweit wie möglich an den Leberhilus. Dies ermöglicht dir, die Serosa des hepatoduodenalen Ligaments zu eröffnen und es vorsichtig zur Darstellung der Verletzung zu präparieren. Leider ist das Ligamentum hepatoduodenale oft viel zu kurz, um zwei Klemmen aufzunehmen. Eine gute Alternative ist deswegen, die verletzte Region mit der linken Hand abzudrücken, während du ober- und unterhalb der Verletzung mit der rechten Hand präparierst.

Untersuche immer alle drei Bestandteile der portalen Trias, weil durch die unmittelbare Nähe sehr wahrscheinlich mehr als eine Struktur betroffen ist. Eine Stichverletzung macht typischerweise eine saubere Schnittwunde der Portalvene und kann mit einer seitlichen Naht versorgt werden. Im Gegensatz dazu verursachen Schusswunden massive Zerstörungen (fast immer in Kombination mit Leberverletzungen), so dass eine komplexe Versorgung z.B. mit Patch oder Interpositionsprothese notwendig wäre, was unter den harschen Bedingungen einer multifokalen Ausblutung jedoch kaum machbar ist.

Die Damage-Control-Lösung für eine komplexe Verletzung der supraduodenalen Vena porta ist die Ligatur. Das ist eine realistische Option und mit dem Leben vereinbar, solange die Arteria hepatica intakt ist. Wenn Portalvene und Arteria hepatica verletzt sind, musst du eine von ihnen rekonstruieren.

»Die Ligatur ist
die Rückzugsoption für eine
Verletzung der Portalvene«

Die retropankreatischen Gefäße

Verletzungen der retropankreatischen Gefäße (der Zusammenfluss von Vena mesenterica superior und Vena lienalis, sowie der retropankreatische Anteil der Arteria mesenterica superior) sind besonders tödlich, weil du einfach nicht zu ihnen hinkommst. Eine Durchtrennung des Pankreas im Halsbereich stellt diese Verletzungen dar. Einer von uns findet diese Technik sinnvoll und lebensrettend, während der andere die Durchtrennung des Pankreashalses vermeidet, wenn nicht die Verletzung dies bereits für ihn getan hat.

Um das Pankreas zu durchtrennen, komprimierst du den blutenden pancreatico-duodenalen Komplex mit deiner linken Hand zur Erlangung der temporären Kontrolle über die Blutung. Führe ein komplettes Cattell-Braasch-Manöver durch, um den Zugang zum Komplex von allen Seiten zu optimieren. Schaffe zügig einen retropankreatischen Tunnel, indem du das Ligamentum hepatoduodenale eröffnest und stumpf links davon, anterior zum Ductus hepaticus communis, hinter dem Pankreashals durchgehst. Durchtrenne den Pankreashals mit dem Kauter über deinem Finger, aber vermeide es, irgendwelche Instrumente (Klemmen oder Klammernahtgeräte) in den Tunnel zu schieben, da sie eine Verletzung der retropankreatischen Portalvene verschlimmern können. Die Teilung des Pankreas bringt dir die Verletzung der großen Vene ins Gesichtsfeld und gibt dir eine Chance, sie zu versorgen. Kümmere dich erst um die Blutungen aus den Schnittflächen des durchtrennten Pankreas (oder andere Blutungen), nachdem du die verletzte Portalvene versorgt hast.

Versuche eine laterale Naht der retropankreatischen Venen, wenn das möglich ist. Aber selbst wenn du mit einer ligierten (oder übernähten) Portalvene und einem lebendigen Patienten endest, kannst du tief durchatmen und dir selbst gratulieren.

> »Durchtrenne das Pankreas, um Zugang zur Portalvene zu bekommen«

Die Wurzel des Mesenteriums

Während du die blutende Wurzel des Mesenteriums zwischen Daumen und Zeigefinger abdrückst, kannst du das Colon transversum kopfwärts bringen und den Dünndarm fußwärts und nach links ziehen. Dies spannt das Mesenterium des Dünndarmes an. Mache eine Querinzision in die Serosa der Mesenterialwurzel und präpariere vorsichtig im Hämatom, um die Arteria und Vena mesenterica superior zu finden. Stelle die Verletzung dar und klemme sie selektiv aus.

Wenn die Verletzung unmittelbar unterhalb des Pankreas liegt, musst du deine Darstellung durch die Mobilisation des Treitz'schen Ligaments oder ein vollständiges Cattell-Braasch-Manöver optimieren. Die Arteria mesenterica superior ist dann solcherart dargestellt, dass du deine Klemmen selektiv setzen kannst. Klemme niemals blind in die Mesenterialwurzel: Das ist ein Rezept für eine Katastrophe.

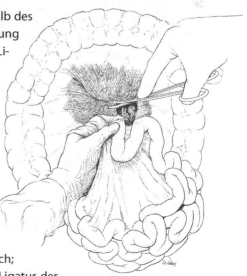

Die Rekonstruktion der Arteria mesenterica superior wird im nächsten Kapitel diskutiert. Repariere die verletzte Vena mesenterica superior wenn möglich; wenn nicht, ligiere sie. Die Folgen einer Ligatur der

Portalvene oder der Vena mesenterica superior sind ein unabwendbares massives Darmödem mit Flüssigkeitssequestrierung, was einen extrem hohen postoperativen Flüssigkeitsbedarf verursacht und den Bauchdeckenverschluss verunmöglicht. Während wir gerade dabei waren, dieses Kapitel zu verfassen, ist einem unserer Patienten wegen einer Verwundung die Vena mesenterica superior ligiert worden. Seine Vakuum-Pack-Drainage der Peritonealhöhle hat am ersten postoperativen Tag 16 (!) Liter seröse Flüssigkeit gefördert. Vergiss nicht, dass auch die venöse Gangrän des Darmes eine echte Gefahr darstellt. Führe deshalb stets eine second-look Laparotomie durch, um die Vitalität des Darmes zu beurteilen.

> »Blindes Klemmen in
> die Mesenterialwurzel ist ein
> Rezept für eine Katastrophe«

Der pancreatico-duodenale Komplex

Einige der faszinierendsten Publikationen in der Traumaliteratur beschreiben Versorgungstechniken des pancreatico-duodenalen Komplexes und spannen dabei einen großen Bogen von sehr bildhaften Resektionen und Rekonstruktionen. Wir sind besonders stolz auf die optimistische Darstellung, wo beide Enden eines durchtrennten Pankreas mit einer einzigen Y-Roux-Schlinge des Darmes verbunden sind, was zu zwei aneinander liegenden Pancreatico-Jejunostomien führt und beweist, dass bedrucktes Papier einfach alles hinnimmt. Leider tun das unsere Patienten nicht.

Halte die Dinge so einfach wie möglich, vermeide akrobatische Übungen und halte dich an ein begrenztes Menü von geradlinigen Optionen. Deshalb wirst du in diesem Kapitel auch keine detaillierte Beschreibung aller möglichen pancreatico-duodenalen Versorgungstechniken finden. Stattdessen stellen wir ein sehr begrenztes Menü von einfachen und sicheren Techniken vor, die bei uns funktionieren. Drei Kardinalprinzipien sollten dich bei deiner Vorgehensweise bei proximalen Pankreas- und Duodenalverletzungen leiten:

1. Drainiere jede duodenale Nahtreihe und jede signifikante Pankreasverletzung.

2. Schaffe einen Weg für die enterale Ernährung distal des Duodenums. Bei kleineren Verletzungen ist eine nasojejunale Sonde eine Option. Bei großen Verletzungen ist eine Ernährungs-Jejunostomie ein wichtiges Ernährungs-Sicherheitsventil für deinen Patienten.

3. Am wichtigsten ist, dass du deine Versorgungstechnik nicht danach auswählst, wie gut sie funktioniert, sondern **wie gut ihr Versagen toleriert werden könnte** (Kapitel 1).

>>Wähle deine Versorgungstechnik danach, wie gut sie versagt<<

Duodenalverletzungen

Kannst du das verletzte Duodenum ohne Spannung verschließen? In den meisten Fällen ist eine definitive Versorgung einer duodenalen Verletzung mit einer einfachen seitlichen Naht möglich. Wie bei Dünndarmverletzungen solltest du die Nahtreihe quer ausrichten, auch wenn die Lazeration längs ist, um eine Einengung des Lumens zu vermeiden. Wenn die Lazeration zu lang ist, um einen queren Verschluss ohne Spannung hinzubekommen, dann verschließe sie längs. Die Wahl der Nahttechnik ist Sache der persönlichen Vorliebe. Wir benutzen meist eine einreihige Fortlaufnaht in invertierender Technik.

Die problematischen Wunden liegen pankreasnah in der Konkavität des duodenalen C, wo eine exakte Visualisierung der Verletzung schwierig ist. Wie in anderen Situationen, wo der Hinterrand einer Struktur nicht zugänglich ist, kannst du eine Duodenotomie und eine Versorgung von innen erwägen.

Schütze jede duodenale Reparatur, die über eine kurze Nahtreihe hinausgeht, mit einem Pylorus-Bypass. Dies ist besonders ratsam bei Nahtreihen, die lang sind, multipel oder verzögert angelegt wurden oder unsicher scheinen. Einige Chirurgen dekomprimieren das Duodenum nach der Reparatur entweder mittels lateraler Duodenostomie oder mittels einer retrograd vom proximalen Jejunum eingelegten Drainage (als Teil einer "Drei-Schläuche-Versorgung", welche auch eine Magensonde und eine Ernährungs-Jejunostomie beinhaltet). Unsere Routine beinhaltet keine Duodenostomie, aber wir drainieren alle versorgten Duodenalverletzungen von außen mit einer Saugdrainage.

Was tun, wenn das Duodenum nahezu ganz durchtrennt ist? Im 1., 3. und 4. Teil kannst du nach sorgfältigem Débridement bis auf gesundes Gewebe eine End-zu-End-Anastomose versuchen. Wegen der sehr begrenzten Mobilität ist es am einfachsten, mit der Naht an der pankreatischen Seite zu beginnen und den ganzen Weg der duodenalen Zirkumferenz vom Lumen nach außen durchzuführen. Nahezu immer schließen das anheftende Pankreas und die Nähe zur Ampulle eine Duodeno-Duodenostomie im duodenalen C aus.

Die beweglichste rekonstruktive Option für einen großen Duodenumdefekt ist eine hochgeschlagene jejunale Y-Roux-Schlinge, um den Defekt zu reparieren oder die Kontinuität wieder herzustellen. Bedenke aber, dass eine Rekonstruktion mittels Y-Roux Zeit braucht und nur bei einem stabilen Patienten ohne dringliche andere Verletzungen denkbar ist. Da ein schweres duodenales Trauma nahezu immer mit anderen Verletzungen verknüpft ist, nutzen wir die Y-Roux-Technik meist für spätere Rekonstruktionen und nur sehr selten während der initialen Operation.

Es gibt keine guten Damage-Control-Optionen für eine schwere Verletzung des 2. Teils des Duodenums. Wenn du einen schnellen Rückzug brauchst, adaptierst du die Ränder des großen Defektes um ein nach außen geführtes Drain, was die offene Duodenalverletzung in eine kontrollierte Fistel überführt. Dies sollte jedoch deine allerletzte Option sein, denn die Reparatur einer Duodenalverletzung ist immer die bessere Option.

> »Versorge unzugängliche Duodenalverletzungen von der Innenseite«

Pankreasverletzungen

Was gibt es für Damage-Control-Optionen für Verletzungen des Pankreaskopfes? Bei einer nicht blutenden Verletzung ist die schnelle und einfache Lösung die Drainage nach außen, was sogar eine Hauptgangsverletzung in eine kontrollierte Pankreasfistel verwandelt, die einen überraschend guten natürlichen Verlauf hat.

Blutungen aus einer proximalen Pankreasverletzung bedürfen einer sorgfältigen Untersuchung. Wenn der pancreatico-duodenale Komplex einmal mittels Kocher-Manöver mobilisiert ist, kann die Blutung mit lokaler Kompression, hämostatischen Nähten oder Tamponade unter Kontrolle gebracht werden. Solange nicht der gesamte pancreatico-duodenale Komplex zerschmettert ist, stammt eine massive Blutung bei einer proximalen Pankreasverletzung immer aus einer darunter liegenden, größeren Gefäßverletzung.

Spiele nicht mit dem Pankreas herum! Die klassische Lehrmeinung ist, dass das Vorhandensein einer Verletzung des Pankreashauptganges präparatorisch dargestellt werden muss. Die Realität ist etwas anders. Die intraoperative Untersuchung der Verletzungen wird dir nur selten eine Antwort geben. Und unsere Begeisterung für die intraoperative Pankreatographie (Kapitel 7) ist dir ja auch schon bekannt. Die Wahrheit ist, dass es wahrscheinlich egal ist, ob der Gang verletzt ist oder nicht, denn die Drainage nach außen ist in beiden Fällen das Richtige.

> »Spiele nicht mit dem Pankreas herum – drainiere es!«

Diejenigen, die gerne mit Dynamit herumspielen, bleiben beim traditionellen Konzept und erhalten möglichst alles Pankreasgewebe. Worauf es hinausläuft, ist die Anlage einer Pancreatico-Jejunostomie bei einem normalen Pankreasstumpf, was bekanntermaßen eine risikoreiche Anastomose selbst unter besten elektiven Bedingungen ist. Überlege dir jetzt die Optionen bei einer Fraktur des Pankreashalses, wo die Drüse durch einen Anprall von anterior nach posterior gegen die Wirbelsäule durchtrennt wurde. Die sicherste Möglichkeit bei dieser Verletzung ist der Verschluss des proximalen Stumpfes, gefolgt von einer Resektion des distalen Pankreas oder einer Übernähung des offenen distalen Stumpfes. Eine anatomische Rekonstruktion würde ein Débridement des Stumpfes und ein Versenken der weichen normalen Pankreasreste in eine Y-Roux-Schlinge beinhalten, das Ganze in unmittelbarer Nähe des übernähten Pankreaskopfes und einer Darmnaht. Wenn dir dieses Konstrukt unsicher vorkommt, können wir dir zustimmen. Während es voller Enthusiasmus in den Lehrbüchern beschrieben und oft diskutiert wird, deuten neuere Berichte von Chirurgen, die so etwas tun (im Gegensatz zu denen, die darüber reden), darauf hin, dass dieses Vorgehen sehr selten gewählt wird. Offensichtlich haben genügend Chirurgen die schmerzvolle Erfahrung gemacht, dass ein Herumspielen mit dem verletzten Pankreas sich nicht auszahlt. Wir bevorzugen den Verschluss des Pankreasstumpfes und eine Drainage.

»Vermeide die Pancreatico-Jejunostomie bei Trauma«

Kombinierte Verletzungen

Blutende Patienten mit kombinierten Verletzungen aus Pankreas und Duodenum sterben nicht durch das duodenale Leck – sie bluten aus. Stoppe also die Blutung und ziehe dich zurück. Wenn du das Duodenum schnell verschließen kannst, dann tue es. Benutze andernfalls eine Kombination von Drainage nach außen und Ligatur zur Kontrolle der Inhalte aus Duodenum, Gallenwegssystem und Pankreas. Falls der Patient überlebt, wirst du später für die Rekonstruktion hierher zurückkommen.

Der Pylorus-Bypass ist eine effektive Technik, um den Magensaft vorübergehend an einem verletzten pancreatico-duodenalen Komplex vorbeizuleiten. Da wir Chirurgen aus der Schule des Baylor College of Medicine sind, sind wir von jener eleganten Prozedur eingenommen, die uns George L. Jordan, Jr. beigebracht hat. Wir empfehlen, sie zu verwenden, um Nahtreihen am Duodenum bei kombinierten pancreatico-duodenalen Verletzungen zu schützen; hierbei kann das Duodenum verschlossen sein, die Ampulle muss aber intakt sein.

Nach der Versorgung der duodenalen Verletzung suchst du den Pylorus auf und machst pylorusnah eine Längs-Gastrotomie auf der Vorderfläche des Antrums. Durch diese Gastrotomie kannst du den Muskelmund des Pylorus mit deinem Finger fühlen, mit der Babcock-Klemme packen und zu dir ziehen. Übernähe den Muskelring des Pylorus mit einer dicken (0er) Naht mit tiefen Stichen einer großen Nadel. Wir verwenden eine monofile Naht, aber unabhängig vom Nahtmaterial öffnet sich der Pylorus 2 bis 4 Wochen später. Du kannst auch mit einem geraden Klammernahtgerät den Pylorus abstapeln und wirst dasselbe Resultat erreichen.

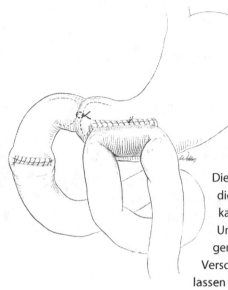

Nach dem Verschluss des Pylorus ziehst du eine proximale Jejunumschlinge hoch und legst eine Gastro-Jejunostomie an. Der letzte Schritt dieser Prozedur ist, einen Weg zur enteralen Ernährung in das Jejunum herzustellen. Da die Operation nicht ulzerogen ist, ist die Vagotomie kein Teil dieser Prozedur.

Die Achillesferse des Pylorus-Bypasses ist die Gastroenterostomie, weil sie ein signifikantes Risiko birgt, nicht zu funktionieren. Um dieses Problem zu vermeiden, bevorzugen einige Chirurgen sogar einen Pylorus-Verschluß ohne Gastroenterostomie und verlassen sich auf die distale enterale Ernährung, bis der Pylorus sich wieder öffnet.

> »Verwende den Pylorus-Bypass, um schwierige Nahtreihen am Duodenum zu schützen«

Der „ultimative große Hieb"

Ein Trauma-Whipple ist der ultimative große Hieb in der Versorgung des Bauchtraumas. Verwende ihn nur als letzte Zuflucht, wenn der pancreatico-duodenale Komplex zerstört ist, die Ampulle nicht rekonstruiert werden kann oder keine andere, einfachere Lösung funktioniert. Oft wird gesagt, dass du einen Trauma-Whipple in Erwägung ziehen solltest, wenn die Verletzung bereits fast die gesamte Dissektion

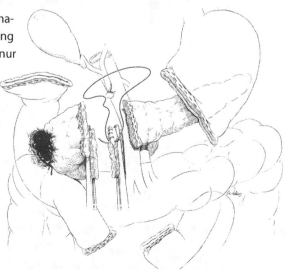

für dich erledigt hat. Darin liegt das große Paradox dieser Operation: Ein ausblutender Patient mit einem zerschmetterten pancreatico-duodenalen Komplex ist zu krank, um das zu überleben. Ein stabiler Patient, der sie überleben wird, braucht sie selten. Wähle also eine weniger extensive Alternative, selbst wenn sie unvollkommen ist, wann immer du kannst.

Die drei wichtigsten Unterschiede bei einem Trauma-Whipple gegenüber einer onkologischen Whipple-Operation sind: Dissektion des Prozesses uncinatus, die Entfernung der Gallenblase und die schrittweise Rekonstruktion.

- Während der Resektion wegen Trauma wirst du den Processus uncinatus nicht von der Arteria und Vena mesenterica superior abpräparieren. Lass das meiste auf der Vena mesenterica superior haften, teile es in kleine Häppchen und übernähe es zwecks Blutstillung mit einer fortlaufenden Naht. Dies vereinfacht deutlich einen der trickreichsten Dissektionsschritte.

- Überlege zweimal, bevor du die Gallenblase eines Trauma-Patienten entfernst. Ein dünner und verletzlicher Ductus hepaticus communis könnte dich dazu zwingen, die Gallenblase zur bilio-enterischen Rekonstruktion zu verwenden.

- Der wichtigste Unterschied ist, dass der Trauma-Whipple eine Prozedur in mehreren Stufen ist. Während der initialen Damage-Control-Operation erreichst du die Blutungsstillung und machst die Resektion, aber nicht die Rekonstruktion. Lass Magen, Jejunum und Pankreasstumpf abgestapelt zurück. Der Ductus hepaticus communis bleibt ligiert oder drainiert. Erst bei der Reoperation machst du die Anastomosen. Außer in äußerst günstigen Situationen lassen wir den distalen Pankreasstumpf abgestapelt oder übernäht und verbinden ihn weder mit dem Darm noch mit dem Magen, um eine Hochrisiko-Anastomose in einem kritisch kranken Patienten zu vermeiden.

»Wenn du einen Trauma-Whipple machen musst – dann operiere mehrzeitig«

Zusammenfassung

Wir hoffen, dass du jetzt weißt, warum Verwundungen der chirurgischen Seele ihr eigenes Spezialkapitel verdient haben. Die strategische Vorgehensweise für eine verwundete Seele ist geradlinig, weil es von Anfang an ziemlich klar ist, dass du im Damage-Control-Modus operieren und den Bauch so schnell verlassen musst, wie du kannst. Die Herausforderung der verwundeten Seele liegt in ihrer taktischen Komplexität. Du musst die taktische Situation vereinfachen (Kapitel 1). Frage dich, welche Elemente des Problems schnell eliminiert werden können. Schaue in der tiefen Schicht nach Blutungen aus der Vena cava inferior und den rechten Nierengefäßen. Willst du wirklich eine komplexe Gefäßversorgung eines blutenden Nierengefäßes im Angesicht einer multifokalen Exsanguination wagen? Natürlich nicht. Auf der anderen Seite wird dir eine rasche Nephrektomie sogar den Weg zu einer Verletzung der Vena cava inferior freimachen.

Willst du den Pankreasstumpf an den Darm anhängen, während der Patient seine 34. Blutkonserve bekommt? Du musst wohl vom Wahnsinn verwirrt sein! Eine schnelle distale Pankreasresektion ermöglicht dir, die linke Seite der retropankreatischen Vena porta zu erreichen.

Diese Beispiele zeigen dir, wie du taktische Situationen vereinfachen kannst. Frage dich immer wieder, welches die einfachste Lösung für diese spezifische Verletzung ist – und mache es. Die einzige Hoffnung, die der Patient mit einer verwundeten Seele hat, ist ein Chirurg, der über Ligatur, Resektion, Drainage und Shunts nachdenkt – nicht aber über Spiralvenentransplantate und Y-Roux-Pancreatico-Jejunostomien.

> »Versuche stets, die taktische Situation zu vereinfachen«

SCHLÜSSELPUNKTE

» Verwundungen der Seele bluten aus mehr als einer Gefäßverletzung.

» Verwende das Cattell-Braasch-Manöver, um die chirurgische Seele darzustellen.

» Die Ligatur ist die Rückzugsoption für eine Verletzung der Portalvene.

» Durchtrenne das Pankreas, um Zugang zur Portalvene zu bekommen.

» Blindes Klemmen in die Mesenterialwurzel ist ein Rezept für eine Katastrophe.

» Wähle deine Versorgungstechnik danach, wie gut sie versagt.

» Versorge unzugängliche Duodenalverletzungen von der Innenseite.

» Spiele nicht mit dem Pankreas herum – drainiere es!

» Vermeide die Pancreatico-Jejunostomie bei Trauma.

» Verwende den Pylorus-Bypass, um schwierige Nahtreihen am Duodenum zu schützen.

» Wenn du einen Trauma-Whipple machen musst – dann operiere mehrzeitig.

» Versuche stets, die taktische Situation zu vereinfachen.

Kapitel **9**

Die große Rote und die große Blaue:
Gefäßtrauma des Bauches

»… Beim Eingehen in den Bauch waren in etwa zwei bis drei Liter Blut zu finden, teils flüssig, teils in Koageln. Diese wurden entfernt. Der Schusskanal wurde identifiziert, hatte die obere mediale Oberfläche der Milz zerschmettert, dann das Retroperitoneum getroffen, wo jetzt ein großes retroperitoneales Hämatom in der Region des Pankreas zu finden war. Weiter schien eine Blutung von der rechten Seite zu kommen, und bei der Inspektion war ein Ausschuss an der rechten Cava inferior zu sehen, dann durch den oberen Pol der rechten Niere, den unteren Teil des rechten Leberlappens, dann in die rechte Bauchwand … Das Loch in der Cava inferior wurde partiell ausgeklemmt … Die Inspektion des Retroperitoneums zeigte ein riesiges Hämatom in der Mittellinie. Die Milz wurde nun mobilisiert, genauso das linke Kolon und die retroperitonealen Strukturen in der Mittellinie dargestellt. Das Pankreas war in seinen mittleren Anteilen zerschmettert, außerdem kam eine Blutung der Aorta … Blutungskontrolle durch einen Finger von Malcolm O. Perry. Nach der Darstellung dieser Verletzung zeigte sich, dass die Arteria mesenterica superior von der Aorta abgeschert war … Diese wurde mit einer kleinen gebogenen DeBakey-Klemme abgeklemmt. Die Aorta wurde nach oben mit einer geraden DeBakey und nach unten mit einer Pott- Klemme versorgt. Zu diesem Zeitpunkt waren alle Blutungen kontrolliert … Kurz danach … war die Pulsrate … 40, und ein paar Sekunden später war sie Null. In der Aorta konnte zu diesem Zeitpunkt kein Puls mehr gefühlt werden.«

Operationsbericht von Lee Harvey Oswald,
Parkland Memorial Hospital 24.11.63
Zitiert aus: **Report der Warren Kommission:**
Report der Präsidentenkommission über das Attentat
auf Präsident John F. Kennedy
St. Martin's Press 1992

Kein Autor hat die irre Herausforderung und die unerbittliche Natur des Bauch-Gefäß-Traumas besser festhalten können als dieser trockene, technische OP-Bericht, wo G. Tom Shires und sein Team im Parkland-Hospital den Kampf mit den multiplen Gefäßverletzungen im Bauch von Lee Harvey Oswald aufgenommen haben. Der Bericht betont die zentralen Punkte bei abdominalen Gefäßverletzungen: Massive Blutungen aus nicht erreichbaren Orten, viele miteinander verbundene Verletzungen und ein extrem schmales Zeitfenster, um den Patienten zu retten. Manchmal siehst du nicht nur die Blutung, sondern kannst sie sogar hören. Weil der Patient leer läuft, hast du kaum Zeit, einen erfahrenen Kollegen herbeizurufen, der dir bei der Kontrolle über die Blutungen helfen soll. Du musst dich anschnallen und los geht es.

Die „Regeln für den Einsatz"

Eine Verletzung der Bauchgefäße kommt als intraperitoneale Blutung, retroperitoneales Hämatom oder am häufigsten als Kombination von beiden vor. In jedem Fall ist es immer GROSSER ÄRGER, und der Schlüssel zum Erfolg ist temporäre Kontrolle über die Blutung, gefolgt von deinem gut organisierten Angriff. Die Lokalisation des Hämatoms bestimmt deine operative Vorgehensweise.

Operative Vorgehensweise bei retroperitonealem Hämatom			
Hämatom	**Explorieren?**	**Proximale Kontrolle**	**Schlüsselmanöver**
	penetrierend	stumpf	
Zentral supramesokolisch	Ja	Ja	Aorta proximal des Truncus coeliacus	Mattox-Manöver
Zentral inframesokolisch	Ja	Ja	Aorta infrarenal oder Vena cava inferior	Infrarenale Darstellung der Aorta oder rechtsseitige viszerale Rotation
Lateral perirenal	selektiv	Nein	Hiluskontrolle oder Midline Looping	Niere mobilisieren
Becken	Ja	Nein	Aorta distal oder Vena cava inferior	„Mit den Klemmen wandern"

Zentrales supramesokolisches Hämatom

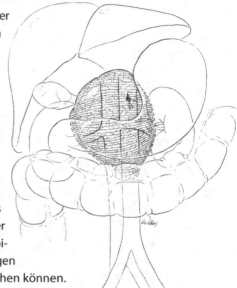

Alle supramesokolischen Hämatome der Mittellinie musst du explorieren. Wenn der Patient im Schock ist oder du eine starke aktive Blutung von dort siehst, musst du die Aorta über dem Truncus coeliacus von Hand komprimieren (Kapitel 2). Falls der Patient hämodynamisch stabil ist, beginnst du mit dem Mattox-Manöver. Die mediale viszerale Rotation ermöglicht dir die Kontrolle über die untere thorakale Aorta, wenn du den linken Schenkel des Zwerchfells durchtrennst (Kapitel 4). Erlange immer distale Kontrolle oberhalb der Aortenbifurkation, denn ohne sie wirst du wegen der Rückblutung die Verletzung nicht sehen können.

Verletzungen des paraviszeralen aortalen Segments zwischen Truncus coeliacus und Nierenarterien sind oft tödlich. Sie sind immer von Verletzungen der anliegenden Strukturen begleitet. Der Blutverlust ist fast immer massiv, die Kontrolle über die Blutung nicht geradlinig möglich, und die Versorgung wird ohne Abklemmung der Aorta proximal des Truncus coeliacus nicht gelingen. Deswegen versuchst du am besten, mit einer lateralen Versorgung hinzukommen.

Wenn du eine synthetische Gefäßprothese einnähen musst, kämpfst du gegen die Ischämiezeit der Niere, und die Chancen des Patienten, dass er es schaffen wird, sind nicht so gut. Wähle eine gewobene Dacron-Prothese etwas über dem Aortendurchmesser, da die Aorta in einem jungen Patienten im Schock durch Vasokonstriktion enggestellt ist. Da du keine Alternative hast, brauchst du auch bei Kontamination mit Darminhalt nicht zu zögern, eine Prothese einzubauen. Es gibt keine effektiven Damage-Control-Optionen bei diesen Verletzungen. Die einzige Hoffnung für den Patienten ist, dass eine rasche Versorgung der Aorta gelingt und die anderen Verletzungen einen raschen Rückzug zulassen.

»Versuche, mit einer lateralen Versorgung der suprarenalen Aortenverletzungen durchzukommen«

Penetrierende Verletzungen der proximalen Nierenarterie entsprechen einem seitlichen Loch in der Aorta. Initiale Blutungskontrolle und Darstellung sind dieselben wie bereits oben beschrieben. Die realistischen Möglichkeiten einer definitiven Versorgung oder von Damage Control der Nierengefäße sind in Kapitel 7 beschrieben worden.

Verletzungen des Truncus coeliacus oder seiner Äste sind selten – aber tödlich. Typischerweise siehst du eine Magenverletzung entweder mit einem expandierendem Hämatom hinter dem Magen oder eine kräftige arterielle Blutung von hinter und oberhalb der kleinen Kurvatur. Diese ist eine der schwierigsten und am wenigsten bekannten Situationen beim Bauchtrauma.

Mit der medialen viszeralen Rotation wird dir zwar die proximale Kontrolle über die Blutung des Truncus coeliacus gelingen, aber sie wird dir weder helfen, Blutungen aus den coeliacalen Ästen zu sehen, noch sie unter Kontrolle zu bringen. Meistens zwingen dich die operativen Umstände dazu, die Blutung von vorne zu attackieren. Es gibt keine standardisierten Lösungen für diese schwierige Situation. Eine Technik, die bei uns funktioniert hat, ist, mit großen hämostatischen Stichen einer dicken Naht an einer großen Nadel (z.B. 0er Polypropylene) das Omentum minus oberhalb der kleinen Kurvatur zu durchstechen und diese Nähte so lange fortzuführen, bis die Blutung stoppt.

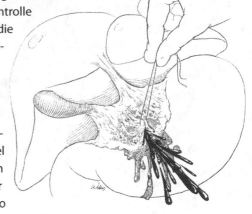

Eine nützliche Alternative ist, den Magen mit einem Klammernahtgerät durch den Corpus zu durchtrennen, was dir direkten Zugriff auf die Gefäßverletzung hinter dem Magen gibt. Falls der Patient überlebt, wirst du die Hemigastrektomie anlässlich der Reoperation vervollständigen. Eine Präparation des Truncus coeliacus durch eine dicke Schicht von periaortalem Gewebe ist keine realistische Option bei einem blutenden Patienten.

Eine Verletzung der proximalen Arteria mesenterica superior ist eine weitere undankbare Situation, die mit einem zentralen supramesokolischen Hämatom einhergeht. Die Verletzung der Arteria mesenterica superior oberhalb des Pankreas ist eher ein Loch in der Vorderwand der suprarenalen Aorta. Stelle die Aorta von der linken Seite durch ein Mattox-Manöver dar und klemme sie oberhalb und unterhalb des Gefäßursprungs ab, um Kontrolle über die Blutung zu erlangen. Dann kannst du entweder von der Seite oder von vorne zur verletzen Arteria mesenterica superior gelangen, indem du ein Loch in das Omentum minus machst und den Oberrand des Pankreas nach kaudal abdrängst. Diese Verletzungen gehen oft einher mit Pankreas- und Darmverletzungen. Deine beste Option bei Verletzungen der proximalen Arteria mesenterica superior ist häufig die Ligatur, gefolgt von einer retrograden Rekonstruktion.

Kontrolle über eine Blutung der retropankreatischen Arteria mesenterica superior wird erreicht durch eine Teilung des Pankreas (Kapitel 8). Eine Verletzung der Arteria mesenterica superior unterhalb des Pankreas wird sich als großes Hämatom in der Mesenterialwurzel darstellen.

Die Damage-Control-Option für Verletzungen der Arteria mesenterica superior ist die Einführung eines temporären Shunts. Wir haben es noch nicht versucht, aber andere berichten, dass es bei ihnen funktioniert hat. Die Ligatur der proximalen Arteria mesenterica superior in einem schwer hypotonen und vasospastischen Patienten ist keine gute Wahl, weil es zur Darmischämie führt. Aber wie solltest du die Arteria mesenterica superior rekonstruieren?

Der Grundsatz ist, die zweckmäßigste Methode zu nutzen und weit vom Pankreas wegzubleiben, denn ein Pankreasleck und eine arterielle Nahtreihe sitzen nicht gerne nah beieinander. Um eine retrograde Rekonstruktion von der inframesokolischen Aorta durchzuführen, brauchst du Zugang zur Seite oder zum posterioren Aspekt des Gefäßes. Du kannst die Arteria mesenterica superior gut unterhalb des Pankreas und von links angehen, in dem du das Treitz'sche Ligament durchtrennst und die 4. Portion des Duodenums mobilisierst. Als Alternative kannst du ein vollständiges Cattell-Braasch-Manöver durchführen und den Dünndarm nach oben schlagen, um guten Zugang zum posterioren Aspekt der Arteria mesenterica superior zu bekommen. Wenn du nicht sicher bist, wie es funktioniert, kannst du auch ein mehr distal liegendes (und damit schmaleres) Segment der Arteria mesenterica superior an der Basis des Mesenteriums darstellen.

Rekonstruiere die verletzte Arteria mesenterica superior unter Verwendung einer 6 mm ringverstärkten ePTFE-Prothese von der distalen Aorta oder der rechten Arteria iliaca communis. Die Verwendung der Arteria iliaca communis hat folgende Vorteile: Man muss die Aorta nicht ausklemmen, die Anastomose ist leicht mit Omentum zu bedecken, und es ist technisch einfach.

>»Rekonstruiere die Arteria mesenterica superior weit weg vom verletzten Pankreas«

Zentrales inframesokolisches Hämatom

Bringe den Dünndarm nach rechts raus, ziehe das Colon transversum nach oben und schaue dir das retroperitoneale Hämatom genau an, welches im Dunkeln auf dich lauert. Wenn die Masse des Hämatoms mehr links der Mesowurzel liegt, dann hast du es wahrscheinlich mit einer infrarenalen Verletzung der Aorta zu tun, die durch die Mittellinie angegangen werden kann. Wenn das Hämatom mehr nach rechts drückt, also das Colon ascendens von dorsal anhebt, dann hast du es wahrscheinlich mit einer Verletzung der Vena cava inferior zu tun und solltest mit einer rechtsseitigen medialen viszeralen Rotation beginnen.

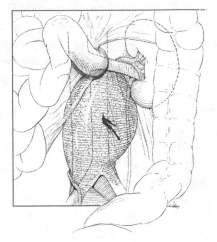

Die inframesokolische Aortenverletzung kannst du wie ein rupturiertes Aortenaneurysma angehen. Wenn du Zeit hast, verwendest du erst den großen Bauchrahmen und schaffst den Darm aus deinem Gesichtsfeld. Der klassische Fallstrick bei der proximalen Kontrolle der infrarenalen Aorta ist die iatrogene Verletzung der linken Nierenvene oder der Vena cava inferior. Um diese zu vermeiden, musst du dir Form und Lokalisation des Hämatoms genau ansehen. Liegt es sehr weit distal und entfernt von der Mesowurzel des Colon transversums? Wenn ja, ist das Risiko einer Verletzung der linken Nierenvene eher klein. Durchtrenne das Treitz'sche Ligament, mobilisiere die vierte Portion des Duodenums von lateral und gehe in die sichere periaortale Schicht ein. Schaffe mit deinen Fingern stumpf auf beiden Seiten der Aorta einen Bereich, wo du die Aortenklemme anlegen kannst. Wenn das Hämatom aber weiter nach kranial zieht und das Treitz'sche Ligament verdeckt, wird es für dich viel sicherer sein, die Aorta oberhalb des Magens durch die Bursa omentalis und oberhalb des Truncus coeliacus unter Kontrolle zu bringen. Das kannst du durch manuelle Kompression der Aorta gegen die Wirbelsäule oder das Einführen einer Klemme durch den rechten Zwerchfellschenkel tun (Kapitel 2).

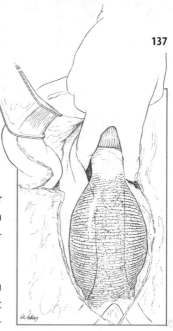

Sobald die proximale Kontrolle steht, gehst du stumpf in das Hämatom ein und vermeidest während der Präparation sorgfältig eine Verletzung der linken Nierenvene. Präpariere distal in der periaortalen Schicht, um die Verletzung darzustellen. Ein Umsetzen der Klemmen nach infrarenal bringt dir eine bessere Kontrolle der Rückblutung aus den Lumbalarterien; beginne jetzt mit der Versorgung.

»Vermeide iatrogene Venenverletzungen in einem inframesokolischen Hämatom«

Unglücklicherweise können wir dir bei Verletzungen der infrarenalen Aorta keine guten Damage-Control-Optionen anbieten. Wir haben versucht, in Extremsituationen die Verletzung temporär mit Thoraxdrains zu shunten, hatten aber keine Überlebenden. Dennoch hat 1945 C. E. Holzer aus Cincinnati einen längeren Defekt der Bauchaorta nach Schusswunde mit einem Metall-Rohr überbrückt und mit dem Band eines Bauchtuches festgeknotet. Der Patient überlebte und ging mit dem Rohr noch **in situ** nach Hause. Eine andere verzweifelte Maßnahme für extreme Situationen ist das Zunähen der verletzten infrarenalen Aorta und bilaterale Fasziotomien, an welche eine extraanatomische Revaskularisierung anschließt, sofern der Patient diesen physiologischen Insult überlebt.

Was sind die Optionen für eine definitive Versorgung? Wenn die Verletzung nicht sehr klein und nicht durch einfache seitliche Naht versorgt werden kann, packst du am besten den Stier bei den Hörnern und fügst ein kurzes Kunststoffinterponat von 14 bis 18 mm Durchmesser ein. Da die Aorta junger Patienten schmal ist und leicht einreißt, führt das Einfügen eines Patches oder eine

End-zu-End-Anastomose oft zu unbefriedigenden Ergebnissen. Wir empfehlen dir, dir nicht selber Kummer zu bereiten und von Anbeginn an eine gewobene Dacron-Prothese zu nehmen.

Bedecke deine inframesokolische Gefäßnaht immer mit Omentum. Wir bevorzugen die Technik, das Omentum majus in der avaskulären Linie vom Colon transversum zu lösen, machen eine Öffnung im Mesenterium des Colon transversum links der Arteria colica media, bringen das mobilisierte Omentum durch dieses Loch in das inframesokolische Kompartiment und bedecken damit die Rekonstruktion der Aorta.

Wenn du ein blutendes Loch im Psoasmuskel siehst, ACHTUNG! Diese harmlos scheinende Verletzung ist eine der Fallen, die in den Büchern nicht erwähnt werden. Was auch immer du tust, grabe nicht im Muskel herum, um die Blutungsquelle zu suchen. Die Blutung kommt oft aus der Vena lumbalis ascendens oder einer Lumbalarterie. Stelle dir diese Blutung nicht als Muskelgefäßblutung, sondern als für dich nicht erreichbares seitliches Loch in der Aorta oder der Vena cava inferior vor. Anstelle einer frontalen direkten Attacke wählst du besser eine andere hämostatische Technik: Stopfe das Loch mit einem lokalen Hämostyptikum aus, schiebe einen Ballonkatheter rein, oder tamponiere es mit Mull. Was auch immer du tust – versuche nicht, die Blutung zu finden. Deine kleine Blutung wird sich rasch zu einer vollwertigen Katastrophe mausern.

> »Jage keiner Blutung aus dem Psoasmuskel nach«

Die Vena cava inferior

Ein großes dunkles Hämatom hinter dem Colon ascendens ist ein Zeichen für eine Verletzung der Vena cava inferior. Dies ist eine einmalige Situation in der Trauma-Chirurgie, wo du eine kontrollierte Situation absichtlich in eine unkontrollierte Katastrophe umwandelst. Der tamponierende Effekt des retroperitonealen Hämatoms kann die Blutung stoppen. Wenn du jetzt den Deckel von der Verletzung weg-

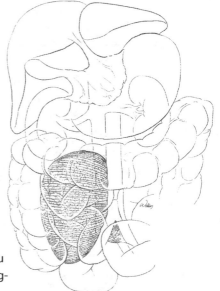

nimmst und damit die Tamponade aufhebst, gehst du ein echtes Risiko ein, dass die Dinge sehr viel schlechter werden. Sei also absolut sicher bei allem, was du jetzt tun wirst.

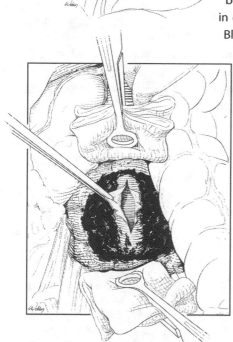

Bereite dich auf GROSSEN ÄRGER vor (Kapitel 2) und entferne dann den Deckel des Hämatoms mit einer rechtsseitigen, medialen viszeralen Rotation. Sobald du von einem gewaltigen Schwall tief dunklen Blutes begrüßt wirst, musst du temporäre Kontrolle über die Blutung erlangen, indem du die Vena cava inferior mit den Fingern ober- und unterhalb der Verletzung gegen die Wirbelsäule abdrückst. Übergib diese Aufgabe schnell deinem Assistenten, damit du deine Hände für die Versorgung frei hast. Die digitale Kompression ist sehr effektiv, aber die Hand des Assistenten begrenzt natürlich deinen Bewegungsspielraum. Wir bevorzugen eng gerollte Bauchtücher in einer Ringmaul-Klemme. Achte auf den Blutdruck des Patienten auf dem Monitor und sprich mit deinem Anästhesisten. Falls der Patient mit dem Blutdruck abstürzt, während die Blutung der Vena cava inferior unter Kontrolle ist, dann komprimiere zusätzlich die Aorta.

Das Schlüsselmanöver bei der Versorgung der großen Venen ist die **Definition der Wundränder**. Du kannst diese Verletzung nicht sehen, solange die Vena cava inferior aktiv blutet. Du suchst nach den Rändern der Verletzung - und wenn nicht nach allen, dann zumindest nach einem Teil derselben. Suche die silbrig-glänzende Intima und fasse den Rand der Lazeration vorsichtig mit einer langen Pinzette oder Babcock-Klemme und hebe sie leicht an, um die angrenzenden Segmente zu sehen. Nimm eine weitere Klemme und hebe weiteren Rand an. Wenn du dich systematisch weiter vorarbeitest, wirst du schließlich die ganze Zirkumferenz und das Ausmaß der Verletzung sehen und mit ein oder zwei Gefäßklemmen die Kontrolle über die Blutung erlangen. Die Satinsky-Klemme ist dabei besonders hilfreich.

Ein zweiter Trick ist die Insertion einer Polypropylene-Naht an jedem Ende der Lazeration, die du knotest, während dein Finger das Loch verschließt. Wenn du diese Nähte vorsichtig anhebst und nach kaudal und kranial ziehst, spannt dies die Ränder der Vene wie ein Gummiband oder die Saite einer Geige an. Bewege deinen Finger, der die Blutung zurückhält, langsam und gebe nach und nach Platz frei für eine weitere Naht; auf diese Weise arbeitest du in einem fast trockenen Gebiet. Bevor du es gewahr wirst, bist du mit der Versorgung fertig.

Wenn die Verletzung der Vena cava inferior dorsal liegt, nicht erreichbar ist oder aus mehreren Verletzungen besteht, ist die Darstellung der Ränder sehr viel schwieriger. Wenn du ein blutendes Loch siehst, aber die Ecken nicht finden oder auch keine Satinsky-Klemme setzen kannst, dann führe einen großen Foley-Katheter (mit 30 ml Blockung) in das Lumen ein und blase ihn auf. Manchmal hilft das.

Ein Hämatom hinter oder oberhalb des duodenalen C warnt dich vor einer Verletzung der Vena cava inferior im Bereich der Nierenvenen oder oberhalb davon. Bringe einen langen Deaver-Haken an die untere Oberfläche der Leber und lasse kräftig daran ziehen und nach dorsal drücken, um die nicht erreichbare suprarenale Vena cava inferior zu komprimieren; die Retraktion der Leber gibt dir gleichzeitig etwas Arbeitsraum. Stelle die rechts-lateralen und posterioren Aspekte der pararenalen Vena cava inferior dar, indem du die rechte Niere nach medial mobilisierst. Gleichzeitig kannst du die proximale linke Nierenvene gefahrlos durchtrennen, um besseren Zugang zur linksseitigen Vena cava inferior zu bekommen. Aber selbst mit diesem Manöver ist die Blutungskontrolle der Vena cava inferior in Höhe oder oberhalb der Nierenvenen eine echte technische Herausforderung.

»Bei Verletzungen der Vena cava inferior:
Finde die Wundränder der Vene«

Was für Reparaturoptionen hast du? Wenn die Verletzung unkompliziert und einfach erreichbar ist, versorgst du sie durch seitliche Naht. Wenn die Verletzung eine komplexe Rekonstruktion benötigt, der Patient stabil ist und du die notwendige Erfahrung hast, könnte es dich reizen, hier gymnastische Übungen zu beginnen. Leider ist diese wünschbare Kombination einer komplexen Verletzung der Vena cava inferior bei einem hämodynamisch stabilen Patienten ohne andere Verletzungen ein extrem seltener Vogel, den du kaum jemals in freier Natur sehen wirst. Ein klassisches Beispiel einer gymnastischen Übung, die man auch oft in den Büchern und Atlanten sehen kann, ist die Versorgung der Hinterwand der Vena cava inferior von innen durch eine anteriore Längs-Venotomie. Auch viele andere, hübsche komplexe Rekonstruktionstechniken sind bisher für hochgradige Verletzungen der Vena cava inferior beschrieben worden: sie schließen Kunststoffprothese, Kunststoffpatch und andere ein. Sie gehören alle zu einem Bereich der Traumaliteratur, die als Science fiction bekannt ist. Sie haben vielleicht bei irgendjemandem irgendwann funktioniert, aber sie werden bei dir nicht funktionieren. Deshalb hier mit Nachdruck unser Rat – und wir können das nicht überbetonen –, dass du diesen phantasievollen Kram einfach lassen solltest. Wenn du die Vena cava inferior nicht mit einer einfachen seitlichen Naht versorgen kannst, dann ligiere sie!

Versuche dein Bestes bei einer aktiv blutenden, suprarenalen Verletzung der Vena cava inferior, aber bei einem Patienten **in extremis** solltest du nach einer Rückzugsmöglichkeit suchen. Packen könnte helfen – hat uns schon oft geholfen. Ligatur ist eine andere Option, wenn man akzeptiert, dass die Niere etwas abbekommt, aber das ist immer noch besser als ein Ausbluten auf dem Operationstisch. Und noch wichtiger, wenn du ein nicht expandierendes suprarenales Hämatom unterhalb der Leber siehst, dann lasse es in Ruhe. Lass es in Ruhe oder tamponiere es. Lass das Stinktier in Ruhe.

> »Ligiere die Vena cava inferior, wenn eine
> einfache seitliche Naht nicht funktioniert«

Das Beckenhämatom

So lange du nicht eine Verletzung der Iliacalgefäße vermutest, solltest du ein Beckenhämatom in einem Patienten nach stumpfem Trauma mit Beckenfraktur nicht eröffnen. Du wirst die Dinge nur schlimmer machen. Wenn dich in so einem Patienten ein rupturiertes Beckenhämatom anguckt, ist dein bester Zug ein schnelles Ausstopfen des Beckens mit Bauchtüchern, was venöse Blutungen unter Kontrolle bringen sollte. Nach einem schnellen temporären Bauchdeckenverschluss gehört der Patient in die Angiografie zur selektiven Embolisation der arteriellen Blutungen, die typischerweise aus kleinen Ästen der Arteria iliaca interna kommen.

Bei einem Patienten mit penetrierendem Trauma ist das Beckenhämatom so lange durch ein verletztes Iliacalgefäß verursacht, bis du das Gegenteil beweisen konntest. Du musst den Deckel von der Verletzung wegnehmen und sie versorgen. Wenn die Verletzung rechts ist, mobilisierst du das Zökum, wenn sie links ist, das Sigma. Wenn du nicht sicher bist und eine bilaterale Verletzung vermutest, gibt dir ein vollständiges Cattell-Braasch-Manöver guten Zugang zu den Iliacalgefäßen und lässt dir alle Optionen offen. Jetzt musst du die Beckengefäße unter Kontrolle bringen. Proximale Kontrolle allein ist offensichtlich nicht gut genug. Du hast vielleicht die Iliaca-interna-Gefäße vergessen, sie dich aber nicht, und sie sind schwer zu erreichen. Also – was musst du tun?

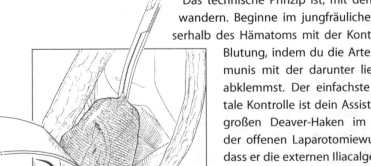

Das technische Prinzip ist, mit den Klemmen zu wandern. Beginne im jungfräulichen Gebiet ausserhalb des Hämatoms mit der Kontrolle über die Blutung, indem du die Arteria iliaca communis mit der darunter liegenden Vene abklemmst. Der einfachste Weg für distale Kontrolle ist dein Assistent, der einen großen Deaver-Haken im unteren Part der offenen Laparotomiewunde so zieht, dass er die externen Iliacalgefäße mit dem Haken gegen das Os pubis komprimiert. Nun eröffnest du das dorsale abdominale oder Beckenperitoneum und präparierst stumpf mit dem Finger bis auf das verletzte

Gefäß vor. Während du im Hämatom immer näher auf die Verletzung zukommst, bringst du jeweils auch deine Klemmen auf der Iliacalarterie und –vene näher an sie heran. Anfänglich ist deine Kontrolle global und ziemlich entfernt. Indem du dich schrittweise von proximal und distal auf die Verletzung zuarbeitest, wird dein Ausklemmen selektiver. Schließlich isolierst und klemmst du die Arteria oder Vena iliaca mit einer gebogenen Gefäßklemme oder Satinsky-Klemme ab oder blockierst sie mit einem intraluminalen Blasenkatheter oder irgendeiner anderen Methode, die bei dir funktioniert.

Die „wandernden Klemmen" sind ein technisches Prinzip, welches in jeder Situation funktioniert, wo eine Arterie sich teilt oder tiefe Äste nicht sichtbar oder nicht erreichbar sind. Blutungen aus der Arteria femoralis in der Leiste, aus einer Carotisverletzung im Hals oder aus einer penetrierenden Verletzung der oberen Thoraxapertur sind alles gute Beispiele dafür, wo die „wandernden Klemmen" deinen Tag retten können – und dem Patienten sein Leben.

Bei Verletzungen der Bifurkation von Aorta oder Vena cava inferior (oder wenn du nicht weist, welche Seite blutet) musst du eine totale Isolierung der Beckengefäße durchführen. Beginne mit einem Cattell-Braasch-Manöver, um die größtmögliche Übersicht über die Beckengefäße zu erhalten; klemme die distale Aorta ab oder komprimiere sie und setze zwei Deaver-Haken ein, um beide Iliaca-externa-Venen und -Arterien zu komprimieren. Dann gehst du ins Hämatom ein und wanderst mit den Klemmen auf die Verletzung zu – erst auf der einen, dann auf der anderen Seite. Denke daran, dass der Ureter über die Bifurkation der Arteria iliaca communis kreuzt und dass es deinem Patienten ohne durchtrennten Ureter viel besser geht.

> »Lasse die Klemmen
> schrittweise auf die
> iliacale Verletzung
> zuwandern«

Verletzungen im Bereich des Zusammenflusses der Iliacalvenen sind besonders schwierig unter Kontrolle zu bringen, weil sie hinter der rechten Arteria iliaca communis verborgen und schlecht erreichbar sind. Wenn du keine

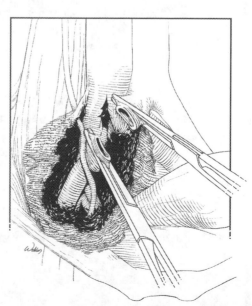

blutstillende Naht legen kannst, solltest du am besten die darüber liegende Arteria iliaca communis rechts zwischen Klemmen durchtrennen, was dir Zugang zum verletzten Konfluens gibt. Wenn der Patient überlebt, reparierst du die Arterie oder shuntest sie temporär.

Was sind deine Versorgungsoptionen bei den Iliacalgefäßen? Bis du Kontrolle über die Blutung erlangt hast, hat der Patient typischerweise massiv Blut verloren; zudem hat er Verletzungen an anderen abdominalen Organen wie Kolon, Blase oder Dünndarm. Sprich mit deinem Anästhesisten und schätze das Ausmaß des physiologischen Insultes ab. Fast immer steht über dieser Situation das Wort Damage Control geschrieben. Wenn eine Arterie nur eine seitliche Naht braucht – dann tue es. Wenn die Verletzung größer ist, stellt ein temporärer Shunt eine klassische und effiziente Rückzugsoption dar. Eine andere Alternative ist die Übernähung der verletzten Iliacalarterie; führe anschließend eine Fasziotomie durch und überwache das Bein auf der chirurgischen Intensivstation. Wenn der Patient überlebt und das Bein massiv ischämisch ist, musst du einen femoro-femoralen Bypass anlegen, um die Perfusion wieder herzustellen. Falls der Patient sogar zu instabil für den Transport in den OP ist, dann kannst du diesen simplen Bypass auch im Bett auf der chirurgischen Intensivstation anlegen. Die Logistik ist zwar etwas herausfordernd und die Rahmenbedingungen miserabel, aber die Operation ist möglich und wir haben so etwas auch schon getan. Eine andere nützliche Damage-Control-Technik ist das Einbringen eines Blasenkatheters in einen blutenden Schusskanal tief im Becken; damit erreichst du Kontrolle über eine Blutung im unzugänglichen Stromgebiet der Iliaca-interna-Gefäße, welche nicht direkt angegangen werden kann.

Für die definitive Versorgung von verletzten Iliacalarterien empfehlen wir, keine wertvolle Zeit mit der Mobilisation einer durchtrennten Arterie zu verschwenden, um eine End-zu-End-Anastomose anzulegen, da dies fast nie funktioniert. Interponiere stattdessen eine Rohrprothese.

Die Kontamination mit Darminhalt ist bei iliacalen Gefäßtraumen sehr häufig und stellt ein echtes Dilemma dar, denn Darminhalt und synthetische Materialien passen nicht so recht zusammen. Dies ist in der Tat eine derart populäre Fragestellung, dass du sie eher am Facharztexamen hören wirst, noch bevor du sie selber im OP erlebst. Was also solltest du tun? Für die Prüfer ist die sicherste Antwort auch deine sicherste Option: Ligiere die Arterie und lege einen femoro-femoralen Bypass nach Verschluss des Abdomens an. Im realen Leben jedoch schätzen wir das Ausmaß der Kontamination ab. Bei begrenzter Kontamination mit Dünndarminhalt nähen wir den Darm, spülen die Umgebung und fügen ein synthetisches Material ein, welches wir mit Omentum bedecken. Wenn die verletzte Iliacalarterie in einem See von Darminhalt schwimmt, brauchst du keine Recherche bei Google, um herauszufinden, dass die Ligatur mit extraanatomischem Bypass die einzig realistische Option darstellt.

Trödle bei Iliacalvenenverletzungen nicht herum. Sie sind extrem nachtragend und tödlich. Wenn du die Blutung unter Kontrolle hast und der Patient immer noch am Leben ist, hast du schon den größten Teil deines Glücks aufgebraucht; also vermassle nicht alles mit einem Versuch einer komplexen Rekonstruktion. Wenn du die Verletzung mit einer einfachen seitlichen Naht versorgen kannst, dann tue es. Wenn nicht, dann ligiere die Vene, ohne einen Moment zu zögern. Die Iliacalvenen sind nicht beweglich; wenn du also versuchst, einen größeren Defekt zu verschließen, bringt dies Spannung auf die Naht. Und plötzlich merkst du, dass ein kleines Loch durch zwei größere ersetzt hast. Der nächste Stich deiner Nadel verwandelt dieses in vier Löcher, und bevor du es merkst, ist das Spiel vorbei – du hast verloren. Der klügste Schritt, den du machen kannst, ist die Ligatur der Vene.

> »Überbrückung mit Shunt und Ligatur sind
> die Rückzugsoptionen bei
> Iliacalarterienverletzungen«

SCHLÜSSELPUNKTE

» **Versuche, mit einer lateralen Versorgung der suprarenalen Aortenverletzungen durchzukommen.**

» **Rekonstruiere die Arteria mesenterica superior weit weg vom verletzten Pankreas.**

» **Vermeide iatrogene Venenverletzungen in einem inframesokolischen Hämatom.**

» **Jage keiner Blutung aus dem Psoasmuskel nach.**

» **Bei Verletzungen der Vena cava inferior: Finde die Wundränder der Vene.**

» **Ligiere die Vena cava inferior, wenn eine einfache seitliche Naht nicht funktioniert.**

» **Lasse die Klemmen schrittweise auf die iliacale Verletzung zuwandern.**

» **Überbrückung mit Shunt und Ligatur sind die Rückzugsoptionen bei Iliacalarterienverletzungen.**

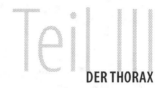

Kapitel **10**

Doppeltes Spiel:
Thorakoabdominale Verletzungen

»Eine Schlacht ist ein Phänomen,
das immer am Übergang von einer Karte zur anderen stattfindet.«

Anonymer britischer Offizier 1914

Wo zuerst einsteigen - Bauch oder Brust?

Du bist im OP und bereitest dich auf die Operation eines 17 Jahre jungen Mannes im schweren Schock vor. Seine Geschichte ist wie viele andere: er ging einfach nur die Straße runter, ohne sich um andere zu kümmern, als zwei Typen sich Ihm näherten und ihm in die linke Brust schossen. Die gleichen zwei Typen tauchen regelmäßig in den Straßen auf (vor allem abends und am Wochenende) und schießen auf Leute, die immer sagen, dass sie einfach nur die Straße runtergegangen sind. Standard-Röntgenaufnahmen von Thorax und Abdomen zeigen eine Kugel im Epigastrium. Also trat die Kugel in den linken Thorax ein, durchquerte das Zwerchfell und gelangte so ins Abdomen. Die Thoraxdrainage, welche du in den linken Brustkasten eingelegt hast, drainiert fortwährend Blut, währenddem das Abdomen sich offensichtlich ausdehnt und der Blutdruck abgrundtief sinkt. Wo anfangen? Brust oder Bauch?

Die Uhr tickt und dein Patient blutet. Bauch oder Brust?

Wenn du nicht weißt, wo anfangen, dann bist du nicht allein. Einige der am verzweifeltsten geführten Schlachten in der Trauma-Chirurgie finden im thorakoabdominalen Übergangsbereich statt. Während der Ausbildung hörst du wahrscheinlich in Morbidität- und Mortalitätskonferenzen über thorakoabdominale Verletzungen; wenn du aber versuchst, etwas über diese Verletzungen in der Trauma - Fachliteratur nachzulesen, dann wirst du ziemlich sicher überrascht sein. In keinem der größeren Trauma - Handbücher gibt es ein einziges Kapitel über thorakoabdominale Verletzungen. Warum? Was genau sind denn thorakoabdominale Verletzungen? Was macht sie so speziell?

Eine Reise ins Niemandsland

Der thorakoabdominale Übergang, auch als das intrathorakale Abdomen bekannt, ist eine einzigartige anatomische Region. Sie dehnt sich vom Rippenbogen bis nach vorne zur Mamillenlinie, lateral bis zum sechsten Interkostalraum und hinten bis zur Skapulaspitze aus. Die Region schließt abdominale und thorakale Organe auf beiden Seiten des Zwerchfells mit ein.

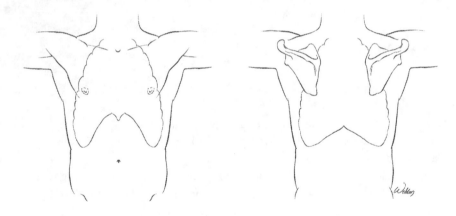

Fünf viszerale Kompartimente kommen in der thorakoabdominalen Region zusammen: der rechte und der linke Pleuraraum, das Mediastinum, der kraniale Anteil der Peritonealhöhle und das obere Retroperitoneum. Während du in einem dieser Kompartimente arbeitest, kann viel Übles in einem anderen geschehen. Ein typisches Szenario ist, dass sich der Chirurg und das gesamte Operations-Team auf das initial gewählte Kompartiment konzentrieren und gleichzeitig die anderen Kompartimente vernachlässigen. Vergiss nicht, dass sich auf der abdominalen Seite des thorakoabdominalen Übergangs die am wenigsten zugänglichen Anteile der Aorta, der Vena cava inferior und des oberen Gastrointestinaltraktes befinden.

»Im thorakoabdominalen Übergang kommen
fünf Kompartimente zusammen«

Strategische Überlegungen

Ungefähr 2/3 der Patienten mit penetrierenden thorakoabdominalen Verletzungen werden mit einer Thoraxdrainage und nachfolgender Laparotomie
(oder Laparoskopie) erfolgreich behandelt. Ungefähr 1/3 braucht eine operative Intervention sowohl im Thorax als auch im Abdomen, und genau bei diesen
Patienten warten die Fallstricke auf dich.

Thorakoabdominale Verletzungen sind die häufigste Form **multikavitärer** Verletzungen, wo du es mit Blutungen aus mehr als einem viszeralen Kompartiment zu tun hast. Dies ist gar keine gute Situation, nicht einmal für einen erfahrenen Chirurgen. Wenn der Patient aus einer einzigen Quelle (wie z.B. der Milz
oder der Lunge) blutet, hast du ein ganzes Arsenal von effizienten Lösungen zur
Hand, um das Problem zu beheben. Wenn der Patient jedoch gleichzeitig aus
verschiedenen Quellen blutet, dann bist du auch nicht nur annähernd so effizient. Warum? Weil die physiologischen Abläufe im Patienten stark beschleunigt
sind. Multiple Blutungsquellen führen zu rascherem Verbluten; mehrere offene
Körperhöhlen beschleunigen das Eintreten und den Verlauf der Hypothermie,
und du wirst gezwungen sein, viele Probleme im Operationsfeld gleichzeitig anzugehen. Es gibt viel zu tun, aber es ist nicht genügend Zeit vorhanden, um alles
zu tun. Du musst möglichst rasch entscheiden, ob du in den Damage-Control-
Modus wechseln musst. Wie früh kannst du diese Entscheidung treffen?

Vielleicht wirst du überrascht sein, zu
hören, dass die Geschossbahn dir helfen kann, früh eine Entscheidung zum
Rückzug zu treffen. Eine Geschossbahn quer über die Mittellinie der
Stammes bei einem hypotonen Patienten ist
ein sehr verdächtiges Zeichen, weil das große
neurovaskuläre Bündel des menschlichen
Körpers (die Aorta, die Vena cava und das
Rückenmark) eine Mittellinienstruktur ist.
Aus diesen Gründen ist die Wahrschein-
lichkeit einer erheblichen kardiovaskulären
Verletzung hoch, und ebenso gilt dies für die

Mortalität. Eine Geschossbahn quer über die thorakoabdominale Mittellinie bei einem hypotonen Patienten sollte die Option „Damage Control" (und die Möglichkeit einer Herzverletzung) sofort vor deinem geistigen Auge aufleuchten lassen, sogar bevor du zum Skalpell greifst. Wir nennen eine Geschossbahn mit Überkreuzung der Mittellinie des Stammes eine **transaxiale Verletzung**.

Die Kugel hat bei einer thorakoabdominalen Schussverletzung eine wichtige Geschichte zu erzählen, weshalb Chirurgen mit Erfahrung in penetrierenden Verletzungen - wenn möglich - vor dem Gang in den OP Übersichtsaufnahmen von Thorax und Abdomen anfertigen lassen. Diese Röntgenaufnahmen, mit Bleimarken im Bereich des Ein- und Austritts des Geschosses versehen, sagen dir, was du zu erwarten hast und leiten dich, wohin du gehen sollst.

»Jede Kugel erzählt ihre Geschichte«

Welche Körperhöhle zuerst?

Wenn es darum geht, zu entscheiden, ob zuerst das Abdomen oder der Thorax eröffnet werden soll, stehst du vor einem klassischen Dilemma der Trauma-Chirurgie, und es gibt keine wirklich guten Regeln, um dir zu helfen. Sogar mit sehr viel Trauma - Erfahrung wirst du in ungefähr einem Drittel der Fälle mit der weniger dringenden Körperhöhle beginnen, vor allem, weil der Blutfluss aus der Thoraxdrainage einen regelmäßig auf die falsche Fährte bringt. Bei gewissen Patienten ist die Blutmenge in der Thoraxdrainage ein Spiegel einer intraabdominalen Blutung, welche durch ein Loch im Zwerchfell in den Thorax dringt. Bei anderen Patienten kann ein falsch eingelegter, abgeknickter oder nicht funktionierender Thoraxdrain den fälschlichen Eindruck erwecken, dass der Patient nicht mehr blutet. Hier einige Leitlinien, die dir bei der Entscheidung helfen sollen, wo zuerst zu operieren ist:

- Sei paranoid in der Beurteilung der Blutmenge in der Thoraxdrainage - sie wird dich oft in die falsche Richtung weisen. Bestimme jemanden aus dem Operationsteam, welcher den Output der Thoraxdrainage während der ganzen Operation im Auge behält.

- Lass nach dem Legen einer Thoraxdrainage eine Kontrollröntgenaufnahme des Thorax im Notfallraum anfertigen, um zu sehen, ob die drainierte Seite auch wirklich drainiert ist.

- Sei sehr wachsam für verdächtige Zeichen einer Perikardtamponade.

- Verwende zielgerichtet Ultraschall (FAST = Fokussierte Abdominale Ultra-schall-Untersuchung bei Trauma). Trotz offensichtlicher Einschränkungen kann dir die FAST-Untersuchung oft sagen, ob eine Perikardtamponade oder viel Blut im Bauch vorliegt.

- Pokere mit den Häufigkeiten. Bei einer rechtsseitigen, penetrierenden tho-rakoabdominalen Verletzung ist die häufigste Blutungsquelle die Leber, so dass es oft eine gute Entscheidung ist, die Operation mit einer Laparotomie zu beginnen.

Der wichtigste Ratschlag, den wir dir geben können, ist, in deiner Operations-taktik flexibel zu bleiben. Die Statistiken zeigen, dass du oft in einer Körperhöhle beginnen wirst, während sich die Hauptquelle der Blutung in einer anderen be-findet. Erkenne diese Tatsache und kompensiere dies durch Wachsamkeit und taktische Flexibilität. Suche aktiv nach Hinweisen, dass sich etwas Verdächtiges auf der anderen Seite des Zwerchfells abspielt, wie zum Beispiel ein sich zuneh-mend vorwölbendes Zwerchfellfell, welches dein Operationsfeld zusehends verdeckt. Sei immer darauf vorbereitet, deinen Plan mitten in der Operation zu ändern und rasch auf die andere Seite des Zwerchfells zu tauchen.

Auch hier ist gute Team-Führung von großer Bedeutung. Sprich mit dem Anäs-thesisten. Oft ist eine subtile physiologische Veränderung oder Unregelmäßig-keit der einzige Hinweis, dass eine Blutung auf der anderen Seite des Zwerch-fells abläuft.

Hinweise für Blutungen auf der anderen Seite des Zwerchfells

Unerklärliche Hypotonie
Keine adäquate Reaktion auf intravenöse Gabe von Flüssigkeit oder Blut
Tendenzielle Zunahme der Beatmungsdrücke (als Zeichen eines Hämo-/Pneumothorax)
Erhöhter ZVD (als Zeichen einer Tamponade)

»Bleibe in deiner
Operationstaktik flexibel«

Ins Perikard hineingucken

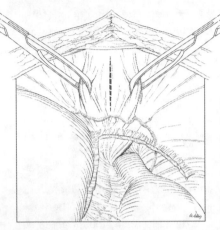

Falls du während der Laparotomie eine Perikardtamponade vermutest, ist der schnellste Weg, dies herauszufinden eine transdiaphragmale Perikardiotomie (transdiaphragmales Perikardfenster). Durchtrenne zuerst das linksseitige Ligamentum triangulare und mobilisiere den linken Leberlappen, welcher üblicherweise über sich selbst weggeklappt und mit einem Haken auf die rechte Seite gehalten werden kann. Identifiziere das Zwerchfell in der Mittellinie, anterior zum gastrooesophagealen Übergang und packe es mit zwei Allis-Klemmen. Achte dabei darauf, den Nervus phrenicus nicht zu verletzen. Inzidiere das Zwerchfell und das darüber liegende Perikard zwischen den Allis-Klemmen, bis du Flüssigkeit aus dem Perikardsack austreten siehst. Falls die Flüssigkeit klar ist, verschließt du das Loch mit einem starken monofilen Faden. Falls der Erguss blutig ist, schreitest du zur medianen Sternotomie oder linksseitigen anterolateralen Thorakotomie (Kapitel 11).

> »Mobilisiere den linken Leberlappen für ein transdiaphragmales Perikardfenster«

Die Reparatur des Zwerchfells

Verwende bei asymptomatischen Patienten mit thorakoabdominalen Verletzungen die Laparoskopie, um eine Zwerchfellverletzung zu diagnostizieren. Die Laparoskopie ist ein exzellentes Mittel, um nach linksseitigen oder rechtsseitig anterioren Zwerchfellverletzungen zu suchen. Falls der Patient auf der entsprechenden Seite keine funktionierende Thoraxdrainage hat, kann die Gasinsufflation in den Bauch zu einem Spannungspneumothorax führen, wenn ein Loch im Zwerchfell besteht. Bereite deshalb sowohl den Thorax als auch den Bauch vor und halte ein Thoraxdrainageset bereit, bevor du mit der Insufflation in die Peritonealhöhle beginnst.

Mit einem adäquaten Pneumoperitoneum und wenn der Patient mit erhöhtem Oberkörper gelagert wird, hast du eine schöne Aussicht auf das linksseitige und teilweise auf das (anteriore) rechtsseitige Zwerchfell. Falls es sich um eine Zwerchfellverletzung handelt, führst du eine explorative Laparotomie durch, denn du darfst dich für den Ausschluss einer Hohlorganverletzung nicht auf die Laparoskopie verlassen. Einige Chirurgen versorgen das Zwerchfell laparoskopisch, wenn der Patient über einen Zeitraum von mehreren Stunden seit der Verletzung asymptomatisch geblieben ist.

Die Reparatur einer Zwerchfellverletzung ist normalerweise eine simple Sache. Falls eine Organstruktur in den Thorax herniert ist, ziehst du diese ins Abdomen zurück und überprüfst, ob eine Perforation vorhanden ist. Erweitere den Zwerchfelldefekt mittels Inzision ein wenig, falls die Reposition der Hernie nicht leichtgängig ist. Sobald du bereit bist, das Loch zu flicken, packst du die Ränder mit Allis-Klemmen und ziehst sie zu dir hin. Verwende einen sauberen Sauger, um den Pleuraraum oder das Perikard oberhalb der Verletzung zu entleeren. Betrachte die angesaugte Flüssigkeit im Schlauch. Ist sie klar, oder kannst du daraus ersehen, was der Patient zum Abendessen gehabt hat? Falls der Thorax stark kontaminiert ist oder wenn du viel Blut und Gerinnsel absaugst, musst du den Thorax formal eröffnen, um dich direkt des Pleuraraumes anzunehmen. Bei einer starken Kontamination des Pleuraraumes ist der Versuch, den Hemithorax durch einen Zwerchfelldefekt hindurch zu reinigen, reine Knopflochchirurgie. Es ist unsicher und ineffizient - tue das nicht.

Verschließe das Loch im Zwerchfell mit einer dicken, nicht resorbierbaren Naht. Wir verwenden eine fortlaufende Naht für kleinere Lazerationen und Einzelstichnähte für Größere. Einige Chirurgen ziehen eine horizontale Matratzennaht oder sogar einen zweischichtigen Verschluss vor. Ein wichtiges technisches Prinzip ist, die Enden jeder Naht lang zu lassen und sie als Zugfaden zu verwenden, um den Zwerchfelldefekt zu dir zu ziehen. Die Ränder der Zwerchfellverletzung haben die Tendenz, sich einzustülpen, so dass es

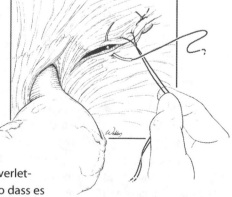

dir helfen wird, am letzten Faden zu ziehen, während du den nächsten Stich setzt, um eine gute Adaptation der Ränder zu erreichen. Mache große Stiche, um Blutungen aus den Zwerchfell-Gefäßen auf der pleuralen Seite des Zwerchfells vorzubeugen.

Was, wenn der Defekt groß ist und du ihn nicht mit einer einfachen Naht verschließen kannst? Wenn das Zwerchfell peripher abgerissen ist, wie dies manchmal bei schweren stumpfen Traumen der Fall ist und der Patient stabil ist, wirst du vielleicht das abgerissene Zwerchfell an eine Rippe annähen können, normalerweise ein bis zwei Rippen höher als die Abrissstelle. Wenn das Annähen keine Option ist und der Defekt für eine Primärnaht zu groß ist, stellt ein nicht-resorbierbares Kunststoffnetz eine rasche und einfache Lösung dar.

Falls du dich zurückziehen musst oder das Operationsfeld stark kontaminiert ist, stellt die Rekonstruktion des Zwerchfells mit einem nicht-resorbierbarem Kunststoffnetz keine Option dar. Auch wenn es keinen zwingenden Grund gibt, im Damage-Control-Modus einen großen Zwerchfelldefekt zu verschließen, wird das Unterlassen dich bei der Reoperation dazu zwingen, einen noch größeren Defekt zu versorgen. Die muskulären Ränder des Defektes ziehen sich rasch zurück und vergrößern damit zunehmend das Loch. Du kannst dies verhindern, indem du ein resorbierbares Netz als temporäre physikalische Barriere zwischen Thorax und Abdomen einsetzt. Wenn bei der Reoperation das Operationsfeld sauber ist, kann das resorbierbare Netz durch ein nicht-resorbierbares Kunststoffnetz ersetzt werden.

>>Ziehe das Zwerchfell zu dir, wenn du es flickst<<

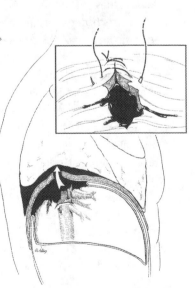

Das Öffnen der Büchse der Pandora

Überlege es dir zweimal (und wenn möglich dreimal), bevor du dich bei einer thorakoabdominalen Verletzung dazu entschließt, die Leber zu mobilisieren. Du könntest damit den Deckel der Büchse der Pandora öffnen. Wenn ein Patient mit einer rechtsseitigen thorakoabdominalen Verletzung große Mengen dunklen

Blutes aus einem Loch in der Mitte des Zwerchfells drainiert, dann hat er wahr-scheinlich eine Verletzung der retrohepatischen Venen, die durch den Zwerch-felldefekt in den Thorax hineinbluten. Ins Abdomen einzusteigen, um die Leber zu mobilisieren und das Loch von unten zu flicken, wäre ein tödlicher Fehler. Wenn du es tatsächlich mit einer gedeckten retrohepatischen Verletzung der Vena cava inferior zu tun hast, wirst du den Tamponadeeffekt verlieren und die Situation in eine unkontrollierte venöse Blutung verwandeln. Sehr schnell wirst du dich dabei wiederfinden, wie du verzweifelt versuchst, die Zahnpasta wieder in die Tube hineinzudrücken.

Das korrekte Vorgehen ist, die Leber nicht zu mobilisieren und weg von der Area nuda zu bleiben. Kehre stattdessen in den Thorax zurück und verschließe das posteriore Loch einfach mit einigen großen Stichen. Diese simple Lösung wird die Tamponade wieder herstellen, die Büchse der Pandora verschlossen halten und die katastrophale Blutung verhindern.

> »Öffne nie die Büchse der Pandora!«

SCHLÜSSELPUNKTE

» **Im thorakoabdominalen Übergang kommen fünf Kompartimente zusammen.**

» **Jede Kugel erzählt ihre Geschichte.**

» **Bleibe in deiner Operationstaktik flexibel.**

» **Mobilisiere den linken Leberlappen für ein transdiaphragmales Perikardfenster.**

» **Ziehe das Zwerchfell zu dir, wenn du es flickst.**

» **Öffne nie die Büchse der Pandora!**

Kapitel 11

Die Trauma-Thorakotomie ohne Wenn und Aber

»Das Leben ist schön. Der Tod ist friedlich.
Nur der Übergang ist schwierig.«

Isaak Asimov

Stell dir vor, du spielst ein neues Computerspiel. Die Spielanlage erstreckt sich über eine bis fünf Herrschaften oder Territorien. Während du eine Herrschaft erkundest, kann sich die Handlung in einer anderen Herrschaft dramatisch weiterentwickeln. Jede Herrschaft hat ein separates Zugangsportal. Wenn du für ein spezifisches Spiel das falsche Portal wählst, landest du von Anfang an in riesigen Schwierigkeiten. Um das Ganze noch interessanter zu machen, hat das Spiel in jedem Territorium einen anderen Verlauf. Und obendrauf ist dein Spiel atemberaubend schnell, kurz und ohne Wiederholungsmöglichkeiten.

Erwägst du etwa, dieses Spiel lieber nicht zu spielen? Sorry, dies ist kein Spiel und du hast keine Wahl. Es ist die Trauma-Thorakotomie, eine Operation, welche oft als guter Fall startet und rasch zu einer operativen Achterbahn werden kann, besonders wenn du Allgemeinchirurg bist, der dem Thorax nicht besonders häufig einen Besuch abstattet. Das Geschehen kann sich in einem oder mehreren von fünf separaten viszeralen Kompartimenten (zwei Pleurahöhlen, Perikard, obere Thoraxapertur, hinteres Mediastinum) abspielen, jedes von diesen zugänglich über eine unterschiedliche Inzision. Verschiedene pathophysiologische Mechanismen sind gleichzeitig im Spiel: Blutung, Hypoxie, Herztamponade, Spannungspneumothorax und Luftembolie; alle entwickeln sich simultan mit unterschiedlicher Geschwindigkeit. Alles soweit klar?

Wo schneiden?

Wahrscheinlich ist deine wichtigste strategische Entscheidung bei einer Trauma-Thorakotomie, wo die richtige Inzision zu machen ist. Eine falsche Inzision kann einem simplen Fall in einen Albtraum verwandeln. Für einen instabilen Patienten, der eine sofortige Notfall-Thorakotomie benötigt, ist die gebräuchlichste Inzision eine anterolaterale Thorakotomie im vierten Interkostalraum auf der verletzten Seite. Diese rasche Inzision lässt dir alle operativen Optionen offen. Du kannst sie problemlos durch das Sternum auf die Gegenseite erweitern oder auch das Abdomen eröffnen, ohne den Patienten umlagern zu müssen. Aber diese Flexibilität hat ihren Preis. Während du mit einer anterolateralen Thorakotomie alle Teile der ipsilateralen Lunge erreichst, kann es praktisch unmöglich sein, eine Blutung in der Tiefe der Thoraxhinterwand zu versorgen oder zu einer Struktur des hinteren Mediastinums zu gelangen.

Bei einer penetrierenden Verletzung im rechten unteren Thoraxbereich solltest du erwägen, zuerst ins Abdomen einzugehen. Die Leber dominiert die rechte thorakoabdominale Region und ist aus diesem Grund die häufigste Ursache für schwere Blutungen in diesem Bereich (Kapitel 10).

> »Beginne bei
> instabilen Patienten mit einer
> anterolateralen Thorakotomie«

Die mediane Sternotomie ist ein guter Zugang für eine präkordiale Stichverletzung, da sie einen vollständigen Zugang zum Herzen und zu den großen Gefäßen des oberen Mediastinums bietet. Der größte Vorteil besteht darin, dass diese Inzision verlängert werden kann; du kannst sie einfach ins Abdomen, in den Hals oder entlang der Clavicula verlängern. Sie bietet auch Zugang zu beiden Lungenhili, doch ist der Zugang zur Lungenperipherie eingeschränkt, und das hintere Mediastinum kann von dieser Inzision aus nicht erreicht werden.

Bei einem Patienten, der aktiv aus einer penetrierenden Verletzung der oberen Thoraxapertur blutet, kannst du in eine große Falle tappen, wenn du die falsche Inzision wählst. Basiere deine Entscheidung auf einer gut untermauerten Vermutung, wo die Blutungsquelle sein könnte. Wenn der Patient im Schock ist und einen ausgedehnten Hämothorax aufweist, wirst du typischerweise mit der gebräuchlichen anterolateralen Thorakotomie beginnen, dann aber möglicherweise entdecken, dass du die Verletzung durch diese Inzision gar nicht versorgen kannst. In diesem Fall musst du die Inzision rasch erweitern (oder eine neue wählen), um zur Blutungsquelle zu gelangen.

Falls der Patient nicht aktiv in den Pleuraspalt hinein-
blutet, ist die mediane Sternotomie eine gute
Wahl bei rechtsseitigen sowie mittigen
Verletzungen der Thoraxapertur, da
damit die Arteria anonyma und deren
Äste erreicht werden können. Es ist
jedoch schwierig, durch die gleiche
Inzision von vorne zur linken Arteria subclavia zu gelangen, da das
Gefäß intrapleural und dorsal verläuft. Aus diesem Grund solltest
du bei einem Patienten mit einer
penetrierenden Verletzung oberhalb oder unterhalb der linken Cla-
vicula die proximale Kontrolle der Arteria subclavia durch eine hohe, anterolaterale Thorakotomie im dritten Interkostalraum links (oberhalb der Brustwarze)
erlangen, auch wenn du das Gefäß durch diese sehr limitierende Inzision nicht
reparieren können wirst. Die Verletzung der Arteria subclavia wirst du über eine
separate Inzision darstellen und versorgen müssen (Kapitel 13).

Die klassische Türflügelinzision ist die kreative Kombination einer medianen
Sternotomie, einer anterolateralen Thorakotomie und einer linken claviculären
Inzision. Man muss kraftvoll retrahieren, um zum oberen Mediastinum zu gelangen. Der Zugang hat wegen der Dehnung des Plexus brachialis und anderer
Nerven eine hohe Inzidenz postoperativer, Kausalgie-ähnlicher Schmerzen. Wir
verwenden ihn nie, weil die gleiche Exposition bereits mit zwei von drei Ele-
menten der Türflügelinzision erreicht werden kann, hier jedoch mit wesentlich
geringerer Morbidität.

Stabile Patienten bergen weniger Überraschungen. Du kennst dein chirurgisches Zielgebiet von der präoperativen Bildgebung her, und dieses Zielgebiet
diktiert dir die Wahl deiner Inzision. Üblicherweise musst du keine Erweiterung
in ein anderes viszerales Kompartiment in Betracht ziehen Die Strukturen des
hinteren Mediastinums wie die Aorta oder der Ösophagus werden über eine
posterolaterale Thorakotomie auf Höhe der Verletzung erreicht. Tatsächlich erlaubt die posterolaterale Thorakotomie eine derart außerordentliche Exposition
der Brustwand, der Lungen und des Mediastinums, dass einer von uns diesen

Zugang gelegentlich auch bei aktiv blutenden Patienten verwendet, besonders, wenn die penetrierende Verletzung tief dorsal liegt.

> »Wähle deine Inzision bei Verletzungen
> der oberen Thoraxapertur sorgfältig«

Der einfache Weg zur anterolateralen Thorakotomie

Lagere den Patienten mit beiden Armen vom Körper abgewinkelt auf dem Rücken und schiebe ein gerolltes Bettlaken unter die Scapula, um die zu operierende Seite des Thorax leicht anzuheben und nach medial zu rotieren. Ein Doppellumentubus, der durch einen kompetenten Anästhesisten rasch platziert wird, gibt dir einen gewaltigen technischen Vorteil. Um eine zusammengefallene Lunge herum zu arbeiten, ist wie im Park spazieren zu gehen, verglichen mit der Tortur, dich um einen sich rhythmisch aufblasenden Ballon herumzuquälen.

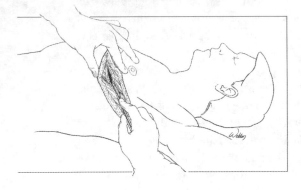

Mache eine kühne Inzision im vierten Interkostalraum. Beim männlichen Patienten ist dies unterhalb der Brustwarze. Bei einer weiblichen Patientin ziehst du die Brust nach kranial und machst deine Inzision in der Brustfalte. Meide den Pectoralis major so gut du kannst, indem du deine Inzision unmittelbar darunter entlangführst.

Stelle dir bei dieser Operation vor, dass sie das thorakale Äquivalent einer Notfall-Laparotomie darstellt. Arbeite schnell und zielstrebig. Dies ist nicht der Zeitpunkt, um minimal-invasiv zu operieren oder jedem einzelnen Erythrozyten mit dem Grillstab den Garaus zu machen. Greife dir ein Messer und tauche in den Thorax ein. Führe deine Inzision vom Sternumrand bis in die mittlere Axillarlinie, indem du dem Interkostalraum in einer leicht aufwärts gebogenen Kurve folgst. Je lateraler du kommst, desto weniger einträglich wird dein Zugang sein: du musst mehr und mehr Muskeln durchtrennen, ohne wesentliche Fortschritte in der Exposition zu erzielen.

Ein erfahrener Chirurg eröffnet den Thorax mit drei kühnen Schnitten: mit dem ersten durchtrennt er die Subkutis; mit dem zweiten gelangt er durch die Pectoralisfaszie, vorne durch den Pectoralis und lateral durch den Serratus anterior; mit einer dritten kurzen Inzision dringt er durch die Interkostalmuskulatur in den Pleuraraum.

»Greife dir ein Messer und tauche in den Thorax ein«

Nachdem du ein Fenster in den Pleuraraum geschaffen hast, musst du diesen auf Adhäsionen zwischen Lungen und Thoraxwand austasten. Wenn der Weg frei ist, nimmst du eine große Mayo-Schere und durchtrennst damit die Interkostalmuskulatur entlang deiner Inzision. Lege einen Rippenspreizer so ein, dass der Handgriff gegen die Axilla zeigt. Andernfalls wird dir jener Handgriff im Weg sein, wenn du versuchst, die Inzision quer durch das Sternum zu erweitern. Öffne den Rippenspreizer vorsichtig, um dir deinen Arbeitsraum zu schaffen.

Falls nötig, erweiterst du deine Inzision auf die gegenüberliegende Thoraxseite, indem du mit einer Gigli-Säge oder einer oszillierenden Säge sauber das Sternum durchsägst oder eine Knochenschere verwendest. Falls du von der linken Seite auf die rechte erweiterst, solltest du deine Inzision kranial aufwärts zum dritten Interkostalraum führen, oberhalb der rechten Brustwarze bleiben, um damit die Exposition der oberen Mediastinalstrukturen, insbesondere der Bifurkation der Anonyma, zu ermöglichen.

Der klassische Fallstrick bei der anterolateralen Thorakotomie ist, nach Durchtrennung der Arteria mammaria interna zu versäumen, deren Enden zu identifizieren und zu ligieren. Wenn der Patient hypoton ist und seine Gefäße kontrahiert sind, blutet diese hinterlistige Arterie selten. Nachdem du den Thorax verschlossen hast, wird sie ihre Anwesenheit bald bemerkbar machen. Wenn du die durchtrennten Enden nicht ligierst, garantierst du deinem Patienten eine vorzeitige Rückkehr in den Operationssaal.

»Vergiss nicht die Arteria mammaria interna,
denn sie wird dich nicht vergessen«

Sobald du im Thorax bist

Bei den meisten Trauma-Thorakotomien wirst du nicht von einem Doppellumentubus profitieren und der Anästhesist wird die Lunge nicht auf Wunsch zusammenfallen lassen können. Bei entfalteter Lunge wirst du wenig mehr sehen als einen sich rhythmisch aufblähenden Ballon, der von Blut umgeben ist. Um den Thorax zu explorieren, musst du die Lunge mobilisieren.

Das Schlüsselmanöver dabei ist die Durchtrennung des Ligamentum pulmonale inferius. Plaziere vorsichtig deine nicht dominante Hand unter den unteren Lungenlappen, ziehe diesen nach kranial und spanne damit das Ligament an. Durchtrenne es mit der Schere. Vergiss nicht, dass das Ligament an der inferioren Vena pulmonalis endet und eine Pulmonalvenenverletzung deine Operation zu einem spektakulären vorzeitigen Ende bringen wird. Jetzt kannst du die Lunge aus dem Weg halten und um sie herum arbeiten.

»Mobilisiere die Lunge, indem du das Ligamentum
pulmonale inferius durchtrennst«

Entferne das Blut; bitte den Anästhesisten, die Lunge einen Moment lang nicht zu belüften und beurteile rasch die Situation. Woher kommt die Blutung? Lunge oder Brustwand? Vermutest du eine Perikardtamponade? Gibt es ein mediastinales Hämatom? Hellrotes Blut, das in Seen im Thorax zusammenläuft, stammt häufig aus Blutungen der Brustwand, während ein Mix von Blut und Luftblasen normalerweise von der Lunge kommt. Schwalle von dunklem Blut sind das Markenzeichen einer Lungenhilusverletzung. Ein mediastinales Hämatom weist auf die potentielle Verletzung großer Gefäße hin. Ein sich vorwölbendes, gespanntes Perikard ist bis zum Beweis des Gegenteils eine Perikardtamponade. Erreiche eine temporäre Blutungskontrolle durch Packen der Brustwand mit Bauchtüchern, durch manuelle Kompression des Hilus bei einer massiv blutenden Lunge, oder eröffne das Perikard, um eine Herztamponade zu entlasten. Sobald du temporäre Kontrolle über die Blutung hast, musst du dich entscheiden, ob du es mit einem kleinen Problem oder GROSSEM ÄRGER zu tun hast (Kapitel 2).

Bist du besorgt über die andere Seite des Thorax? Solltest du auch wirklich sein, weil du sie nicht sehen kannst. Falls du auch nur den leisesten Verdacht hast auf eine mögliche Blutung in der anderen Thoraxhälfte (zum Beispiel bei einem verdächtigen Geschossbahnverlauf oder einer unerklärlichen Hypotonie), sollte dich dies dazu veranlassen, deine Hand sofort vor dem Perikard entlangzuführen und dort ein Fenster in den anderen Hemithorax zu machen. Strömt Blut aus diesem Fenster? Kannst du Blut und Gerinnsel aus dem gegenüberliegenden Pleuraspalt herausschöpfen, wenn du deine Hand in den lateralen Rezessus hineinführst? Wenn ja, musst du die andere Seite explorieren.

Als nächstes musst du deinen Arbeitsraum optimieren. Ist deine Inzision adäquat oder brauchst du eine bessere Exposition? Mit einer Knochenschere kannst du den knorpeligen Anteil der vierten Rippe am Oberrand deiner Inzision durchtrennen, um den Rippenspreizer weiter zu öffnen. Falls du in Zeitnot bist, öffnest du den Rippenspreizer einfach soweit wie nötig, auch wenn du dabei Rippen brechen hörst. Dies ist nicht eine elektive Thorakotomie, und du musst eine adäquate Exposition haben, koste es, was es wolle. Falls dies immer noch nicht ausreicht, ist das Ass in deinem Ärmel die Clam-Shell-Inzision durch das Sternum, welche alles exponieren wird. Sie bringt jedoch auch eine signifikante Morbidität mit sich.

Wahrscheinlich möchtest du etwas gegen die Lunge unternehmen, welche sich rhythmisch in deinem Gesichtsfeld aufbläst. Du kannst den Anästhesisten bitten, das Atemzugvolumen zu reduzieren, so dass du dich um die Lunge herum arbeiten kannst, oder du hilfst dem Anästhesisten einfach, den Endotrachealtubus in den gegenüberliegenden Bronchus hinunterzuschieben. Dies gelingt viel einfacher auf der rechten Seite, auch wenn dann der rechte Oberlappen nicht mehr belüftet wird. Auf der linken Seite ist es schwierig, den Tubus blind in den Hauptstammbronchus hinunterzuschieben. Den Endotrachealtubus intraoperativ gegen einen Doppellumentubus auszuwechseln, ist schwierig und gefährlich. Wähle diese Option mit Bedacht und nur, wenn nichts anderes mehr geht.

»Optimiere deinen Arbeitsraum und lasse die Lunge zusammenfallen, wenn du kannst«

Eröffnen des Perikards

Ein klassischer Irrtum des Unerfahrenen ist, das Perikard ungeöffnet zu lassen, weil es von außen okay aussieht. Beim Perikard trägt der Schein oft, und ein normal aussehender Herzbeutel kann leicht eine Tamponade verbergen. Während einer linken anterolateralen Thorakotomie sollte deshalb die linke Lunge nach hinten zurückgeschoben werden, um den linken lateralen Aspekt des Perikards freizugeben. Fasse es zwischen den Fingern und mache im hochgezupften Anteil eine kleine Inzision anterior zum Nervus phrenicus. Falls du Blut durch das Loch drainieren siehst, erweiterst du die Öffnung des Perikards in voller Länge, indem du die halb geschlossene Schere über die Inzisionsränder anterior und parallel zum Nervus phrenicus vorschiebst. Entwickle das Herz in den geöffneten Thorax.

Falls du während einer anterolateralen Thorakotomie rechts Blut im Perikard findest, musst du deine Inzision sofort in eine Clam-Shell-Inzision erweitern. Du kannst das Herz von der rechten Seite sonst nicht richtig untersuchen oder reparieren.

»Ein geschlossenes Perikard ist
ein Rätsel — eröffne es!«

Den Lungenhilus unter Kontrolle bringen

Eine massive Blutung aus einer zentralen Lungenverletzung erfordert eine sofortige Hiluskontrolle. Das Abklemmen des Hilus ist eine Waffe "des Jüngsten Tages", weil es von einem Patienten im Schock sehr schlecht toleriert wird. Wenn du die Blutung mit irgendwelchen anderen Maßnahmen stoppen kannst, wie zum Beispiel mit manueller Kompression, einer blutstillenden Naht oder durch rasche Resektion des verletzten Lungensegmentes, dann klemme den Hilus nicht ab.

Bevor du überhaupt daran denken kannst, den Hilus anzuzügeln, musst du die Lunge durch Durchtrennen des Ligamentum pulmonale inferius mobilisieren. Bitte dazu den Anästhesisten, die Belüftung der Lungen für einen kurzen Moment zu stoppen und fasse die teilweise geblähte Lunge wie einen Blumenstrauß mit deiner nicht dominanten Hand. Führe eine Satinsky-Klemme um den gesamten Hilus herum, und vermeide sorgfältig eine Verletzung des Nervus phrenicus, der alarmierend nahe liegt. Das Abklemmen des Lungenhilus erfordert beide Hände; die eine Hand hält die offene Klemme, während die andere die beiden Branchen der Klemme um den Hilus herum führt.

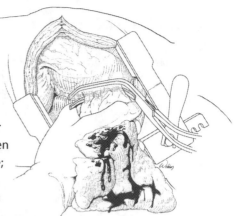

Es kann schwierig sein, den Hilus im begrenzten Arbeitsraum einer anterolateralen Thorakotomie abzuklemmen, weil du oft nicht sehen kannst, was du tust. Es gibt einen einfacheren Weg, dies zu tun. Du kannst die Lunge um den Hilus herum zudrehen - der sogenannte Lungenhilus-Twist. Anstelle zu versuchen, eine offene Klemme um den Hilus zu platzieren, packst du einfach die mobilisierte Lunge mit beiden Händen an der Spitze der Oberlappens und an der Basis des Unterlappens. Drehe jetzt die Lunge um 180°, so dass die Spitze des Oberlappens in den Bereich des Zwerchfells zu liegen kommt und die Lungenbasis dort ist, wo bis vor einigen Sekunden die Lun-

genspitze war. Die Blutung wird sofort stoppen. Unter Umständen musst du ein Bauchtuch in die obere Pleurahöhle stopfen, um die Lunge in dieser Position zu halten. Dieses rasche und simple Manöver ist besonders praktisch während Notfall-Thorakotomien im Schockraum, wo die Exposition und die Arbeitsbedingungen deutlich eingeschränkt sind.

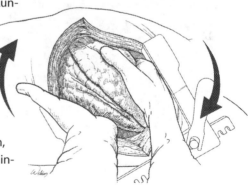

»Mach den
Lungenhilus-Twist:
schnelle Kontrolle ohne Klemme«

Das Abklemmen der Aorta

Die Aorta descendens ist flach und pulslos und kann leicht mit einem anderen anliegenden, flachen und pulslosen Schlauch verwechselt werden: dem Ösophagus. Das Abklemmen des Ösophagus verbessert den hämodynamischen Status des Patienten in keiner Weise.

Das Anlegen einer Klemme an die Aorta descendens während einer anterolateralen Notfall-Thorakotomie ist vor allem eine Sache der Palpation und kann kaum unter Sicht durchgeführt werden. Ziehe die linke Lunge nach vorne und gleite mit deiner Hand auf der Thoraxhinterwand von lateral nach medial, wobei du die Konkavität der Rippen dorsal spürst, wenn sie sich gegen die Wirbelsäule zu biegen. Die erste schlauchförmige Struktur, welche du an deinen Fingerspitzen spürst, ist die Aorta. Du kannst sie entweder von Hand gegen die Wirbelsäule abdrücken, oder eine Aortenklemme setzen und damit eine freie Hand zurückgewinnen, um andere wertvolle Arbeit zu tun.

Der Schlüssel zum erfolgreichen Abklemmen ist die Eröffnung der parietalen Pleura. Sollte die mediastinale Pleura intakt bleiben, so wird deine Klemme das Gefäß nicht fassen können und abrutschen.

Mache ein Loch in die Pleura parietalis auf beiden Seiten der Aorta, entweder mit einem Finger oder mit der Präparierschere. Alles, was du brauchst, ist eine kleine Öffnung, gerade groß genug, um die Branchen der Klemme auf beiden Seiten des flachen Schlauches aufzunehmen. Durch eine ausgedehnte Präparation der Aorta können Interkostalarterien oder die Aorta selber verletzt werden, was alles nur noch viel schlimmer macht.

»Unter einer
intakten Pleura parietalis kannst du
die Aorta nicht abklemmen«

Die Turbo-Version

Die Turbo-Version einer Thorakotomie bei Trauma ist die berühmte Notfall-Thorakotomie, eine heroische Operation, welche typischerweise im Schockraum begonnen und, wenn erfolgreich, immer im Operationssaal abgeschlossen wird. Um eine Notfall-Thorakotomie durchzuführen, brauchst du lediglich einen korrekt platzierten Endotrachealtubus, eine ruhige Hand, ein gutes Messer und ein eingeschaltetes Gehirn.

Abduziere den linken Arm des Patienten vollständig, so dass er dir nicht im Weg ist, lasse jemanden Desinfektionslösung über den linken Thorax schütten und beginne zu schneiden. Die Sterilität ist hier kein zentrales Thema, deine Sicherheit ist es aber. Scharfe Instrumente und Nadeln sind auffallend häufig im Spiel während der Notfall-Thorakotomie. Deshalb gilt die goldene Regel: nur zwei Hände sind im Operationsfeld - deine eigenen. Akzidentelle Schnittverletzungen stellen eine echte Gefahr im organisierten Chaos einer Notfall-Thorakotomie dar, und Patienten mit penetrierenden Verletzungen bringen häufig übertragbare Krankheiten mit in den OP. Bringe dich nicht selber um und verletze auch nicht deine Kollegen, während du deinen Patienten zu retten versuchst.

Die Notfall-Thorakotomie ist eine klassische Damage-Control-Prozedur. Nach der Eröffnung des Brustkastens werden nur fünf Manöver im Schockraum durchgeführt:

Die fünf Manöver der Notfall-Thorakotomie

Inzidiere das Ligamentum pulmonale inferius, um die Lunge zu mobilisieren.
Eröffne das Perikard und nähe (oder staple) eine Herzverletzung.
Führe offene Herzmassage durch.
Klemme bei massiv blutender Lunge den Hilus ab oder drehe die Lunge um den Hilus.
Klemme die thorakale Aorta ab.

Falls der Patient überlebt, machst du alles Weitere im Operationssaal. Falls reguläre elektrische Aktivität innerhalb einer vernünftigen Zeitspanne nicht wieder eintritt, musst du die Vergeblichkeit deiner Bemühungen einsehen und aufhören. Gefährde dein Team nicht in einer hoffnungslosen Situation. Unabhängig von deinem chirurgischen Talent und deiner Erfahrung wirst du bei einer Notfall-Thorakotomie nicht viele Überlebende haben.

»Sei während einer Notfall-Thorakotomie besorgt um
deine Sicherheit und die deines Teams«

Mediane Sternotomie

Mache eine vertikale Inzision in der Mittellinie des Sternums, zwei Zentimeter oberhalb des Sternums beginnend, bis drei bis vier Zentimeter unterhalb des Xiphoids. Vertiefe deine Inzision bis zur Vorderwand des Sternums, wobei du in der Mittellinie bleiben musst. Identifiziere den Oberrand des Manubrium sterni und präpariere mit deinem Finger stumpf den Retrosternalraum unmittelbar am Sternum entlang. Wechsle dann zum unteren Teil deiner Inzision und eröffne die Linie alba unmittelbar unterhalb des Xiphoids, um von hier aus dieselbe Schicht stumpf zu präparieren.

Bitte den Anästhesisten, die Beatmung für einen Moment zu stoppen, und spalte das Sternum in der Mittellinie unter Verwendung einer oszillierenden Sternumsäge. Hake dazu die Spitze der Sternumsäge retrosternal ein und ziehe daran nach oben, um den Knochen hochzuheben und das Risiko einer iatrogenen Verletzung der retrosternalen Strukturen klein zu halten, während du sägst. Verwende den Elektrokauter, um die Kapillarblutungen aus den Knochenrändern unter Kontrolle zu bringen. Lege einen Sternumretraktor mit nach oben offenen Branchen ein und öffne ihn schrittweise, ohne das Sternum zu zerbrechen.

Als erstes suchst du die linke Vena anonyma auf, die Wächterin der oberen Thoraxapertur. Sie ist die erste Struktur, welche im anterioren Aspekt quer über das obere Mediastinum verläuft, mit der du es zu tun hast, wenn du die Ausstrombahn präparierst. In einer Trauma-Situation sollst du sie identifizieren, abklemmen, durchtrennen und ligieren.

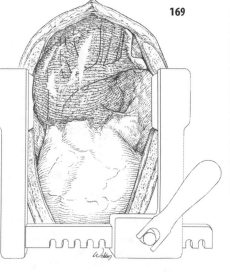

>Die linke Vena anonyma
ist die Wächterin des
oberen Mediastinums«

Der Verschluss des Thorax

Ähnlich wie bei der Trauma-Laparotomie
musst du auch hier wählen zwischen de-
finitivem und temporärem Verschluss des
Thorax. Lege in beiden Fällen Thoraxdrai-
nagen in die operierte Brusthöhle oder in
das Mediastinum ein und inspiziere die Brustwand sorgfältig auf Blutungen aus
Interkostalarterien, Muskelarterien und der Arteria mammaria interna.

Wann solltest du einen temporären Verschluss in Betracht ziehen? Dies ist eine
echte Option, wenn du im Rennen bist gegen die sich rasch verschlechternde
Physiologie des Patienten oder wenn du die Absicht hast, in den Thorax zurück-
zukehren, um abgestopfte Tücher zu entfernen, oder um definitive Reparaturen
vorzunehmen. Ein temporärer Verschluss des Thorax bedeutet, lediglich die
Haut luftdicht zu verschließen, während Rippen und Thoraxwandmuskulatur
nicht adaptiert werden. Dies kann über einen raschen Verschluss mit einer kontinuierlichen, kräftigen monofilen Naht oder mit einer Reihe von Tuchklemmen
erfolgen. Selten, wenn das Herz geschwollen und ödematös ist und aus diesen
Gründen nicht einmal der Verschluss der Haut über einer medianen Sternotomie möglich ist, nähen wir vorübergehend einen leeren Infusionsbeutel an die
Hautränder; das darunterliegende Sternum bleibt offen. Dies ist das thorakale
Äquivalent zum Plastikbeutel-Verschluss, der im Kapitel 4 beschrieben ist.

Der alleinige Verschluss der Haut bei einer anterolateralen Thorakotomie hat
einen großen Nachteil: er blutet. Während der Inzision durchtrennst du typischerweise einen substantiellen Anteil der Thoraxwandmuskulatur im lateralen
Anteil der Inzision. Wenn du diese Muskelmasse nicht adaptierst, wirst du eine
permanente, diffuse Blutung haben, was in einem signifikanten, andauernden
Blutverlust endet, insbesondere wenn der Patient eine Koagulopathie aufweist.

Der formale Verschluss der anterolateralen Thorakotomie ist einfach. Adaptiere
die Rippen, indem du starke periostale Nähte setzt, die Brustwandmuskulatur
in Schichten adaptierst und die Faszie und Haut verschließt. Fixiere beim Ver-

schluss einer Clam-Shell-Inzision das durchtrennte Sternum besonders sorgfältig mit Sternumdraht.

SCHLÜSSELPUNKTE

» Beginne bei instabilen Patienten mit einer anterolateralen Thorakotomie.

» Wähle deine Inzision bei Verletzungen der oberen Thoraxapertur sorgfältig.

» Greife dir ein Messer und tauche in den Thorax ein.

» Vergiss nicht die Arteria mammaria interna, denn sie wird dich nicht vergessen.

» Mobilisiere die Lunge, indem du das Ligamentum pulmonale inferius durchtrennst.

» Optimiere deinen Arbeitsraum und lass die Lunge zusammenfallen, wenn du kannst.

» Ein geschlossenes Perikard ist ein Rätsel – eröffne es!

» Mach den Lungenhilus-Twist: schnelle Kontrolle ohne Klemme.

» Unter einer intakten Pleura parietalis kannst du die Aorta nicht abklemmen.

» Sei während einer Notfall-Thorakotomie besorgt um deine Sicherheit und die deines Teams.

» Die linke Vena anonyma ist die Wächterin des oberen Mediastinums.

Kapitel **12**

Der Thorax –
hinein und hinaus

»Gute Urteilskraft baut auf Erfahrung.
Erfahrung baut auf schlechter Urteilskraft.«

Arthur C. Beall, Jr., MD

Du machst gerade eine Thorakotomie wegen einer Schussverletzung im unteren Rückenbereich in der rechten Thoraxhöhle. Du bist beruhigt, weil du siehst, dass die Lunge nicht blutet. Hellrotes Blut kommt aus einem Schussloch in der Thoraxwand, wahrscheinlich von einer Interkostalarterie. Es sieht aus wie ein einfaches Problem, welches nur eine blutstillende Umstechungsnaht benötigt. Aber während du versuchst, tief unten im unzugänglichen Rezessus hinter dem Zwerchfell zu dieser Blutung zu gelangen, dämmert es dir langsam - dies wird überhaupt keine einfache Aufgabe werden.

Weil die Lunge rhythmisch dein Gesichtfeld versperrt, kannst du die Blutungsstelle kaum sehen. Und wenn du sie siehst, ist es schwierig, über deine anterolaterale Thorakotomie zu dieser Stelle zu gelangen; manchmal ist es sogar unmöglich. Wenn du dann endlich doch zur Blutungsquelle gelangst und versuchst, eine achtförmige Umstechungsligatur anzulegen, entdeckst du, dass du mit der Nadel nicht genügend Gewebe fassen kannst, weil du dauernd in die Rippen hineinstichst. Der Interkostalraum ist einfach nicht weit genug, um einen vollständigen Nadelstich aufzunehmen. Willkommen in der Champions League!

Du bist soeben an eine notorisch unterschätzte Verletzung geraten - eines der „versteckten Monster" der Trauma-Chirurgie. Es ist sicherlich nicht das einzige. In der Tat gibt es einen ganzen Zoo davon. Eine Verletzung im Bereich des gastroösophagealen Übergangs (Kapitel 5), ein blutendes Loch im Psoasmuskel (Kapitel 9) und ein stumpfes Trauma der Gefäße unterhalb des Knies (Kapitel 15) sind gute Beispiele dafür. Sie sind nicht so dramatisch wie eine zerschmetterte Leber oder eine Schussverletzung in die chirurgische Seele und scheinen auf den ersten Blick banal zu sein. Aber wenn du sie angehst, wirst du feststellen, dass du dich in tieferem Wasser bewegst, als du gedacht hast, und manchmal bist du dabei bereits mit dem Kopf unter Wasser. Die versteckten Trauma-Monster bewerten deine operative Kreativität und Vorstellungskraft, indem sie dich dazu zwingen, das Problem mit unorthodoxen Lösungen anzugehen.

Blutungen aus der Thoraxwand

Die Interkostalarterie und die Arteria mammaria interna bluten wie wild, weil sie einen bidirektionalen Blutzufluss aufweisen. Um eine effektive Blutstillung zu erreichen, musst du die Arterie auf beiden Seiten unter Kontrolle bringen. Die herausfordernde Blutung aus der Thoraxwand ist nicht diejenige, welche unmittelbar im Bereich deiner Inzision in dein Gesicht starrt, wenn du den Thorax eröffnest. Es ist die niedliche, kleine, unerreichbare Verletzung, welche hoch oben oder sehr tief unten in der Brustwand liegt; eine Blutung, die du kaum sehen kannst.

Temporäre Blutstillung ist deine erste Priorität. Erfasse rasch die Situation: kannst du das spritzende Gefäß sehen? Hast du es mit einer einzelnen Arterie zu tun (bei penetrierendem Trauma), oder mit einer diffusen Blutung aus der ausgedehnt traumatisierten Thoraxwandmuskulatur (bei einem stumpfen Trauma)? Sind die benachbarten Rippen gebrochen? Gibt es mehr als eine Blutungsquelle? In Abhängigkeit von dem, was du gefunden hast, komprimierst du die Blutung mit deinem Finger, klemmst sie ab, oder packst sie vorübergehend mit Bauchtüchern.

Optimiere als nächstes dein Operationsfeld. Falls die Blutung sehr tief oder sehr hoch im Bereich der Brustwand sitzt, musst du unter Umständen eine neue, tiefere oder höhere Inzision anlegen, um an diese Stelle zu kommen. Ein schöner Trick ist, durch die bestehende alte Hautinzision zwei Interkostalräume nach oben oder nach unten zu gehen und dort interkostal einzugehen, so dass du die Verletzung besser unter Kontrolle bringen kannst. Unter Umständen musst du jedoch eine neue Hautinzision machen.

Wähle dann eine passende Blutstillungstechnik. Falls das blutende Gefäß dich anschaut, klemmst du es einfach ab und machst eine Durchstechungsligatur. Dieses gelingt in der Regel mit der Arteria mammaria interna, weil sie quer zu den Rippen und so weit vorne verläuft. Eine durchtrennte Interkostalarterie ist herausfordernder. Oft zieht sie sich zwischen die anliegende Interkostalmuskulatur zurück und benötigt eine blind gesetzte achtförmige Umstechungsnaht.

Das Geheimnis zum Erfolg ist nicht nur, die korrekte Nadelgröße zu wählen, sondern die Nadel parallel - nicht quer - zu den Rippen zu führen. Es gibt nicht genügend Platz zwischen den Rippen, um mit einer großen Nadel eine Umstechung quer zum Gefäß machen zu können. Nur bei paralleler Nadelführung gelingt es, eine vollständige Umstechung durchzuführen und die Nadel wieder aus dem Gewebe herauszubringen.

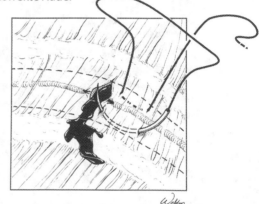

Was tun, wenn die Blutstillungsnaht nicht funktioniert? Hier hilft ein klein wenig taktische Kreativität über das Hindernis hinweg. Erwäge den Einsatz hämostatischer Metallclips. Wenn die benachbarte Rippe mehrfach frakturiert ist, kann die rasche Resektion des blutungsnahen Fragments wertvollen Platz für Manöver schaffen.

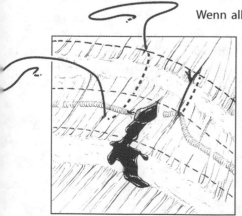

Wenn alles andere versagt, nimmst du einen starken monofilen Faden mit großer Nadel und umfährst die unmittelbar kranial der blutenden Interkostalarterie gelegene Rippe und machst so eine Massenligatur des neurovaskulären Bündels, indem du es gegen die Rippe komprimierst. Tue das proximal und distal der Blutung. Eine postoperative Interkostalneuralgie ist ein akzeptabler Preis für dieses lebensrettende Manöver.

Ein anderes, letztes Mittel, welches bei großkalibrigen Schussverletzungen mit großem, blutendem Krater funktioniert, ist die Ballontamponade. Führe einen großen blockbaren Blasenkatheter (Foley-Katheter) von außen in den Geschosskanal ein, blase den Ballon auf und ziehe kräftig am Katheter, um die Blutung zu tamponieren. Klemme den Foley-Katheter thoraxwandnah ab und nähe die Klemme an der Haut an, um sie gegen akzidentelle Verschiebung zu sichern. Belasse diese Ballon-Kompression für mehrere Tage, um sicherzustellen, dass die verletzte Arterie thrombosiert ist. Wir haben auch schon blutende Geschosskanäle in der Tiefe der hinteren Thoraxwand mit Hämostyptika oder Knochenwachs ausgestopft, so wie wir es im Halsbereich bei der spritzenden Arteria vertebralis tun (Kapitel 14).

Die frustrierendste Situation ist eine profuse, multifokale Blutung aus einer extensiv verletzten Brustwand mit multiplen assoziierten Rippenfrakturen. Direkte Blutsstillung funktioniert nicht, und du wirst bald realisieren, dass die einzige dir verbleibende Option die Ligatur der prominenten arteriellen Blutungen, die Tamponade der verletzten Brustwand und der rasche Rückzug ist. Dies sind häufig tödliche Verletzungen.

> »Umsteche interkostale Blutungen
> parallel zu den Rippen«

Die verletzte Lunge

Trotz offensichtlicher anatomischer Unterschiede ist die blutende Lunge der verletzten Leber auffallend ähnlich. Bei beiden Organen steht bei peripheren Verletzungen eine ganze Reihe von hämostatischen Techniken zur Verfügung, während zentrale (hilusnahe) Verletzungen "sehr schlechte Nachrichten" sind. Sowohl bei der Leber, als auch bei der Lunge bringen wir Chirurgen den Hilus unter Kontrolle und führen atypische Segmentresektionen durch, sind jedoch zurückhaltend mit extensiven, formalen Resektionen (Lobektomie bei der Leber, Pneumonektomie bei der Lunge). Das Konzept der Traktotomie, eine sehr praktische Technik bei durchgehenden Lungenverletzungen, stammt ursprünglich aus der Lebertraumatologie.

Du kannst zwar oberflächliche pulmonale Läsionen nähen, aber die effizienteste Waffe im Umgang mit Lunge ist die atypische Klammernahtgerät-Resektion. Wie wird das gemacht?

Definiere das genaue Ausmaß der
Verletzung und verwende ein gerades Klammernahtgerät, um rasch
den Interlobärspalt zu eröffnen, falls er
verwachsen sein sollte. Schaue jetzt das
verletzte Lungensegment gut an und plane
deine Resektionslinie. Dein Ziel ist es, die zerstörten Anteile der Lunge zu resezieren und
möglichst viel gesundes Lungenparenchym
zu erhalten. Halte alle Klammernahtgeräte
und 3-0 oder 4-0 Polypropylenenähte bereit, bevor
du mit der Operation beginnst. Bitte den Anästhesisten,
die verletzte Lunge kurzzeitig nicht zu belüften. Verwende
entweder ein langes gerades Klammernahtgerät (60 bis 90 mm) oder mehrere
Applikationen eines kurzen geraden Klammernahtgerätes, um das verletzte Parenchym zu resezieren. Übernähe den Resektionsrand mit einer fortlaufenden
monofilen Naht, falls dieser kontinuierlich blutet oder fistelt, also Luft verliert.

Die pulmonale Traktotomie ist
eine elegante, Lungengewebe
sparende Lösung bei penetrierenden Verletzungen, welche
zu tief sind für eine Klammernahtgerät-Resektion. Das zugrunde liegende
Prinzip ist, die Wundhöhle weiter zu
eröffnen, um zu den Blutungsstellen
zu gelangen. Mit anderen Worten, du
verbindest die Wundhöhle mit der Lun-
genoberfläche, indem du die darüber-
liegenden Gewebebrücken durchtrennst.

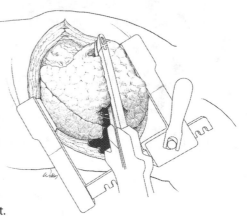

Führe eine Branche eines geraden Klammernahtgerätes (wir verwenden meist Gefäßmaga-
zine) in den Geschosskanal ein und platziere
die andere Branche auf der Gewebebrücke
im Bereich der geplanten Durchtrennung.
Schließe das Klammernahtgerät und
feuere es ab, womit der Geschosskanal breit freigelegt wird. Inspiziere ihn sorgfältig auf blutende

Gefäße und verwende selektiv Durchstechungsligaturen mit 4-0 Polypropylene. Verschließe den Geschosskanal nicht.

Wenn du kein gerades Klammernahtgerät hast, kannst du dieselbe Traktotomie zwischen zwei langen Aortenklemmen durchführen, welche die Gewebebrücke abklemmen. Nach selektiver Blutstillung im offenen Geschosskanal übernähst du beide liegenden Aortenklemmen fortlaufend mit 4-0 Polypropylene, bevor du die Klemmen entfernst.

Die pulmonale Traktotomie funktioniert so gut, dass du sie sogar bei der Versorgung von tiefen Wunden in Betracht ziehen solltest, welche nicht durchgehend (also ohne Ausschussloch) sind. Führe einen Finger in die Wunde ein und schätze ab, wieviel unverletztes Lungenparenchym durchtrennt werden muss, um den Geschosskanal durchgehend zu machen. Verwende das Klammernahtgerät als „Projektil", um den Geschosskanal zu vervollständigen, indem du die eine Branche durch den Kanal hindurchstösst, bis die Spitze auf der anderen Seite der Lunge hervorkommt. Ein Teil der Geschosskanals wird iatrogen sein, aber ein Kanal ist und bleibt ein Kanal und kann deshalb mittels Traktotomie freigelegt werden. Lege ihn frei und versorge einzelne Blutungen mit Durchstechungsligaturen.

> »Die pulmonale Traktotomie ist eine saubere Lösung für ein schwieriges Problem«

GROSSER ÄRGER mit der Lunge

Zentrale Lungenverletzungen sind tödlich, weil sie schwer zu kontrollieren und schwer zu versorgen sind. Sie sind klassische Beispiele von GROSSEM ÄRGER (Kapitel 2), wo die Planung deiner Attacke und die Organisation deines Teams vor dem Angriff den wesentlichen Unterschied machen kann.

Wenn du mit einer massiv blutenden, hilusnahen Verletzung konfrontiert bist, musst du die Lunge rasch mobilisieren, indem du sie mit deiner nicht dominanten Hand hältst und den blutenden Hilus zwischen Daumen und Zeigefinger komprimierst. Die Ähnlichkeit mit dem Pringle-Manöver ist offensichtlich. Organisiere jetzt deinen Angriff: verbessere die Exposition, lasse – sofern möglich - den Endotrachealtubus in den kontralateralen Bronchus hineinschieben, und dir ein großes Gefäßsieb geben sowie ein Autotransfusionsset vorbereiten.

Zu diesem Zeitpunkt hängen deine Optionen im wesentlichen vom Verletzungsmechanismus ab. Bei einer simplen Stichverletzung kannst du dir durch Kompression des verletzten Hilus vielleicht gerade genug Blutungskontrolle und Sicht verschaffen, um rasch eine laterale Naht mit 5-0 Polypropylene zu setzen. Die Situation hat eine gewisse Ähnlichkeit mit einer Verletzung der Portalvene im Bereich des Ligamentum hepatoduodenale. In beiden Fällen hast du es mit einem zerrissenen Niederdrucksystem (mit hohem Flussvolumen) in einem engen anatomischen Kompartiment zu tun, das dir wenig Raum für Manöver oder komfortables Abklemmen bietet.

»Bringe den Lungenhilus zwischen Daumen und Zeigefinger unter Kontrolle«

Eine zentrale Schussverletzung ist eine „schlechte Nachricht". Der Schaden ist ausgedehnt, du musst häufig den Hilus abklemmen und bist unter Umständen gezwungen, einen Lungenlappen (oder sogar den gesamten Lungenflügel) zu resezieren, um eine Blutstillung zu erreichen. Eine theoretisch attraktive Lösung für die Hilusverletzungen ist, Kontrolle über die Gefäße von der Innenseite des Perikards her zu erlangen, weil sie auf dem Prinzip der anatomischen Barrieren basiert (Kapitel 3).

Wenn du das Perikard anterior und parallel zum Nervus phrenicus eröffnest, arbeitest du in unverletztem, jungfräulichem Gebiet, ähnlich der Präparation oberhalb des Leistenbandes bei einer inguinalen Schussverletzung. Wie auch immer: dies braucht Zeit und vertiefte Kenntnisse der intraperikardialen Anatomie - keine gute Option für einen Trauma-Chirurgen, der einen rasch ausblutenden Patienten mit einer zentralen Lungenverletzung vor sich hat. In der Praxis bedeutet eine Schussverletzung in der Nähe des Lungenhilus eine rasche Lobektomie oder, unter extremen Umständen, eine Pneumonektomie.

Eine gestapelte Pneumonektomie ist ein technisch einfaches, aber ein physiologisch verwüstendes operatives Manöver. Wähle dieses Vorgehen deshalb nur als allerletzte Maßnahme. Ausblutende Trauma-Patienten tolerieren die akute Resektion eines Lungenflügels nicht. Die Pneumonektomie stoppt die Blutung, führt aber zu einer akuten Rechtsherzinsuffizienz mit konsekutivem hämodynamischem Kollaps, und hat eine sehr hohe Mortalität.

Falls du allen Anstrengungen zum Trotz keine andere Wahl hast, als den Lungenflügel zu entfernen, nimmst du ein lineares 90 mm - Klammernahtgerät mit einem Gefäßmagazin und lädst den gesamten Hilus damit auf. Das technische Prinzip ist, das Klammernahtgerät so weit wie möglich nach distal zu setzen, um selbst ausreichend Platz für eine Übernähung zu haben, falls die gestapelte Nahtreihe verstärkt werden muss. Verschließe das Klammernahtgerät vorsichtig unter Fassen des gesamten Hilus, feuere es ab und entferne die Lunge. Fasse die beiden Enden des gestapelten Stumpfes mit Allis-Klemmen und öffne erst jetzt das Klammernahtgerät. Es wird immer von der Resektionslinie her bluten. Kontrolliere dies mit einer fortlaufenden monofilen Naht.

>>Wähle die gestapelte Pneumonektomie nur
als allerletzte Maßnahme<<

Der thorakale Ösophagus

Gehe eine Verletzung des oberen und mittleren thorakalen Ösophagus durch eine posterolaterale Thorakotomie im vierten Interkostalraum rechts an. Die unteren Anteile des thorakalen Ösophagus erreichst du über eine posterolaterale Thorakotomie im 6. bis 7. Interkostalraum links.

Die Rückzugslösung für eine ösophageale Perforation ist die proximale Drainage, um eine freie Perforation in eine kontrollierte Fistel umzuwandeln. Eine Todsünde wäre es, oberhalb der Verletzung einen ösophagealen Blindsack zu kreieren, eine nicht drainierte "Eiterwurst", welche die Quelle einer andauernden Sepsis darstellt und den Patienten langsam umbringt.

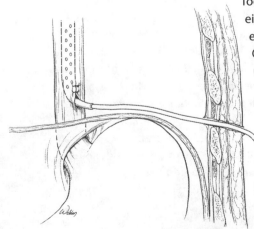
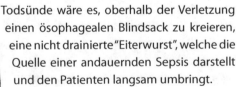

Drainiere die Perforation durch Einführen einer großlumigen Saugdrainage durch die Perforation; schiebe sie bis in den proximalen Ösophagus vor. Fixiere sie in dieser Lage. Verwende ein ösophageales T-Drain, falls es greifbar ist. Approximiere – sofern möglich - die Wundränder des Lochs um das Drain herum. Vergiss nie, den Pleuraraum mit einer separaten Drainage zu drainieren. Verwende diese Damage-Control-Option, falls du rasch aus der Operation aussteigen musst, die Verletzung zu groß ist, um spannungsfrei verschlossen zu werden, oder falls die Operation verzögert (mehr als 12 bis 24 Stunden seit der Verletzung) und der Pleuraraum schwer entzündet ist, was einen Primärverschluss unsicher macht.

Eine Ösophagusperforation ist ein Loch im Darm. Falls du dich dazu entscheidest, das Loch zu verschließen, solltest du immer mit einem vorsichtigen Débridement und der Festlegung der Ränder des Mukosadefektes beginnen, so wie du das auch bei anderen Darmregionen tun würdest. Mobilisiere den Ösophagus nicht aus seinem Bett, weil du ihn devaskularisieren würdest und damit deine Reparatur gefährdest. Verschließe die Perforation in zwei Schichten (Mukosa und Muskularis) und drainiere den Pleuraraum.

Bedecke die reparierte Stelle mit einem vaskularisierten Stück Gewebe. Abhängig von den operativen Umständen könnte dieses ein interkostaler Muskellappen, ein Patch aus Magenfundus nach Thal (Kapitel 5) oder ein Stück Omentum sein. Perikardiale und pleurale Lappen sind für diese Akutsituationen nicht gut genug vaskularisiert und sollten deshalb nicht verwendet werden. Schaffe einen Zugang für frühe enterale Ernährung.

> »Wähle als Rückzugsoption für
> eine Ösophagusperforation die Drainage«

Die großen Atemwege

Die anatomische Nähe der großen Atemwege zu den großen Gefäßen, dem Ösophagus und den Lungen garantieren dir, dass du nur selten eine isolierte Verletzung der intrathorakalen Trachea oder eines Stammbronchus antreffen wirst. Eine Verletzung der großkalibrigen Atemwege wird erst in zweiter Priorität nach einer schweren Blutung versorgt, weil sprudelndes Blut gegenüber einem Luftleck Vortritt hat.

Die Damage-Control-Option für eine intrathorakale Trachealverletzung ist, den Endotrachealtubus über die Verletzung hinauszuschieben und diese so zu überbrücken, um ein massives Luftleck zu verhindern. Bei einer Verletzung des Stammbronchus ist die Rückzugslösung, den Endotrachealtubus in den gegenseitigen Bronchus vorzuschieben (Kapitel 11). Luftlecks von kleineren Atemwegen können initial mit einem Thoraxdrain behandelt und der involvierte Lungenlappen verzögert reseziert werden.

Falls du während einer Trauma-Thorakotomie einer isolierten Tracheal- oder großen Bronchusverletzung begegnest, adaptierst du die Enden mit einer Reihe von resorbierbaren Einzelknopfnähten. Wenn du bei den Atemwegen nicht-resorbierbares Nahtmaterial verwendest, führt dies zu Granulombildung und später zur Stenose. Bei allen anderen Verletzungen, welche eine komplexe Rekonstruktion benötigen, ist das Intelligenteste, was du machen kannst, der Versuchung zu widerstehen, diese selber anzugehen. Hole Hilfe von einem erfahrenen Thorax-Chirurgen.

»Nähe einfache Verletzungen der großen Atemwege mit resorbierbarem Nahtmaterial«

SCHLÜSSELPUNKTE

» Umsteche interkostale Blutungen parallel zu den Rippen.

» Die pulmonale Traktotomie ist eine saubere Lösung für ein schwieriges Problem.

» Bringe den Lungenhilus zwischen Daumen und Zeigefinger unter Kontrolle.

» Wähle die gestapelte Pneumonektomie nur als allerletzte Maßnahme.

» Wähle als Rückzugsoption für eine Ösophagusperforation die Drainage.

» Nähe einfache Verletzungen der großen Atemwege mit resorbierbarem Nahtmaterial.

Kapitel 13

Thorakales Gefäßtrauma für den Allgemeinchirurgen

»Der Weg zum Herz ist in direkter Linie nur zwei bis drei Zentimeter lang, aber die Chirurgie hat fast 2400 Jahre gebraucht, um diesen Weg zu gehen.«

H. M. Sherman

Verletzungen des Herzens und der großen thorakalen Gefäße haben eine irritierende Tendenz, sich dir aufzuzwingen. Falls du ein Allgemeinchirurg bist, sind die großen Gefäßstrukturen des Thorax nicht dein natürliches Revier, und du hättest viel lieber einen Kollegen aus der Herz- und Thoraxchirurgie, der sich mit diesen Verletzungen abmüht. Bei stumpfen Traumen der Aorta ist dies nicht nur möglich, sondern sogar eine gute Idee, weil du es mit einem gedeckten Hämatom zu tun hast. Es gibt genügend Zeit, die Verletzung mit einer Angiografie genau zu beschreiben, verschiedene Therapieoptionen (inklusive endovaskulärer Reparatur) zu erwägen oder den Patienten in eine andere Institution zu verlegen. Nicht so mit penetrierenden Traumen, wo der Patient aktiv blutet und oft im Schock ist. Atme tief durch - und tauche hinein. Ein Telefonanruf zum Herzchirurgen ist kein akzeptables lebensrettendes Manöver zur Behandlung einer Herztamponade.

Dieses Kapitel beschäftigt sich mit thorakalem kardiovaskulärem Trauma aus der Sicht des Allgemeinchirurgen. Die meisten penetrierenden Herzverletzungen und Verletzungen der großen thorakalen Gefäße können mit einfachen Prinzipien und Gefäß-Techniken versorgt werden. Falls du dir rasch Zugang zur Verletzung verschaffst und einen klaren Kopf behältst, hast du eine gute Chance, den Patienten zu retten.

Der Zugang zum blutenden Herzen

Die operative Begegnung mit einer Herzstichverletzung ist oft eine der lohnendsten Erfahrungen, welche ein angehender Chirurg haben kann. Dazu gehört ein rasches, simples Vorgehen, welches den Patienten wiederbelebt, der bis vor ein paar Minuten praktisch tot war. Lass dich durch diese lohnende Erfahrung nicht irreführen. Herzverletzungen können auch extrem bösartig und tödlich sein. Sie kommen in zwei Geschmacksrichtungen vor: einfach und komplex.

Eine einfache Herzverletzung ist eine kleine, zugängliche Lazeration, meistens eine Stichwunde. Der Outcome des Patienten wird dadurch bestimmt, wie schnell du im Thorax bist und die Tamponade entlasten kannst. Diese Patienten bluten nicht zu Tode, und die Reparatur des Herzens ist normalerweise einfach.

Komplexe Verletzungen sind multipel, unzugänglich, groß oder involvieren die Koronararterien. Die Entlastung der Perikardtamponade ist nur der erste Schritt in einem Kampf bergaufwärts. Komplexe Herzverletzungen sind GROSSER ÄRGER (Kapitel 2), welche auch in sehr erfahrenen, meisterlichen Händen hohe Mortalitätsraten aufweisen.

Wie kommst du an das verletzte Herz heran? Falls du bereits mit einer Notthorakotomie begonnen hast, öffnest du das Perikard längs und anterior zum Nervus phrenicus. Entlaste die Tamponade und bringe das Herz ins Operationsfeld. Verletzungen auf der rechten Seite des rechten Ventrikels oder im Bereich des rechten Vorhofs können über eine anterolaterale Thorakotomie links nicht erreicht werden, weshalb du in diesem Fall die Inzision quer durch das Sternum verlängern musst.

Falls der Patient nicht in extremis ist, kannst du eine mediane Sternotomie erwägen. Diese Inzision dauert jedoch etwas länger und dein Zugang zu einer Wunde der Herzhinterwand ist von vorne schwieriger. Wir bevorzugen die anterolaterale Thorakotomie links für die meisten Herzverletzungen, insbesondere bei Schussverletzungen, die oft andere thorakale Strukturen mitbetreffen. Wir behalten uns die mediane Sternotomie bei präkordialen Stichverletzungen an relativ stabilen Patienten vor.

»Mache bei Schussverletzungen des Herzens eine anterolaterale Thorakotomie links«

Temporäre Blutungskontrolle

Sobald du im Perikard bist, entfernst du rasch das Blut und die Gerinnsel, lokalisierst die Verletzung und wählst eine passende Technik zur temporären Blutstillung. Der Finger deines Assistenten ist eine exzellente erste Wahl, aber es gibt auch andere Optionen.

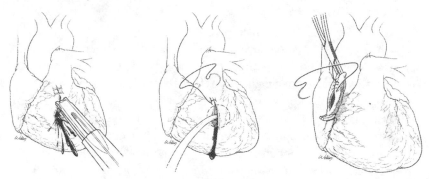

Während einer Notthorakotomie im Schockraum ist das temporäre Klammern einer Verletzung mit einem Hautklammernahtgerät ein cooler Trick, weil das Klammergerät so viel sicherer ist als die Nadel. Bring eine größere Wunde unter Kontrolle, indem du einen Foley-Katheter durch das Loch einführst und den Ballon aufbläst. Verwende eine seitlich angesetzte Satinsky-Klemme, um eine Verletzung des rechten Vorhofs unter Kontrolle zu bringen.

Wenn der Schaden ausgedehnt oder die Verletzung unzugänglich ist, musst du vorübergehend die Einstrombahn zum Herzen blockieren. Wenn du Vena cava superior sowie Vena cava inferior abklemmst, wird sich das Herz leeren und stillstehen und dir ein paar Minuten (nicht mehr!) geben, um die Verletzung in einem trockenen Operationsfeld zu versorgen. Wenn du kein Herzchirurg bist, ist die manuelle Kompression des rechten Vorhofs von lateral nach medial gegen das Herz der einfachste Weg, die Einstrombahn zu blockieren, sodass der Vorhof sich nicht mehr füllen kann. Verwende die Blockade der Einstrombahn nur, wenn du keine andere Wahl hast. Es ist einfach, das Herz zu stoppen, aber es ist viel schwieriger, es wieder in Gang zu bringen. Bei einem kalten, flimmernden Herzen ist die Blockade der Einstrombahn ein terminales Ereignis.

»Die Blockade der
Einstrombahn ist deine
allerletzte Waffe bei Herzverletzungen«

Das Herz wieder starten

Falls sich das Herz nicht effizient kontrahiert, musst du mit offener Herzmassage beginnen. Wenn du durch eine mediane Sternotomie operierst, komprimierst du das Herz zwischen deinen beiden Handflächen (ohne die Daumen). Bei einer anterolateralen Thorakotomie links ist dein Operationsraum beschränkt, so dass du das Herz mit einer Hand gegen das Sternum komprimieren musst. Bringe das Herz wieder in Gang durch eine Kombination aus offener Herzmassage, Abklemmen der deszendierenden thorakalen Aorta, Adrenalin (1mg) für die Induktion einer kräftigen Fibrillation und Kardioversion direkt auf das Herz mit 10 - 30 Joules unter Verwendung interner Kellenelektroden.

Was ist deine erste Priorität, wenn das Herz blutet und sich nicht effizient kontrahiert? Sollst du zuerst die Verletzung reparieren? Rasch eine Herzverletzung zu verschließen, bevor das Herz vor dir zu tanzen aufhört, ist eine große Versuchung, aber unter Umständen braucht es Zeit und deine Reparatur könnte auseinanderfallen, wenn du das Herz massierst und inotrope Substanzen injizierst. Adrenalin ist der Feind der myokardialen Naht, weil es starke Kontraktionen induziert und die Nähte durch den Muskel reißen lässt. Falls du die Verletzung reparierst und dann das Herz wieder in Gang bringst, wirst du unter Umständen deine Naht verstärken oder sogar neu anlegen müssen, sobald das Herz wieder zu schlagen beginnt.

Das Herz nach einer Versorgung wieder in Gang zu bringen, kann schwierig sein. Ein stark azidotischer Patient wird von einem Bolus Natrium-Bikarbonat vor der Defibrillation profitieren. Sogar noch wichtiger ist das Begießen des Herzens mit warmer Kochsalzlösung, um das Herz unmittelbar vor Elektrostimulation aufzuwärmen. Verwende inotrope Substanzen nur, wenn alles andere nichts hilft.

»Adrenalin ist der
Feind der myokardialen Naht«

Die Versorgung von einfachen Herzverletzungen

Verschließe eine simple Lazeration mit einer monofilen, nicht resorbierbaren 4-0 Naht. Das kon-
trahierende Myokard zu nähen ist schwieriger,
als es eine optimistische Illustration, wie diese
hier, dich glauben machen will. Du arbeitest nicht
nur an einem sich bewegenden Objekt, sondern
du hast es auch mit einem leicht einreißbarem
Muskel zu tun.

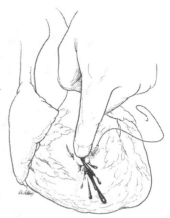

Einige Chirurgen verwenden Teflonplättchen, um die Naht zu verstärken. Wir reparieren einen lazerierten Ventrikel mit Einzelknopfnähten. Deine Stiche durch
den Herzmuskel sollten tief sein, jedoch nicht volle Wanddicke umfassen. Der
schwierige Teil ist nicht, die Nähte zu platzieren, sondern sie zu knüpfen. Wenn
du nicht sorgsam bist und die Knoten zu stark anziehst, wirst du mit einem zerrissenen Myokard und einem noch größeren Loch enden, das du zu reparieren
hast.

Bei älteren Patienten oder bei einem ödematösen oder fragilen Myokard verwenden wir horizontale Matratzennähte mit Plättchen. Eine Blockade der Einstrombahn durch manuelle Kompression des rechten Vorhofs mindert den
Druck in den Ventrikeln, was praktisch ist, wenn man ein kompromittiertes Myokard nähen muss.

Da der Druck im rechten Vorhof niedrig ist, kannst du eine Lazeration des Vorhofs vorübergehend mit einer teilweise ausklemmenden Satinsky-Klemme unter Kontrolle bringen und dann mit einer fortlaufenden Naht übernähen, so wie
du eine große Vene reparieren würdest. Flächige, nicht penetrierende Myokard-
verletzungen bluten häufig ohne Ende und benötigen die gleiche Versorgung
wie Lazerationen ganzer Wanddicke.

»Die echte Herausforderung bei
der Herznaht ist
das Knüpfen der Nähte«

Komplexe Herzverletzungen

Wenn du das verletzte Herz nicht mit einigen wenigen Stichen reparieren kannst, bist du mit einer schlechten Situation konfrontiert, und dein Patient hat große Chancen, nicht durchzukommen. Ein Beispiel dafür ist eine posteriore Herzverletzung. Um zu einem Loch der Hinterwand zu gelangen, musst du das Herz aus seinem Bett herauslüpfen; aber das Herz wird oft mit ventrikulären Arrhythmien oder gar Herzstillstand dagegen protestieren. Tatsächlich ist das Hochheben des Herzens eine weitere Methode, um die Einstrombahn zu blockieren. Sei dir dessen bewusst, wenn du am Herzen manipulierst, und hebe es vorsichtig und intermittierend hoch, wenn du dich um ein Loch in der Hinterwand kümmern musst.

Die technische Lösung für eine Lazeration nahe an einer Koronararterie ist eine tiefe horizontale Matratzennaht, welche die Koronararterie unterfährt. Sei besonders vorsichtig, wenn du diese Nähte anziehst, da ST-Segment Veränderungen oder eine neu auftretende Q-Welle auf dem EKG-Monitor dich dazu zwingen könnten, die Naht zu entfernen und von neuem zu beginnen. Eine direkte Verletzung der Koronararterie ist typischerweise distal, da Patienten mit einer proximalen Koronararterienverletzung normalerweise bei Ankunft im Krankenhaus bereits tot sind. Deine realistische Option für eine Herzverletzung mit einer durchtrennten distalen Koronararterie ist, diese zu ligieren und das Loch zu flicken und dabei die unvermeidliche Ischämie des korrespondierenden Myokardsegmentes in Kauf zu nehmen.

Eine durch eine Verletzung der intraperikardialen großen Gefäße ausgelöste Perikardtamponade ist normalerweise tödlich. Bei der seltenen Gelegenheit, wo du einer solchen Verletzung bei einem lebenden Patienten begegnest, hängt der Erfolg von deiner Fähigkeit ab, die Verletzungen rasch zu identifizieren, die Blutung temporär mit deinem Finger oder einer Satinsky-Klemme unter Kontrolle zu bringen und sie mit einer einfachen lateralen Naht zu versorgen - viel einfacher gesagt als getan.

In Trauma-Atlanten und Textbüchern gibt es häufig Beschreibungen von heroischen Reparaturtechniken für eine verletzte Koronararterie, von Patchtechniken für einen großen myokardialen Defekt oder von komplexen Rekonstruktionen der intraperikardialen großen Gefäße. All diese könnten unter speziellen Umständen möglich sein, wenn ein Herz-Thorax-Gefäßchirurg und ein Herz-Lungen-Maschinen-Team bereitstehen. Wie auch immer: für einen Routine-Trauma-Patienten, der in der Mitte der Nacht mit einer penetrierenden Herzverletzung ankommt und vom diensthabenden Trauma-Chirurgen operiert wird, ist dies alles reine Science-Fiction.

> »Wähle rasche und
> einfache Lösungen für komplexe
> Herzverletzungen«

Die thorakale Ausstrombahn

Wie ein Mediastinalhämatom zu explorieren ist

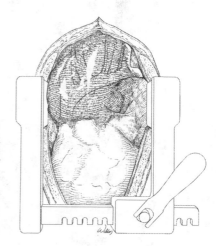

Die mediane Sternotomie bietet einen exzellenten Zugang zum oberen Mediastinum. Ein Mediastinalhämatom sieht aus wie ein großer roter Geleeklumpen, der oberhalb des Perikards sitzt, diffus blutet und die Anatomie verbirgt. Dieser rote Gelee weist meist auf eine Verletzung der großen Gefäße in der oberen Thoraxapertur hin, welche du finden und reparieren musst.

Die Exploration des oberen Mediastinums ist der Exploration des Halses auffallend ähnlich, welche im nächsten Kapitel beschrieben ist. Beide sind im wesentlichen ein Spaziergang durch ein Minenfeld unter Feuer von Heckenschützen. Du musst auf einem **sicheren Pfad** von einer anatomischen Schlüssel-Landmarke zur nächsten gehen, um eine sichere Präparation zu erreichen und nicht in Schwierigkeiten zu geraten.

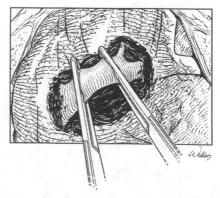

Identifiziere den Oberrand des Perikards, sobald du im Thorax bist. Sollte der Thymus im Weg sein, so durchtrennst du ihn zwischen Klemmen und ligierst ihn. Als nächstes suchst du die linke Vena anonyma. Sie ist die Wächterin des Mediastinums, genau wie dies die Vena facialis für den Hals ist. Sobald du die linke Vena anonyma durchtrennt und ligierst hast, öffnet sich das obere Mediastinum und gibt dir Zugang zum superioren Anteil des Aortenbogens und zu dessen Abgängen.

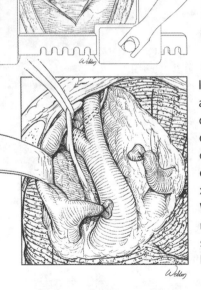

Die Präparation in einem Mediastinalhämatom ist nie einfach. Falls du dich verloren fühlst, ist ein nützlicher Trick, das Perikard zu eröffnen, um dich zu orientieren. Das Perikard ist eine anatomische Barriere, welche die Ausdehnung eines Mediastinalhämatoms blockiert, genauso wie das Ligamentum inguinale die Ausdehnung eines infrainguinalen Hämatoms blockiert (Kapitel 3). Indem du das Perikard eröffnest, kannst du dem Aortenbogen kranialwärts ins Hämatom folgen, um die Gefäße der thorakalen Ausstrombahn zu identifizieren.

Nach Identifikation und Durchtrennung der linken Vena anonyma ist dein nächster Halt auf dem sicheren Weg durchs Mediastinum die Bifurkation der Arteria anonyma, dem mediastinalen Äquivalent zur Carotisbifurkation des Halses. Deine Schlüssel-Landmarke ist der rechte Nervus vagus, dort wo er die proximale rechte Arteria subclavia überkreuzt. Wenn du den Nervus vagus im Mediastinum nicht identifizierst, hat das die gleichen Konsequenzen wie im Halsbereich: es ist eine Einladung zur iatrogenen Verletzung.

»Nimm den sicheren Pfad für die Exploration eines Hämatoms des oberen Mediastinums«

Deine nächste Priorität ist die proximale und distale Kontrolle des blutenden Gefäßes. Die Gefäße des oberen Mediastinums sind schön in zwei Schichten angelegt: oberflächliche Venen und tiefe Arterien. Wieder gibt es frappierende Ähnlichkeiten mit dem Hals. Bringe eine venöse Verletzung mit einer seitlich angelegten Satinsky-Klemme unter Kontrolle und flicke das Loch. Falls die laterale Reparatur nicht gelingt, ligierst du die Vene, ohne einen weiteren Gedanken daran zu verschwenden.

Beim Präparieren der linken proximalen Arteria carotis musst du den linken Nervus vagus identifizieren und schonen, da er zwischen der Carotis und der linken Arteria subclavia herunterkommt, um den Aortenbogen von vorne zu umfahren und dabei den linken Nervus laryngeus recurrens abgibt. Die proximale Kontrolle der linken Arteria subclavia wird später in diesem Kapitel besprochen.

Stürze dich bei einem stumpfen Trauma nie einfach aufs Geratewohl in ein Mediastinalhämatom. Die häufigste stumpfe Arterienverletzung im oberen Mediastinum ist eine Verletzung der Arteria anonyma, welche sich als gedecktes Hämatom (verbreitertes oberes Mediastinum) in einem hämodynamisch stabilen Patienten präsentiert. Blind in dieses Hämatom einzusteigen, ist der schlimmste Fehler, den du überhaupt machen kannst. Diese Verletzung ist eine Avulsion des Abganges der Arteria anonyma vom Aortenbogen. Mit anderen Worten, du hast es hier mit einem seitlichen Loch in der Aorta zu tun. Es braucht nicht viel chirurgisches Vorstellungsvermögen, um zu realisieren, was geschieht, wenn du unvorbereitet in dieses Hämatom hineintauchst. Der korrekte Zugang ist kurz im nächsten Abschnitt dieses Kapitels beschrieben.

Wie kontrollierst du die distalen Anteile einer thorakalen Ausstrombahnverletzung? Generell gilt, dass die Exposition mittels medianer Sternotomie oft nicht ausreicht, um distale Kontrolle über die Arteria carotis und die Arteria subclavia zu gewinnen. Eine mediane Sternotomie ist aber auch eine sofort erweiterbare Inzision, welche du locker in den Hals hinein oder entlang der Clavicula verlängern kannst. Falls du in den Hals einsteigst, dann musst du die Halsmuskulatur nahe am sternalen Ansatz durchtrennen, um die Carotisscheide darzustellen.

»Tauche beim stumpfen
Thoraxtrauma nie blind
ins Mediastinum«

Definitive Versorgung und Damage-Control-Optionen

Im oberen Mediastinum hast du es kaum jemals mit einer isolierten penetrierenden Verletzung eines einzelnen Gefäßes zu tun. Es gibt immer assoziierte Verletzungen, und das Abklemmen der Arteria anonyma oder der Carotiden ist immer mit einem erheblichen Risiko eines Apoplexes verbunden. Bastle also nicht an den Verletzungen der oberen Thoraxapertur herum; verwende die einfachste und schnellste Methode, die ein akzeptables Resultat ergibt. In den meisten Fällen bedeutet dies die Interposition einer synthetischen Gefäßprothese. Wir bevorzugen Dacron gegenüber ePTFE, weil es eine weichere Gefäßprothese mit weniger Blutungstendenz aus den Stichkanälen ist. Die normalen Arterien der thorakalen Ausstrombahn sind sehr fragil und diese zu nähen fühlt sich oft an wie das Nähen von nassem Haushaltpapier.

Es gibt nur beschränkte Damage-Control-Optionen in der thorakalen Ausstrombahn. Die Ligatur einer verletzten Arterie ist sicherlich eine Option, falls du das Risiko eines Apoplexes in Kauf nimmst. Ein temporärer intraluminaler Shunt ist theoretisch eine ansprechende Option und wurde zweimal von einem von uns angewendet, jedoch ohne Langzeitüberlebende.

Die einzige spezielle Gefäßtechnik in der oberen Thoraxapertur ist die Reparatur mittels "Bypass und Ausschluss" bei einer stumpfen Verletzung der Arteria anonyma. Wenn du kein Herz-Thorax-Chirurg bist, ist es sehr unwahrscheinlich, dass du diese selber operierst, da die Patienten ein gedecktes Hämatom haben und hämodynamisch stabil sind. Dennoch solltest du mit dem technischen Prinzip vertraut sein.

Die Reparatur mittels Bypass und Ausschluss beginnt mit der Exposition der aszendierenden Aorta innerhalb des Perikards und dann mit der distalen Kontrolle der Arteria anonyma, der rechten Arteria subclavia und der rechten Arteria carotis. Der Chirurg vermeidet absichtlich, das Hämatom im Bereich der proximalen Arteria anonyma zu eröffnen. Eine an der Aorta ascendens platzierte Satinsky-Klemme erlaubt dem Chirurgen, eine 12 mm Dacron-Prothese End-zu-Seit an dieses ausgeklemmte Aortensegment zu nähen. Die Arteria anonyma wird dann unmittelbar proximal ihrer Bifurkation durchtrennt und die distale Anastomose (zur distalen Arteria anonyma) vervollständigt. Erst dann wird eine zweite, teilweise ausklemmende Satinsky-Klemme im Bereich des Abganges der Arteria anonyma an die Aorta angelegt. Das Hämatom wird eröffnet, und das sich im ausgeklemmten Bereich der Aorta befindliche seitliche Loch wird mit Nähten verschlossen, welche mit Plättchen unterlegt sind.

»Verwende Dacron für arterielle Rekonstruktionen der oberen Thoraxapertur«

Die Vena azygos

Bei penetrierenden thorakalen Verletzungen wird eine Verletzung der Vena azygos oft zusammen mit Verletzungen der angrenzenden zentralen Atemwege, des Ösophagus oder der thorakalen Ausstrombahn gefunden. Die Herausforderung bei Verletzungen der Vena azygos besteht darin, zu ihr zu gelangen. Der Zugang über eine mediale Sternotomie ist extrem schwierig, und es kann auch schwierig sein, zur Vena azygos über eine anterolaterale Thorakotomie rechts zu gelangen, was oft eine Verlängerung der Inzision quer durch das Sternum erfordert. Die Verletzung ist schwierig zu identifizieren, denn was du üblicherweise siehst, ist nur ein Loch im hinteren rechten Mediastinum, aus dem venöses Blut sprudelt. Sobald du die verletzte Vene identifiziert, abgeklemmt und mit einer Durchstechungsligatur versorgt hast, musst du pedantisch nach begleitenden Verletzungen im Bereich des Bronchus oder des Ösophagus suchen.

Die Subclaviagefäße

Bevor du dich in ein Abenteuer mit den Subclaviagefäßen stürzt, sollst du innehalten, um abzuwägen, ob dies wirklich notwendig ist. Operierst du wegen einer Blutung oder wegen einer Ischämie? Wenn die Umstände unvorteilhaft sind (insbesondere unter widrigen Arbeitsbedingungen, bei fehlender eigener Erfahrung oder schwersten anderen Verletzungen), kannst du die Operation vielleicht sogar verschieben. Wenn die Blutung aus einem Schusskanal stammt, legst du einen Foley-Katheter in diesen ein und bläst den Ballon auf (Kapitel 2). Falls damit die Blutung steht, ist eine unmittelbare operative Versorgung nicht mehr zwingend. Falls der Arm ischämisch ist, kann man mit einer simplen Fasziotomie des Vorderarmes wertvolle Zeit gewinnen. Endovaskuläre Stents oder Kombinationen von Stent und Prothese sind effektive Alternativen zur chirurgischen Versorgung von Subclaviaverletzungen bei nicht-blutenden Patienten.

Falls du dich entschließt, operativ einzusteigen, sind die richtige Positionierung und Abdeckung des Patienten äußerst wichtig. Lege eine Schulterrolle vertikal entlang der thorakalen Wirbelsäule, sodass die Schultern zurückfallen. Unterlege den Kopf und rotiere ihn zur Gegenseite, um den Hals zu überstrecken. Desinfiziere und decke den Thorax des Patienten zusammen mit der oberen Extremität so ab, dass der Arm des Patienten initial vollständig abduziert und später, falls nötig, adduziert werden kann. Du gelangst entweder über eine supraclaviculäre Inzision oder durch das Bett der Clavicula zu den Subclaviagefäßen. Die Wahl deiner Inzision hängt von den operativen Umständen und deiner Erfahrung ab.

Wenn du nicht sicher bist, wo die Verletzung im Verlauf der Arteria subclavia lokalisiert ist, oder wenn du keine Erfahrung hast mit der Freilegung der Subclavia, ist der sicherste Weg zur Erreichung der proximalen Kontrolle des Gefäßes durch den Thorax. Verwende bei Verletzungen der linken Arteria subclavia eine hohe (im dritten Interkostalraum) anterolaterale Thorakotomie links bei Verletzungen der linken Arteria subclavia, oder eine mediane Sternotomie bei Verletzungen der rechten Arteria subclavia.

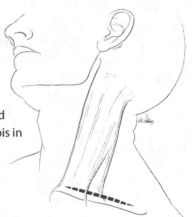

Wenn es darum geht, eine nicht blutende Verletzung der Subclavia ohne oder mit minimalem Hämatom im Bereich der Clavicula zu präparieren, bevorzugen wir eine supraclaviculäre Inzision. Mache deine Inzision 8-10 cm lang, einen Finger breit oberhalb und parallel zur Clavicula vom Manubrium sterni bis in das distale Drittel des Knochens. Durchtrenne das Platysma und lege einen Wundspreizer in die Wunde. Jetzt musst du dich durch zwei Muskelschichten arbeiten.

Die erste Schicht ist der claviculäre Kopf des Musculus sternocleidomastoideus und lateral der Musculus omohyoideus. Durchtrenne die Muskeln so nahe wie möglich an der Clavicula und repositioniere dann deinen Wundspreizer in die tiefere Ebene, um die Wunde offenzuhalten. Falls du die Vena jugularis interna siehst, definierst du deren lateralen Rand und ziehst sie nach medial aus dem Gefechtsfeld weg. Jetzt kannst du zur Vena subclavia gelangen und sie isolieren; die Arterie jedoch versteckt sich eine Schicht tiefer hinter dem Musculus scalenus anterior.

Hinter dem durchtrennten Sternocleidomastoideus identifizierst du das Fettpolster der Scalenusmuskeln und mobilisierst es vorsichtig von lateral nach medial, während du nach dem Nervus phrenicus suchst. Auf der linken Seite solltest du den Ductus thoracicus identifizieren können, dort, wo er in den Venenwinkel zwischen linker Vena subclavia und Vena jugularis interna einmündet. Durchsteche und ligiere ihn mit einer 6-0 Polypropylen Naht, falls er verletzt ist; lasse ihn in Ruhe - falls nicht.

Die wichtigste anatomische Schlüssel-Landmarke bei der Exposition der Arteria subclavia ist der Nervus phrenicus hinter dem Fettpolster. Während der Darstellung der Arteria subclavia ist dies die **einzige** Struktur, welche du unter allen Umständen erhalten musst, sogar, wenn dir die Anatomie feindlich gesinnt ist. Er überkreuzt den Musculus scalenus anterior auf der Vorderseite von lateral oben nach medial unten. Schlinge den Nerv mit einem Gefäßband an und ziehe ihn sanft aus deinem Operationsfeld. Durchtrenne jetzt den Musculus scalenus anterior so tief unten wie möglich. Wir durchtrennen den Muskel vollständig mit der Schere und verwenden keine Diathermie, weil er nicht blutet - und weil er nahe am Plexus brachialis liegt.

Jetzt bleibt nur eine dünne periarterielle Faszie zwischen dir und der Arteria subclavia übrig. Inzidiere sie, um die sichere Umgebung des periadventitiellen Gewebes zu identifizieren und schlinge die Arterie an. Der Truncus thyreocervicalis kommt direkt auf dich zu und ist dir normalerweise im Weg. Ligatur und Durchtrennung desselben helfen dir, die Arteria subclavia zu mobilisieren. Identifiziere die Arteria vertebralis und die Arteria mammaria interna zweifelsfrei (welche aus dem proximalsten Anteil des Gefäßes austreten), um eine akzidentelle Verletzung zu vermeiden.

»Der Nervus phrenicus ist dein Schlüssel zur Arteria subclavia«

Wie immer wird das Ganze wesentlich lebhafter, wenn die Arteria subclavia blutet. Ein expandierendes Hämatom füllt die Fossa clavicularis auf, so dass es sogar schwierig wird, die Clavicula zu palpieren. Wenn wir unter solch ungünstigen Bedingungen operieren müssen, ziehen wir es vor, durch das Claviculabett zu gehen, weil es eine raschere und einfachere Route darstellt.

Mache deine Inzision direkt auf der Clavicula, um die medialen 2/3 des Knochens darzustellen. Ritze mit der Diathermie eine Linie auf der anterioren Oberfläche des Knochens ein. Verwende dann ein Periost-Elevatorium, um das Periost zirkulär von der Clavicula abzuschieben. Durchtrenne die Clavicula so lateral wie möglich mit einer Knochenschere oder Säge, fasse dann das mediale Fragment mit einer Tuchklemme und heble es aus seinem Bett. Verwende die Diathermie, um den Kopf der Clavicula von Sternum abzutrennen. Wenn du den Musculus subclavius unmittelbar unterhalb der Clavicula durchtrennst, bekommst du das Fettpolster vor den Scalenusmuskeln und vor dem Nervus phrenicus zu Gesicht; von hier aus kennst du den Weg zur Arterie.

Zur distalen Kontrolle der Arteria subclavia musst du unter Umständen die proximale Arteria axillaris abklemmen. Falls die Clavicula intakt ist, klemmst du die Arteria axillaris durch eine separate, infraclaviculäre Inzision ab. Wenn du jedoch die Clavicula bereits reseziert hast, kannst du deine Inzision nach lateral bis zur Fossa deltoideo-pectoralis erweitern, um die Arteria axillaris darzustellen.

Die Damage-Control-Optionen bei verletzter Arteria subclavia sind Ligatur oder temporärer Shunt. Beides funktioniert. Die Ligatur wird normalerweise gut toleriert, wenn die Verletzung nicht die größeren Kollateralen um die Schulter herum zerstört hat. Die vorsorgliche Fasziotomie des Vorderarmes ist ein kluger Zug.

Wenn du weißt, wie man eine verletzte Arteria subclavia repariert und wenn du dich nicht zurückziehen musst, dann repariere sie. Wir empfehlen dir, primär eine Interpositionsprothese einzusetzen, außer wenn du es mit einer Lazeration zu tun hast, welche mit einer simplen lateralen Naht versorgt werden kann. Es gelingt meist nicht, die weiche und fragile Arteria subclavia so zu mobilisieren, dass genügend Länge für eine End-zu-End-Anastomose gewonnen werden kann. Wir isolieren das verletzte Segment, klemmen es ab, definieren die Verletzung, führen eine einmalige proximale und distale Thrombektomie mit dem Fogarty-Katheter durch und setzen eine 8 mm Dacron-Prothese ein. Wir setzen die Clavicula nach der Gefäßrekonstruktion nicht wieder ein, bedecken jedoch die Reparatur mit vitalem Muskel- und Weichteilgewebe.

»Gehe durch das Bett der Clavicula,
wenn der Patient blutet«

Die deszendierende thorakale Aorta

Ein Patient mit einer stumpfen Verletzung der deszendierenden thorakalen
Aorta ist typischerweise hämodynamisch stabil und hat ein gedecktes mediastinales Hämatom. Vergiss nicht, dass, wenn der Patient instabil sein sollte, er
praktisch ausnahmslos in einem **anderen** anatomischen Kompartiment blutet,
typischerweise unterhalb des Zwerchfells.

Nochmals, wenn du kein Herz- und Thoraxchirurg bist, ist es unwahrscheinlich,
dass du dich Auge in Auge mit einer stumpfen Aortenverletzung im linken Thorax wiederfindest. Wie auch immer, sei vertraut mit dem generellen technischen
Prinzip der Reparatur. Die endovaskuläre Versorgung dieser Verletzungen ist
eine echte Alternative zu einem operativen Vorgehen. Auch wenn die Evalua-
tion noch nicht abgeschlossen ist, könnte diese Methode in den nächsten Jahren die bevorzugte Behandlungsoption werden.

Das klassische stumpfe Aortentrauma, lokalisiert unmittelbar distal des Abgangs
der linken Arteria subclavia, wird über eine posterolaterale Thorakotomie links
im vierten Interkostalraum unter einseitiger Lungenbeatmung versorgt. Die
größte pathophysiologische Herausforderung ist die zentrale Hypertonie, die
durch die proximale Abklemmung der Aorta verursacht wird. Deine Optionen
sind pharmakologisch, ein passiver Shunt oder ein Pumpen-assistierter atriofe-
moraler Bypass, typischerweise mit einer Zentrifugalpumpe und ohne Heparin.

Die technischen Schwierigkeiten dieser Operation begründen sich in der un-
mittelbaren Nähe des aortalen Risses zum Abgang der Arteria subclavia. Die
Pleura, welche die proximale linke Arteria subclavia bedeckt, wird eröffnet, die
Arterie stumpf umfahren und angeschlungen. Unter Kombination von scharfer
und stumpfer Präparation umfährt der Chirurg die Aorta zwischen linker Arteria
subclavia und linker Carotis, so dass genügend Platz bleibt, um eine Klemme zu
setzen. Das Schlüsselmanöver ist die Darstellung der Ebene zwischen der Unter-
seite des Aortenbogens und der Pulmonalarterie. Distale Kontrolle wird erreicht
mittels Umfahren und Anschlingen der distalen thorakalen Aorta oberhalb des
Zwerchfells.

Nach Abklemmen der Aorta wird das Hämatom eröffnet. Eine vorsichtige longitudinale Aortotomie erlaubt es dem Chirurgen, das Ausmaß der Verletzung zu beurteilen und sich zwischen primärer Reparatur (machbar in circa 15% der Fälle) und Dacron-Interpositionsprothese zu entscheiden.

SCHLÜSSELPUNKTE

» Mache bei Schussverletzungen des Herzens eine anterolaterale Thorakotomie links.

» Die Blockade der Einstrombahn ist deine allerletzte Waffe bei Herzverletzungen.

» Adrenalin ist der Feind der myokardialen Naht.

» Die echte Herausforderung bei der Naht von Herzverletzungen ist das Knöpfen der Nähte.

» Wähle rasche und einfache Lösungen für komplexe Herzverletzungen.

» Nimm den sicheren Pfad für die Exploration eines Hämatoms des oberen Mediastinums.

» Tauche beim stumpfen Thoraxtrauma nie blind ins Mediastinum.

» Verwende Dacron für arterielle Rekonstruktionen der thorakalen Ausstrombahn.

» Der Nervus phrenicus ist dein Schlüssel zur Arteria subclavia.

» Gehe durch das Bett der Clavicula, wenn der Patient blutet.

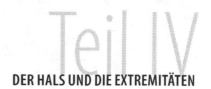

Kapitel **14**

Der Hals: Safari im Land des Tigers

»Gehe in das Herz der Gefahr, dort wirst du Sicherheit finden.«

Altes chinesisches Sprichwort

Der verletzte Hals ist das anatomische „Land des Tigers", eine Gruppe lebensnotwendiger Strukturen, eng in der Mittellinie aneinandergepackt und auf jeder Seite ein großes neurovaskuläres Bündel führend. Diese delikate Anatomie sitzt inmitten eines Hämatoms und wartet nur darauf, dass du eine falsche Bewegung machst. Sogar Chirurgen mit elektiver Erfahrung im Hals werden durch ein sich rasch ausdehnendes Hämatom, das die Schlüssel-Landmarken vernebelt und die Anatomie verzerrt, herausgefordert. Um im verletzten Hals nicht die Übersicht zu verlieren, sollst du **den sicheren Pfad** entlanggehen, eine gut definierte Sequenz von Schritten, welche dich von einer anatomischen Schlüssel-Landmarke zur nächsten führen, ohne dass du dich verirrst oder dem Patienten iatrogenen Schaden zufügst.

DER SICHERE PFAD

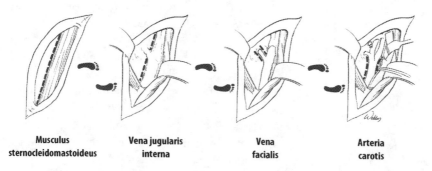

| Musculus sternocleidomastoideus | Vena jugularis interna | Vena facialis | Arteria carotis |

»Folge bei der Halsexploration einem sicheren Pfad«

Bevor du beginnst

Lagere den Patienten immer selber. Eine falsche Lagerung kann eine simple Halsexploration in eine Safari durch die Hölle verwandeln. Lagere die Schultern auf einer Schulterrolle und verwende eine Unterlage für den Kopf, um den Hals vollständig zu strecken und den Kopf auf die Gegenseite zu rotieren. Das obere Mediastinum ist die Verlängerung des Halses nach distal (Kapitel 13); deshalb erstreckt sich dein Operationsfeld vom Processus mastoideus bis zum oberen Abdomen und schließt den Hals wie auch den Thorax mit ein. Beginne nie eine Halsexploration ohne ein vollständiges Gefäß-Sieb und vergiss nicht, ein Bein für eine eventuelle Venenentnahme vorzubereiten.

Die Inzision machen

Die gebräuchliche Inzision für die Exploration des Halses verläuft entlang des Vorderrandes des Musculus sternocleidomastoideus (SCM). Du kannst sie vom Processus mastoideus bis zum Ansatz der Clavicula am Manubrium sterni erweitern, doch üblicherweise reicht eine etwas weniger ausgedehnte Inzision. Falls du bis zum Ansatz der Clavicula am Manubrium sterni gehen musst, hast du es vielleicht mit einer Verletzung der oberen Thoraxapertur zu tun, bei welcher die proximale Kontrolle über den Thorax sichergestellt werden muss. Sobald du den Kieferwinkel erreichst, musst du deine Inzision konkav nach dorsal und kranial weiterführen, um den Ramus mandibularis des Nervus facialis nicht zu verletzen.

Die erste Schicht, der du unterhalb der Haut begegnest, ist das Platysma. Nach Durchtrennung desselben öffnen sich die Wundränder und du erblickst den Vorderrand des SCM, deine erste Landmarke auf dem sicheren Pfad. Dies ist möglicherweise gar nicht so einfach bei einem verletzten Hals mit einem expandierenden Hämatom.

Der häufigste Fallstrick ist, die Inzision zu weit dorsal zu machen. Falls du nach der Inzision des Platysma in ein Bündel von längs verlaufenden Muskelfasern gerätst, musst du deine Präparation nach vorne lenken. Das Erreichen des Vorderrandes des SCM ist wichtiger, als bei einer Laparotomie die Medianlinie zu treffen. Wenn du sanften Zug ausübst, während dein Assistent Gegenzug ausübt, öffnet sich die Wunde fast von selbst.

»Erreiche den Vorderrand des Sternocleidomastoideus«

Entwickle dein Operationsfeld

Lege den Vorderrand des SCM frei, indem du ihn zu dir hinziehst und einen Wundspreizer unter den Muskel einsetzt, um die Wunde offenzuhalten. Dies ist der erste Schritt in der Entwicklung deines Operationsfeldes.

Jetzt durchtrennst du die mittlere Fascia cervicalis, das lockere Bindegewebe unterhalb des retrahierten SCM. Dein Ziel ist es, die Vena jugularis interna (JI) zu identifizieren, deine nächste Landmarke auf dem sicheren Pfad.

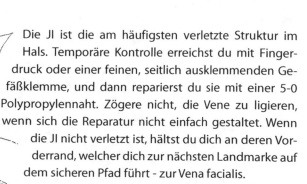

Die JI ist die am häufigsten verletzte Struktur im Hals. Temporäre Kontrolle erreichst du mit Fingerdruck oder einer feinen, seitlich ausklemmenden Gefäßklemme, und dann reparierst du sie mit einer 5-0 Polypropylennaht. Zögere nicht, die Vene zu ligieren, wenn sich die Reparatur nicht einfach gestaltet. Wenn die JI nicht verletzt ist, hältst du dich an deren Vorderrand, welcher dich zur nächsten Landmarke auf dem sicheren Pfad führt - zur Vena facialis.

Die Vena facialis ist die Wächterin des Halses, die Schlüssel-Landmarke, welche du identifizieren, abklemmen und ligieren musst, um dir den Weg zur Carotisbifurkation zu öffnen. Die Ligatur und Durchtrennung der Vene erlaubt es dir auch, das Operationsgebiet weiter zu entwickeln, indem du den Wundspreizer in die nächsttiefere Ebene einstellst und damit die JI aus deinem Weg schaffst. Jetzt bist du direkt auf der Arteria carotis. Bei den meisten Patienten zeigt die Vena facialis auch die Höhe der Carotisbifurkation akkurat an.

In Anwesenheit eines großen Hämatoms lohnt es sich, genügend Zeit für die Präparation der Vena facialis zu verwenden, gerade wenn du dich beeilen musst. Erinnere dich daran, dass gewisse Patienten zwei bis drei kleine Venen anstelle einer großen Vena facialis haben können, welche alle entlang des Vorderrandes der JI identifiziert, ligiert und durchtrennt werden müssen. Ein klassischer Fallstrick ist es, die JI irrtümlicherweise für die Vena facialis zu halten und zu ligieren, was die weitere Präparation erschwert. Du bist den **sicheren Pfad** durch den verletzten Hals gegangen. Jetzt ist es Zeit, den nächsten Schritt der Operation anzupacken: die Identifikation und Reparatur der Verletzungen.

»Die Vena facialis ist
die Wächterin des Halses«

Die verletzte Carotis

Kontrolle erlangen

Das Grundprinzip, immer zuerst proximale Kontrolle zu erlangen, bevor man in ein Hämatom eingeht, muss auch bei einer Verletzung der Carotis angewendet werden und bedeutet, die Arterie proximal des Hämatoms in jungfräulichem Territorium zu isolieren. Ab und zu wirst du gezwungen sein, deine Inzision bis zum Ansatz der Clavicula am Manubrium sterni zu erweitern oder sogar eine mediane Sternotomie anzufügen, um eine sichere proximale Kontrolle zu erlangen. Sobald du in der Carotisscheide bist, musst du

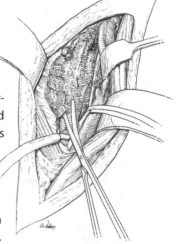

den Nervus vagus aufsuchen, identifizieren und schützen. Schlinge die Arteria carotis communis mit einem Rummel-Tourniquet an und beginne mit der Präparation in Richtung der Verletzung.

Wie steht es mit deiner distalen Kontrolle? Diese zu erlangen ist oft problematisch, weil sich das zervikale Hämatom oft bis zum Kieferwinkel ausdehnt (Kapitel 3). Unter diesen Umständen ist es unmöglich, distale Kontrolle von **außerhalb** des Hämatoms zu erlangen. Dann musst du dich darauf vorbereiten, distale Kontrolle von **innerhalb** des Hämatoms zu erlangen. Wenn du darauf vorbereitet bist, kannst du die Rückblutungen aus der Arteria carotis interna und externa mit minimalem Blutverlust unter Kontrolle bringen.

Wie bei anderen bereits erwähnten Arterien ist die periadventitielle Gefäßschicht diejenige sichere Schicht, welche dich vom Unglück bewahrt (Kapitel 3). Sobald du zur Verletzung gelangst, wirst du mit Rückblutungen aus der Arteria carotis interna und externa konfrontiert werden. Verwende zuerst deinen Finger zur temporären Blutungskontrolle. Klemme dann die distale Arterie ab oder führe einen intraluminalen Fogarty-Katheter mit einem Dreiwegehahn in den Ausflusstrakt ein. Erinnere dich daran, dass der Nervus hypoglossus die Arteria carotis interna proximal überkreuzt und dass der Nervus vagus gerade hinter ihr verläuft. Du bist nun bis ins Herz des Tigerlandes vorgestoßen und deshalb sollst du in der sicheren periadventitiellen Schicht bleiben und alle nicht identifizierten Strukturen stumpf (besser als scharf) zur Seite schieben. Definitive Kontrolle der Carotisbifurkation bedeutet Kontrolle aller drei Gefäße: der Arteria carotis communis, interna und externa.

Wenn du einmal Kontrolle über die verletzte Arteria carotis erlangt hast, solltest du mit dem Anästhesisten sprechen, um sicherzustellen, dass der Patient einen guten Blutdruck hat (Mitteldruck von mindestens 100 mm Hg), solange die Arteria carotis abgeklemmt ist. Dies ist umso wichtiger, wenn der Rückfluss aus der Arteria carotis interna nicht besonders stark ist.

> »Bleibe in der periadventitiellen
> Schicht der Carotis«

Carotis reparieren leicht gemacht

Die Carotis eines jungen, gesunden Erwachsenen ist überraschend weich und knickbar und toleriert keine Misshandlung. Wenn du nicht sehr zart mit der Arterie umgehst, wirst du mit einer zerrissenen Arterie enden oder mit einer Reparatur, die aussieht wie ein Hundefrühstück und nochmals gemacht werden muss.

Es gibt viele coole Tricks, um die Carotis zu reparieren, inklusive ausgeklügelter Manöver wie der Transposition der mobilisierten Arteria carotis externa, um sie mit der distalen Arteria carotis interna zu verbinden. Wir raten dir, das Ganze sehr einfach zu halten und die coolen Dinge zu vergessen - oder dein Patient wird den Preis mit einem Apoplex bezahlen. Verwende die einfachsten und schnellsten Methoden, um das Gehirn mit Blut zu versorgen.

Gibt es Damage-Control-Optionen für eine Carotisverletzung? Aber sicher! Wir haben keine persönlichen Erfahrungen mit temporären Shunts in der Carotis, aber es macht wirklich Sinn. Falls der Patient nahe am physiologischen Kollaps ist, oder falls es noch andere, lebensbedrohliche Verletzungen gibt, ist die Ligatur eine berechtigte Option. Wenn die Ligatur eine Option ist, musst du dich an den Unterschied zwischen der Arteria carotis communis und der Arteria carotis interna erinnern. Die Ligatur der ersteren wird oft gut toleriert, weil die Arteria carotis interna durchblutet bleibt durch den Rückfluss aus der Arteria carotis externa. Die Ligatur der Arteria carotis interna beinhaltet insbesondere bei einem hypotonen Patienten ein signifikantes Risiko für einen Apoplex. Vielleicht wirst du dich dazu entscheiden, dieses Risiko einzugehen, um das Leben des Patienten zu retten. Ligatur ist deine einzige realistische Option für unerreichbare Verletzungen der Arteria carotis interna in der Zone 3. Einige Chirurgen ligieren die Arteria carotis interna, falls der Patient ein großes neurologisches Defizit hat (Koma), während andere sie unabhängig vom Neurostatus des Patienten rekonstruieren. In beiden Fällen wird die Prognose sehr schlecht sein.

Was sind die definitiven Optionen einer Versorgung? In seltenen Fällen kann eine saubere Schnittverletzung (normalerweise wegen einer Stichwunde) mit einer simplen lateralen Naht oder End-zu-End-Anastomose versorgt werden. In den meisten Fällen verwenden wir ein synthetisches Protheseninterponat oder einen Patch, um die Carotis zu rekonstruieren. Wir verwenden selten Vene, weil es mehr Zeit braucht, diese zu präparieren und zu ernten, und es keine guten Daten dafür gibt, dass dies auch nur den kleinsten Unterschied macht.

Beginne mit der Exploration der Wunde. Eröffne die Arterie im verletzten Bereich der Länge nach, um die vollständige Ausdehnung des Schadens zu ermitteln. Debridiere vorsichtig das kontusionierte oder verletzte Segment, bis du eine gesunde Arterienwand mit einer normalen Intima auf allen Seiten des arteriellen Defektes erreichst. Plane im voraus, während du das Ausmaß der Verletzung definierst.

»Definiere präzise das
Ausmaß der Carotisverletzung«

Dein nächster Schritt ist eine Thrombektomie, um den Ein- und Ausflusstrakt freizumachen. Führe sorgfältig einen Fogarty-Gefäßkatheter Nummer 3 nach proximal und distal ein. Schiebe den Katheter distal nicht weiter als 2 bis 3 cm über die Carotisbifurkation hinaus - wenn du den Fogarty-Katheter in das Carotissiphon hineinschiebst, wirst du spektakuläre Resultate erzielen. Spüle das proximale und distale Ende der verletzten Arterie mit heparinisiertem NaCl und beginne die Reparatur. Falls du eine Interpositionsprothese einfügst, musst du die distale Anastomose zuerst machen, insbesondere wenn du die Arteria carotis interna oberhalb der Bifurkation anhängst. Es ist schwierig, auf der Hinterseite der distalen Anastomose zu arbeiten, wenn die proximale Anastomose bereits genäht ist.

Was sollst du tun, wenn die distale Arteria carotis interna keinen Rückfluss aufweist? Das ist ein umstrittener Punkt. Wir bevorzugen die Ligatur der Arterie aus Angst, einen bisher ischämischen Hirninfarkt in einen hämorrhagischen umzuwandeln. Einige Chirurgen rekonstruieren die Arterie unabhängig davon, ob der Rückfluss vorhanden ist.

Falls du Erfahrung hast in elektiver Carotis-Chirurgie und sanft einen Shunt einführen und drum herum arbeiten kannst, musst du überlegen, ob du nicht gerade dies hier tun solltest. Ein Shunt ist ein schlauer Schachzug, insbesondere wenn der Rückfluss aus der Arteria carotis interna schwach ist oder wenn die Rekonstruktion Zeit benötigen wird. Fädle deinen Shunt durch das Lumen der Interpositionsprothese, bevor du ihn einlegst, und mache die ganze distale sowie den größten Teil der proximalen Anastomose bei liegendem Shunt.

Eine Verletzung der Carotis in der Zone 3 ist ungewöhnlich und sollte idealerweise präoperativ identifiziert werden, wenn deine Kontrolloptionen entweder das Einführen eines Foley-Ballonkatheters in den Geschosskanal oder aber ein Verschluss mittels interventioneller Angiografie sind.

Was aber, wenn du eine hohe Verletzung der Arteria carotis interna während einer Notfall-Exploration entdeckst? Du kannst die distale Arteria carotis interna nicht erreichen, ohne dass du deine Exposition optimierst. Im Angesicht einer unstillbaren Blutung durch Rückfluss aus der Arteria carotis interna hast du keine Zeit für ausgeklügelte Manöver wie die Subluxation des Kiefers. Deine beste Wette ist eine viel einfachere Alternative - ein kräftiger und entschiedener

Assistent, bewaffnet mit einem geeigneten Wundhaken. Erweitere deine Inzision zum Processus mastoideus, setzte einen Wundhaken in die obere Ecke der Wunde und lasse deinen Assistenten wirklich hart daran ziehen, so dass du die paar kritischen Millimeter gewinnst. Falls dies nicht genügend ist, musst du den hinteren Kopf des Musculus digastricus durchtrennen, um mehr Platz zu gewinnen.

Wenn alles, was du sehen kannst, die blutende Öffnung der Arteria carotis interna ist, wird die Ligatur der Arterie deine einzige realistische Option sein. Die Verletzung ist einfach zu hoch für eine Rekonstruktion. Falls nicht einmal genug Länge da ist, um zu ligieren oder einen Metallclip zu applizieren, musst du erwägen, einen Fogarty Katheter in die blutende Öffnung einzuführen und den Ballon aufzublasen. Klippe den Katheter sehr nahe am Ballon mit zwei Metallclips und durchtrenne den Katheter proximal davon, um den permanent aufgeblasenen Ballon in der Arterie zurückzulassen. Dies ist wahrscheinlich nicht die eleganteste Lösung in diesem Buch - aber sie funktioniert.

»Es ist kein Verbrechen, die Carotis zu ligieren«

Verbluten aus dem Knochen

Hast du jemals einen Patienten aus dem Knochen ausbluten sehen? So präsentiert sich oft eine Verletzung der Arteria vertebralis beim offenen Hals. In Zeiten der großzügigen Anwendung der Angiografie sollte dies eine seltene Situation sein, denn die bevorzugte Therapie einer Verletzung der Arteria vertebralis ist angiografisch und nicht operativ. Wie auch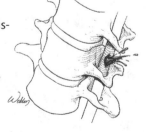
immer, gelegentlich wirst du entdecken, dass die Carotisscheide intakt ist, während du die arterielle Blutung aus einem Loch aus der Paravertebralmuskulatur lateral und posterior dazu herausprudeln hörst. Ertaste die Wirbelkörper, um dich zu orientieren, und du wirst realisieren, dass die Blutung aus dem Bereich

der Processi transversi kommt. Wenn du die Paravertebralmuskulatur mit einem Periost-Elevatorium nach lateral abschiebst, wirst du eine unvergessliche Begegnung mit einer starken Blutung aus einem Loch im Knochen haben, wobei der Knochen der Processus transversus des verletzten Halswirbels ist.

Die große Anzahl beschriebener, genialer Techniken für die Versorgung dieser exotischen Verletzung ist ein untrügliches Anzeichen dafür, dass viele kreative Chirurgen hier einem nur schwer beizukommenden Problem begegnet sind. Die verletzte Arterie in ihrem Knochenkanal zu entdeckeln, ist sogar unter optimalen elektiven Umständen eine technische Herausforderung. Wir halten dies unter keinen Umständen für eine machbare Option bei einem blutenden Patienten, und die gleiche Meinung solltest auch du haben. Die proximale Blutungskontrolle der verletzten Arterie an der Basis des Halses wird die Rückblutung aus dem Gehirn nicht unter Kontrolle bringen.

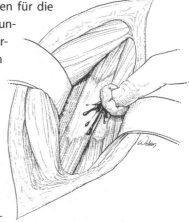

Auch hier ist die einfachste Lösung die beste. Das Eindrücken eines Stücks Knochenwachs in das blutende Loch wirkt normalerweise Wunder! Falls dein Krankenhaus Angiografie-Möglichkeiten hat, ist ein unmittelbar postoperatives Angiogramm mit Embolisation der verletzten Arteria vertebralis eine andere Option.

> »Verwende Knochenwachs, um eine spritzende Vertebralarterie abzustopfen«

Der Ösophagus

Es gibt zwei Wege zum zervikalen Ösophagus, entweder medial oder lateral um die Carotisscheide herum. Die mediale Route ist die natürliche Verlängerung der Carotisexploration und deshalb wahrscheinlich diejenige, mit welcher du am besten vertraut bist.

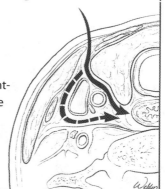

Bitte den Anästhesisten, eine großlumige Magensonde einzuführen, bevor du mit der Präparation des Ösophagus beginnst, um bei der Identifikation des Ösophagus zu helfen, indem der Tubus in einem feindseligen Operationsfeld ertastet werden kann. Der Ösophagus liegt leicht links zur Mittellinie, weshalb er einfacher von der linken Seite des Halses exploriert werden kann.

Ziehe den Inhalt der Carotisscheide nach late-ral und eröffne die Schicht zwischen dersel-ben und der Trachea. Du wirst den Öso-phagus hinter der Trachea und anterior zur Wirbelsäule finden. Um den Ösophagus vollständig darstellen zu können, musst du drei Strukturen identifizieren und durchtrennen, welche den Ösophagus überqueren: den Musculus omohyoideus, die Vena thyroidea media und die Arteria thyroidea inferior. Der Nervus laryngeus recurrens wird in einem ver-letzten feindseligen Hals sehr selten zu identi-fizieren sein.

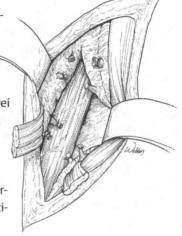

Die andere Annäherung an den Ösophagus erfolgt lateral zur Arteria carotis. Es ist der sogenannte Zugang über die Hintertür und nützlich, wenn ein großes Hämatom in der Carotisscheide die Anatomie verdeckt. Retrahiere die Struktu-ren der Carotisscheide nach medial statt nach lateral und eröffne die Schicht zwischen Carotisscheide und der Halswirbelsäule, um den Ösophagus zu fin-den. Dein Arbeitsraum ist limitiert, aber auf diese Weise wirst du wahrscheinlich weniger iatrogene Schäden produzieren.

>>Nähere dich dem verletzten Ösophagus durch
die Vorder- oder Hintertür«

Ösophageale Verletzungen sind nicht einfach zu identifizieren, da der Ösopha-gus keine Serosa hat. Wenn du nicht sicher bist, ob eine Verletzung vorliegt, lässt du den Anästhesisten die Magensonde bis auf Höhe deines Operationsfeldes zurückziehen, füllst dein Operationsfeld mit NaCl und bittest den Anästhesisten, Luft in die Magensonde zu blasen. Schaue, ob sich Luftblasen entwickeln.

Der am meisten beunruhigende Aspekt bei der Exploration des Ösophagus ist nicht, was du sehen oder fühlen kannst, sondern **was du nicht sehen oder füh-**

len kannst. Hat es eine Verletzung auf der anderen Seite des Ösophagus? Im Bereich der Hinterwand? Bei begrenzter Exposition ist es ein leichtes, eine solche Verletzung zu verpassen. Wenn du Verdacht auf ein Loch hast, welches du nicht sehen kannst, hast du folgende Optionen:

- Mache eine Exploration auf der Gegenseite durch eine separate Inzision - häufig deine sicherste Option.
- Mache eine intraoperative Ösophagoskopie, um von innen nach einer Verletzung zu suchen.
- Mobilisiere den Ösophagus stumpf durch Entwicklung der Schichten zwischen demselben und der Trachea anterior und dem Ligamentum longitudinale anterius posterior. Schlinge ihn mit deinem Finger oder mit einem Penrose-Drain an und inspiziere den Ösophagus auf der Gegenseite und posterior. Wie auch immer, dieses Manöver ist schwieriger, als es dich unsere Beschreibung glauben machen könnte, insbesondere wenn du versuchst, dies durch eine rechtsseitige Halsinzision zu tun. Wähle diese Option nur, wenn du ausreichend Erfahrung mit ösophagealer Chirurgie hast. Du könntest eine iatrogene Verletzung des Ösophagus und der Nervi laryngei recurrentes verursachen und die Trachea devaskularisieren.

Unabhängig davon, welche Option du wählst, ist das taktische Schlüssel-Prinzip, in der Beurteilung der versteckten Anteile des Ösophagus sicher zu sein, bevor du die Exploration abschließt.

> »Sei besorgt über die verborgenen
> Anteile des Ösophagus«

Nachdem du eine ösophageale Verletzung identifiziert hast, musst du vorsichtig das Ausmaß des Schadens bestimmen. Der Schleimhautschaden ist oft größer als die offensichtliche Verletzung im Bereich der Muskularis. Debridiere die Wunde zurückhaltend, bis du auf allen Seiten gesunde Wundränder hast und repariere sie mit Ein- oder Zweischichtnähten. Wir bevorzugen die Einschichtnaht unter Verwendung eines resorbierbaren monofilen Fadens. Viel wichtiger als die Anzahl der Schichten ist die präzise Darstellung des Defektes und die sorgfältige, spannungsfreie Adaptation des Mukosadefektes.

Isoliere deine Ösophagusreparatur immer von anderen Nahtlinien. Wenn du auch die Arteria carotis oder die Trachea versorgt hast, musst du dich daran erinnern, dass die Ösophagusreparatur diejenige ist, welche am wahrscheinlichsten lecken wird. Falls dies geschieht, könnten die anderen Nähte dabei ebenfalls in Mitleidenschaft gezogen werden. Lass dies nicht geschehen. Interponiere ein gut durchblutetes Stück gesunden Muskels zwischen Ösophagus und allen weiteren, benachbarten Nahtlinien. Die vorderen Halsmuskeln, der Musculus omohyoideus oder der sternale Kopf des SCM können alle nahe ihrer Basis durchtrennt und dann eingeschlagen werden, um deine Nahtlinien sicher voneinander zu trennen.

Was sind die Damage-Control-Optionen für den zervikalen Ösophagus? Da das Ziel ist, ein unkontrolliertes Leck zu vermeiden, ist die Rückzugslösung eine externe Drainage. Falls die Verletzung nicht zugänglich ist (das heißt hoch oder posterior im Hypopharynx), drainierst du sie einfach. Falls keine distale Obstruktion besteht, wird sich die Fistel rasch verschließen.

Wenn du den Defekt nicht sicher schließen kannst, weil er zu groß ist, die Operation verzögert erfolgt oder du den Rückzug antreten musst, solltest du den Ösophagus drainieren oder als laterale Ösophagostomie ausleiten. Dies ist besonders relevant, wenn du kombinierten Verletzungen des Ösophagus und der Trachea begegnest, wo die Nähe von zwei Hoch-Risiko-Nahtversorgungen geradezu nach Problemen ruft. Die sicherere Option wird sein, den Atemweg zu reparieren und den Ösophagus auszuleiten.

Eine rasche und einfache Rückzugsoption, welche bei uns geklappt hat, ist, eine dicke Saugdrainage in den Defekt hineinzuschieben, rasch eine Tabaksbeutelnaht darum herum anzulegen und die Drainage durch die Haut auszuleiten. Was immer du für eine Damage-Control-Option wählst, vergiss nicht: ein unkontrolliertes ösophageales Leck bedeutet Mediastinitis und Tod; eine kontrollierte Fistel bedeutet einen längeren Krankenhausaufenthalt mit einer guten Chance auf Genesung.

> »Ziehe dich zurück durch Anlegen einer
> kontrollierten ösophagealen Fistel«

Der Larynx und die Trachea

Verletzungen der oberen Atemwege geschehen in zwei Typen: klein und groß. Repariere kleine Lazerationen von Larynx und Trachea mit resorbierbaren monofilen 3-0 Einzelknopfnähten, welche auf der Außenseite geknöpft werden.

Verwende nie nicht-resorbierbares Nahtmaterial für die Reparatur der Atemwege.

Es ist nicht einfach, große Defekte ohne Spannung zu adaptieren, wenn Teile des Knorpels fehlen. Um ein gutes Endresultat zu erzielen, bist du gut beraten, frühzeitig die Hilfe von einem HNO-Kollegen in Anspruch zu nehmen. Diese haben mehr Erfahrungen mit den oberen Atemwegen und werden letztlich alle Komplikationen behandeln.

Bei Verletzungen der oberen Atemwege sind mehrere Damage-Control-Optionen vorhanden. Du kannst einfach den Endotrachealtubus über den Ort der Verletzung hinausschieben, um das Luftleck zu eliminieren, während die Verletzung belassen und einer späteren Rekonstruktion zugeführt wird. Eine andere Option ist die Tracheostomie. Es ist unter elektiven Umständen kein guter Zug, einen Tracheostomietubus durch einen traumatischen trachealen Defekt einzuführen. Aber dies ist eine durchaus akzeptable Rückzugsoption, wenn der Patient andere lebensbedrohliche Verletzungen hat, oder wenn du einer komplexen Verletzung allein gegenüberstehst.

Transzervikale Verletzungen

Wie sollst du eine penetrierende Verletzung angehen, welche den Hals von einer Seite zur andern durchquert? Transzervikale Verletzungen brauchen unter Umständen eine bilaterale Exploration. Prinzipiell ist der Ausschluss einer Verletzung des Ösophagus oder Trachea auf der Gegenseite durch eine intraoperative Endoskopie zwar technisch möglich, jedoch ein logistischer Alptraum.

Um eine transzervikale Verletzung zu explorieren, bevorzugen wir eine U-förmige Inzision, das zervikale Äquivalent zur Clam-Shell-Thorakotomie. Wenn du ein paar wenige Minuten dazu verwendest, einen oberen Hautlappen in der Ebene unterhalb des Platysma zu entwickeln (wie wenn du eine Thyroidektomie durchführen würdest), wirst du einen maximalen beidseitigen Zugang zum Hals schaffen, genau so, wie du die Motorhaube deines Autos hochhebst, um den Motor zu betrachten. Die Exposition kann nicht besser als so werden.

»Schaffe mittels einer U-förmigen Inzision
eine Haube zum Hals«

Abschließen

Schau dir die Ränder deiner Inzision gut an, um oberflächliche Blutungsquellen nicht zu verpassen. Im Hals kann eine kleine muskuläre Blutung leicht zu einem expandierenden postoperativen Hämatom führen und damit zur dringlichen Revision. Inspiziere deine Nahtreihen und stelle sicher, dass sie durch vitale Muskulatur schön voneinander getrennt sind.

Wir empfehlen dir dringend, jede Halsexploration wegen Trauma mit einer Redon-Drainage zu drainieren. Die am häufigsten übersehene Verletzung im Hals ist eine kleine Ösophagusperforation. Dein Drain wird eine potentielle Katastrophe in ein kleineres Problem umwandeln. Falls du eine Ösophagusnaht drainierst, musst du dein Drain so nach vorne ausleiten, dass dieses die Arteria carotis nicht überkreuzt - Drains sind bekannt dafür, dass sie schon mal eine Carotis arrodiert haben. Die einzige Schicht, welche du unterhalb der Haut adaptieren musst, ist das Platysma. Verschließe dann die Haut - und damit hast du deine Safari im Land des Tigers erfolgreich vollendet.

SCHLÜSSELPUNKTE

- » Folge bei der Halsexploration einem sicheren Pfad.
- » Erreiche den Vorderrand des Sternocleidomastoideus.
- » Die Vena facialis ist die Wächterin des Halses.
- » Bleibe in der periadventitiellen Schicht der Carotis.
- » Definiere präzise das Ausmaß der Carotisverletzung.
- » Es ist kein Verbrechen, die Carotis zu ligieren.
- » Verwende Knochenwachs, um eine spritzende Vertebralarterie abzustopfen.
- » Nähere dich dem verletzten Ösophagus durch die Vorder- oder Hintertür.
- » Sei besorgt über die verborgenen Anteile des Ösophagus.
- » Ziehe dich zurück durch Anlegen einer kontrollierten ösophagealen Fistel.
- » Schaffe mittels einer U-förmigen Inzision eine Haube zum Hals.

15
Peripheres Gefäßtrauma, einfach gemacht

> »Alles sollte so einfach wie möglich gemacht werden,
> aber nicht einfacher.«

Albert Einstein

Wenn du glaubst zu wissen, wie eine blutige Sauerei aussieht, wird dich die nahe Begegnung mit einer spritzenden Leiste wieder nachdenklich stimmen. Der Patient ist im Schock, mit dem größten Teil seines Blutvolumens entweder am Unfallort oder auf den Kleidern des Rettungssanitäters, welcher die blutende Leiste im Kampf ums nackte Leben komprimiert. Da dies eine der spektakulärsten penetrierenden Verletzungen ist, ist es leicht, Prioritäten zu vergessen, kritische Fehler zu machen und den Patienten inmitten des Chaos zu verlieren.

In diesem Kapitel versuchen wir die Brücke über den breiten Graben zu schlagen zwischen den schönen Illustrationen von Gefäßfreilegungen, welche du in den Büchern siehst und der brutalen Realität des Operationssaals, wo der Patient gerade verblutet und alles, was du im Operationsfeld sehen kannst, traumatisierte Muskulatur und ein großes Hämatom ist. Diesen Graben zu überwinden ist besonders wichtig für Chirurgen, welche periphere Gefäßchirurgie nicht regelmäßig praktizieren, jedoch gelegentlich gerufen werden, um eine arterielle Blutung unter Kontrolle zu bringen und die Gefäßverletzung zu reparieren. Unsere Schlüssel-Botschaft ist, dass eine verletzte Arterie immer ein Teil eines verwundeten Patienten ist, und dass die Gesamtheit der Verletzungen des Patienten häufig diktiert, wie du die Gefäßverletzung anzugehen hast.

Kontrolle über die spritzende Leiste erlangen

Erlange temporäre Kontrolle über die blutende Leiste mit lokalem Druck, ausge-
übt durch einen enthusiastischen Assistenten oder einen im Wundkanal eingelegten Foley-Katheter. Sobald du im Operationssaal bist, benötigst du proximale
Kontrolle und hast drei Optionen:

- Laparotomie - falls es eine dringende Indikation gibt, eröffnest du das Abdomen und bringst die Arteria iliaca externa im Becken unter Kontrolle.

- Retroperitonealer Zugang - stelle
  die Arteria iliaca externa durch eine
  schräge Inzision ca. 2 cm oberhalb
  und parallel zum Ligamentum inguinale dar. Durchtrenne die Apo-
  neurose des Musculus obliquus ex-
  ternus und internus und spalte den
  Musculus transversus abdominis
  sowie die transversale Faszie, um
  das präperitoneale Fett darzustellen. Die vorsichtige Retraktion des
  Peritonealsacks nach kranial wird
  dich zur Arteria iliaca externa führen.
  Dieser Zugang vermeidet eine Laparotomie, benötigt aber Zeit und wird deshalb
  beim blutenden Patienten selten verwendet.

- Vertikale Inzision der Leiste - der einfachste Weg, um proximale Kontrolle
  über die spritzende Leiste zu gewinnen.

Dies waren die guten Nachrichten. Die schlechte Nachricht ist, dass sogar mit
proximaler Kontrolle der Patient weiterblutet, aber eben langsamer. Falls die
retrograde Blutung nicht sehr stark ist und du die Schlüsselstrukturen identifizieren kannst, verwendest du eine Kombination von scharfer und stumpfer Präparation, um die Femoralgefäße darzustellen. Stumpfe Präparation ist sicherer
im feindseligen Territorium, denn du willst eine Verletzung der Nervus femoralis
vermeiden, und du kannst den Nervus femoralis mit deinem Finger nicht durchtrennen.

Wenn du wegen starker retrograder Blutung nicht sehen kannst, was du tust, musst du mit deinen Klemmen wandern (Kapitel 9). Die Quelle persistierender retrograder Blutung ist oft die Arteria femoralis profunda, welche identifiziert und unter Kontrolle gebracht werden muss. Wenn dir dies gelingt, darfst du tief durchatmen; du hast erfolgreich eine der Kobraschlangen der Trauma-Chirurgie gebändigt.

»Bringe die spritzende Leiste proximal unter Kontrolle«

Eine rasche Tour durch das femorale Dreieck

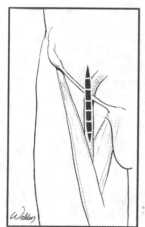

Du bist wahrscheinlich mit dem femoralen Dreieck von Besuchen der Leiste bei selektiven Gefäßeingriffen vertraut. Mache eine vertikale Hautinzision im Bereich des femoralen Pulses, falls vorhanden. Ansonsten platzierst du deine Inzision auf halbem Weg zwischen dem Tuberculum pubicum und der Spina iliaca anterior superior. Ungefähr ein Drittel der Inzision sollte oberhalb der Leistenbeuge sein. Dies ist nicht der Moment, zögerlich oder minimal invasiv zu sein.

Die Femoralgefäße in einer Kriegszone darzustellen, ist nicht einfach. Du musst zwei Faszienschichten identifizieren und inzidieren: die Fascia lata und die Femoralisscheide. Durchtrenne die Fascia lata längs, um ins Fett des Femoraldreiecks zu gelangen und lege einen Wundspreizer ein. Dein bester Freund in der feindseligen Leiste ist das Ligamentum inguinale, und der erfahrene Chirurg legt Wert darauf, es früh zu identifizieren. Palpiere den fettigen Inhalt des Dreiecks mit einem wissenden Finger. Ertaste einen Puls oder, falls nicht vorhanden, eine tubuläre Struktur im Fett. In der pulslosen Leiste wirst du häufig Muskeln unterhalb der Fascia lata finden. Das

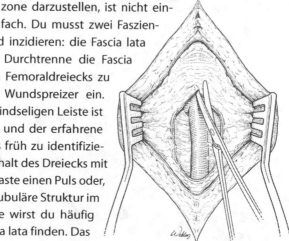

bedeutet einfach, dass du zu lateral, im Bereich des Musculus iliopsoas bist; also lenke deine Präparation nach medial.

»Das Ligamentum inguinale ist dein einziger Freund in einer feindseligen Leiste«

Als nächstes eröffnest du die Femoralisscheide, um die Arteria femoralis zu identifizieren. Positioniere den Wundspreizer in der tieferen Schicht neu oder füge einen zusätzlichen Wundspreizer ein. Bleibe im periadventitiellen Gewebe oberhalb der Arterie. Falls du nach medial abwanderst, wirst du vielleicht von dunklem sprudelndem Blut aus der Vena femoralis begrüßt. Falls du nach lateral gerätst, kannst du den Nervus femoralis verletzen.

Isoliere und kontrolliere die Arteria femoralis communis und deren Äste. Während die Arteria femoralis communis und superficialis einfach identifiziert und sowohl im proximalen als auch im distalen Anteil der Inzision angeschlungen werden können, kann die Freilegung der Arteria femoralis profunda für Chirurgen mit wenig "Leistenstunden" schwierig sein. Die Vena circumflexa femoris lateralis ist die hinterhältigste Vene in der Leiste. Sie kreuzt unmittelbar vor der proximalen Vena femoralis profunda in

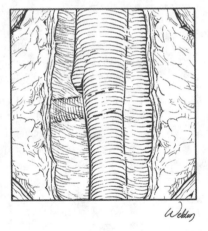

die Abzweigung der Arteria femoralis profunda von der Arteria femoralis superficialis. Falls du versuchst, die Arteria femoralis profunda durch Freilegung

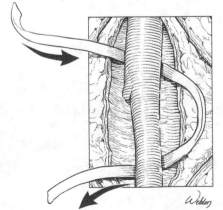

darzustellen, wirst du bald eine starke venöse Blutung aus der verletzten Vene vorfinden. Es ist viel besser, diese unerfreuliche Situation zu vermeiden, als sie zu beheben. Ganz einfach: präpariere die Arteria femoralis profunda nicht!

Der Ursprung der Arteria femoralis profunda ist gekennzeichnet durch eine abrupte Veränderung des Durchmessers der Arteria femoralis communis. Nimm ein Gefäßband und schlinge ein Ende deutlich oberhalb der Bifurkation von lateral nach medial unter der Arteria femoralis communis durch. Fasse das andere Ende des Bandes und führe es von medial nach lateral deutlich unterhalb der Bifurkation durch. Halte beide Enden des Gefäßbandes hoch, um zu entdecken, dass du die Arteria femoralis profunda sauber isoliert hast, ohne sie zu präparieren.

»Präpariere die Arteria femoralis profunda nicht«

In Gegenwart eines größeren Hämatoms ist es schwieriger, in der Leiste voranzukommen. Wir nennen es die feindselige Leiste, und wenn du ihr von Angesicht zu Angesicht gegenüberstehst, wirst du sehen, warum. Die Anatomie ist verzogen, die Gewebe sind durchdrängt von Blut, und ein sich vorwölbendes Hämatom schaut dich in totaler Ablehnung an.

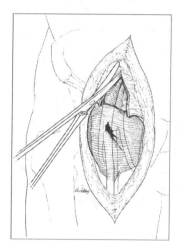

Jetzt möchten wir dir ein kleines Firmengeheimnis verraten. Vergiss die Femoralgefäße! Konzentriere dich darauf, das Ligamentum inguinale zu finden. Es klingt verrückt - aber es funktioniert. Das Ligamentum inguinale ist eine anatomische Barriere (Kapitel 3), und wenn du die untere Kante des Ligaments identifizierst und durchtrennst, wirst du dich im jungfräulichen unteren Retroperitoneum wiederfinden. Jetzt kannst du die externen Iliacalgefäße unmittelbar oberhalb der Leiste leicht identifizieren.

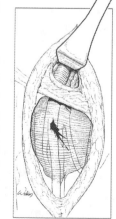

Wie auch immer, es gibt auch einen weniger destruktiven Weg, um die Femoralgefäße oberhalb des Ligamentum inguinale abzuklemmen. Nimm eine geschlossene Mayo-Schere und mache ein Loch in das Ligamentum inguinale, ungefähr ein bis zwei Zentimeter oberhalb und parallel zu seiner Kante. Lege einen schmalen, langen Retraktor ein, um den Raum offenzuhalten. Dies bringt dich ins hämatomfreie Retroperitoneum, ohne das Ligamentum inguinale durchtrennen zu müssen. Du kannst jetzt dieses Loch verwenden, um auf einfache Art die Arteria iliaca externa zu palpieren und sie sicher oberhalb der Leiste abzuklemmen. All dies ist sehr cool, aber wenn du unter Zeitdruck stehst und die Leiste aktiv blutet, darfst du nicht zögern, das Ligamentum inguinale zu durchtrennen. Es ist ein kleiner Preis, der für eine zügige proximale Kontrolle bezahlt werden muss.

»Bringe die Arteria femoralis communis durch das Ligamentum inguinale unter Kontrolle«

Erwäge deine Optionen

Wie bei jeder anderen Trauma-Operation musst du jetzt ein operatives Profil wählen. Wäge die gesamte Traumalast des Patienten und dessen Physiologie ebenso ab wie die operativen Umstände (Kapitel 1). Operierst du an einem universitären Traumazentrum oder in einem improvisierten Feldhospital in einer Kriegszone? Wie zufrieden bist du mit deinen gefäßchirurgischen Kenntnissen? Wäge all dies gegen deine Versorgungsoptionen ab.

Damage-Control-Optionen für die femoralen Gefäße sind temporärer Shunt oder Ligatur. Ein temporärer Shunt in der Arteria femoralis communis oder superficialis ist eine hervorragende Damage-Control-Option, um die distale Perfusion zu erhalten. Wir empfehlen dringend, eine präventive Fasziotomie durchzuführen, um das Bein im Falle von frühem Shuntversagen zu schützen (Kapitel 3). Sehr selten, wenn der Shunt keine Option darstellt, ist die Ligatur der Arteria femoralis eine berechtigte Alternative. Tatsächlich kannst du bei einem jungen, gesunden Patienten die Arteria femoralis superficialis ligieren mit lediglich kleinem Risiko, das Bein zu verlieren, sofern die kollaterale Durchblutung via Arteria femoralis profunda intakt ist. In den meisten Fällen ist bei schnellem Rückzug der Shunt aber eine viel bessere Option.

Wenn du im Damage-Control-Modus operierst, reparierst du die Vena femoralis nur, wenn du das Problem mit einer einfachen lateralen Naht beheben kannst. Zögere nicht, die Vene zu ligieren, wenn die Verletzung mehr als dies erfordert.

»Shunt + Fasziotomie = Rückzugsoption für Verletzungen der Arteria femoralis«

Ein wichtiges Prinzip ist, die Arteria femoralis profunda - wenn irgend möglich – zu
erhalten. Deine Fähigkeit, die Bifurkation
zu rekonstruieren, hängt von deiner Gefäß-Erfahrung und deinem technischen
Repertoire ab. Ein gut bekannter Trick
im Angesicht eines extensiven Schadens der Bifurkation ist, die Stümpfe
der Arteria femoralis superficialis und
profunda Seit-zu-Seit zu anastomosieren, um einen kurzen gemeinsamen
Stamm zu schaffen, bevor du eine Interpositionsprothese einsetzt. Dies
erspart dir die schwierige Aufgabe,

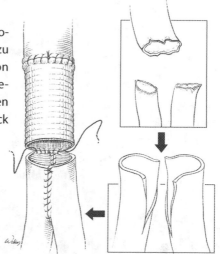

die Arteria femoralis profunda in die Prothese einzupflanzen. Falls die Hinterwand der verletzten Femoralarterie intakt ist, führst du eine Reparatur mit Patch
durch. Falls die Arterie durchtrennt ist, interponierst du eine synthetische Prothese oder ein gedrehtes Veneninterponat vom anderen Bein. Falls die arterielle
und die venöse Nahtlinie unmittelbar beieinander sind, musst du vitale Muskulatur zwischen die beiden Nahtreihen bringen, um eine arteriovenöse Fistel zu
vermeiden. Wir verwenden bei der Femoralvene keine Interpositionsprothese,
aber viele Chirurgen tun dies.

Was auch immer du tust, um die Femoralgefäße zu flicken: plane, deine Rekonstruktion mit Weichteilen zu decken. Falls du die arterielle Rekonstruktion nicht
mit gut durchblutetem Weichteilgewebe abdecken kannst (zum Beispiel durch
Transposition des Sartoriusmuskels), rufe jemanden, der das kann. Eine freiliegende arterielle Gefäßnaht ist eine tickende Zeitbombe, welche in dein Gesicht
hinein explodieren wird.

»Eine freiliegende Gefäßnaht ist eine
tickende Zeitbombe«

Die Arteria femoralis superficialis

Es überrascht nicht, dass die Beschreibung der Freilegung der Arteria femoralis
superficialis in den meisten Gefäß-Chirurgieatlanten fehlt, weil sie in der elektiven Chirurgie selten gebraucht wird. Hier folgt, wie es gemacht wird.

Unterpolstere das Bein mit gefalteten Tüchern, so dass es leicht gebeugt ist und rotiere es ein wenig nach außen. Wenn du oberhalb des Knies arbeitest, unterlegst du das Bein unterhalb des Knies, um eine Verzerrung deines Arbeitsfeldes zu vermeiden. Mache eine Längsinzision über dem anterioren Rand des Musculus sartorius und erweitere diese bis weit proximal der Verletzung. Inzidiere die Haut vorsichtig, um eine akzidentelle Durchtrennung den Vena saphena magna zu vermeiden. Eröffne die oberflächliche Faszie und identifiziere den Sartoriusmuskel, den Wächter der Arteria femoralis superficialis. Retrahiere den Musculus sartorius durch Einlegen eines Wundspreizers in die Wunde entweder nach anterior (im oberen und mittleren Oberschenkel) oder nach posterior (im mittleren und unteren Oberschenkel). Dein Ziel ist das fibröse Dach des Hunter'schen Kanals, die weiße Faszie direkt unterhalb des Sartorius zwischen Musculus adductor magnus und Musculus vastus medialis. Eröffne sie - und schon schaust du auf das neurovaskuläre Bündel.

Befreie die Arteria femoralis superficialis vorsichtig von der anliegenden Vene und passe besonders auf den Nervus saphenus auf, der Teil des neurovaskulären Bündels ist und leicht verletzt werden kann. Wie bei jeder Gefäßverletzung beginnst du eine Präparation in jungfräulichem Gebiet proximal zur Verletzung und arbeitest dich dann zum verletzten distalen Segment hin.

Was sind deine Reparaturoptionen? Vielleicht wirst du erwägen, einen Shunt einzulegen, wenn du dich zurückziehen musst, oder falls du dich (zusammen mit dem Orthopäden) entscheidest, die Reposition des Knochens vor der Rekonstruktion der Arterie durchzuführen. Dies ist im allgemeinen eine gute Idee, denn eine Prothese in einem unstabilen und wabbeligen Bein einzunähen, ist etwas, das du möglichst vermeiden solltest. Setze eine Interpositionsprothese ein, falls die Arteria femoralis superficialis durchtrennt ist.

»Der Musculus sartorius ist der Wächter der
Arteria femoralis superficialis«

Reparatur der Poplitealarterie, leicht gemacht

Behandle die Poplitealarterie mit dem Respekt, der ihr gebührt. Sie ist das am wenigsten zugängliche Gefäß in der unteren Extremität, und der Blutfluss durch die Kollateralgefäße reicht nicht aus, um den Unterschenkel am Leben zu erhalten, wenn der Blutfluss in der Poplitealarterie unterbrochen ist. Auch heute ist die Verletzung der Poplitealarterie immer noch mit der höchsten Amputationsrate bei Gefäßverletzungen der Extremitäten behaftet.

Beginne die Reparatur der Poplitealarterie immer mit einer Fasziotomie, sogar wenn du ein extrem geschmeidiger Operateur bist. Gib systemisches Heparin, wenn keine Begleitverletzungen vorhanden sind, welche bluten könnten. Viele Poplitealrekonstruktionen scheitern wegen verstopfter distaler Mikrozirkulation, nicht wegen eines technischen Fehlers.

»Behandle die verletzte Poplitealarterie
mit größtem Respekt«

Der sichere und gute Weg zur verletzten Poplitealarterie ist der mediale Zugang. Mache eine Inzision im unteren Oberschenkel entlang der palpablen Grube zwischen dem Musculus vastus medialis und dem Musculus sartorius. Palpiere den Hinterrand des Femurs und inzidiere die tiefe Faszie dorsal davon, was dich direkt in das Fett der Fossa poplitealis bringt. Führe einen Finger ein und palpiere den Puls der Poplitealarterie gegen die Rückfläche des Femurs. Der dorsale Rand des Knochens ist die anatomische Schlüssel-Landmarke zur Identifikation der Poplitealgefäße oberhalb wie unterhalb des Knies. Jetzt musst du die Arteria poplitea identifizieren, präparieren und oberhalb des Knies anschlingen. Die drei größten Fallstricke bei dieser Präparation sind die Verletzung der dicht anhaftenden Poplitealvene, die Durchtrennung des Nervus saphenus und das Verwechseln von Vene und Arterie.

»Finde die Poplitealarterie unmittelbar
hinter dem Knochen«

Exponiere das distale popliteale Segment durch eine separate Inzision, welche ungefähr einen Zentimeter dorsal zum Hinterrand der Tibia verläuft und beim Knie unmittelbar posterior des medialen Femurkondylus beginnt.

Nochmals, hüte dich davor, die Vena saphena magna zu verletzen, welche unmittelbar posterior zu deiner Inzision liegt. Die Durchtrennung der tiefen Faszie legt das Fett der distalen Fossa poplitea frei, wo du das neurovaskuläre Bündel unmittelbar hinter dem Knochen findest. Die erste Struktur, der du begegnest, ist die Vena poplitea und du musst die Arterie sorgfältig von dieser abpräparieren.

Soviel zur proximalen und distalen Kontrolle. Aber wie wirst du die eigentliche Verletzung versorgen, eine Verletzung, welche immer noch hinter dem Knie verborgen ist? Nun ja, du kannst dieses auf eine schwierige oder eine einfache Weise tun.

Der schwierige Weg ist die traditionelle vollständige popliteale Darstellung, diejenige, welche du anlässlich deines Facharztexamens beschreibst, weil das die Prüfer hören wollen. Sie beinhaltet die Verbindung der beiden medialen Inzisionen oberhalb und unterhalb des Knies und das Absetzen der Sehnenansätze der posteromedialen Muskeln (Musculus sartorius, Musculus gracilis, Musculus semimembranosus, Musculus semitendinosus) sowie der Insertion des medialen Kopfes des Musculus gastrocnemius. **In praxi** wirst du den Elektrokauter in die Hand nehmen und einen Weg der Zerstörung zwischen deiner proximalen und distalen Inzision unter Karbonisierung all jener Sehnen brennen, welche zwischen dir und der Poplitealarterie im Wege stehen. Es klingt wie eine Such-

und Zerstörungsaktion, aber das ist es auch. Wenn du dann fertig bist, ist das Ganze kein schöner Anblick, aber du kannst so zur Arterie gelangen und sie reparieren.

Es gibt eine einfachere Alternative. Statt die verletzte Arterie darzustellen, kannst du sie bypassen und ausschließen. Du hast bereits das proximale und distale Poplitealsegment fertig angeschlungen. Es spielt sogar keine Rolle, ob die Vena poplitea verletzt ist oder nicht. Du musst letztere nicht rekonstruieren, um ein gutes Resultat zu erreichen. Die Meinung, dass du dies tun musst, ist lediglich wieder so eine heilige Kuh, welche längst auf dem Altar der aktuellen klinischen Daten geschlachtet wurde. Die schnellste Lösung ist, ein Stück Vena saphena magna vom Oberschenkel der Gegenseite zu entnehmen, es zu drehen und als Interpositionsprothese zwischen der proximalen und distalen Arteria poplitea einzusetzen und so das verletzte Segment auszuschließen.

Präpariere stumpf einen interkondylären Tunnel zwischen der proximalen und distalen Inzision. Mache eine Längsarteriotomie der proximalen Arteria poplitea oberhalb des Knies, anastomosiere die gedrehte Vene End-zu-Seit und ligiere dann die Arterie unmittelbar distal der Anastomose zweifach, um das verletzte Segment auszuschließen. Führe die pulsierende Prothese durch den Tunnel und anastomosiere sie über eine gleichartige Arteriotomie mit der distalen Arteria poplitea unterhalb des Knies. Ligiere dann die Arterie unmittelbar proximal der distalen Anastomose, um den Ausschluss zu vervollständigen. Bei einem dicken Patienten mit einer tief gelegenen Arterie ist es einfacher, die proximale und distale Arteria poplitea zu durchtrennen, die Enden des ausgeschlossenen Segmentes zu übernähen und dann das Venentransplantat End-zu-End einzunähen.

Der große Vorteil dieses Vorgehens ist seine Einfachheit. Du musst dich überhaupt nicht mit dem verletzten Segment beschäftigen. Der einzige wirkliche Grund, um die Sehnen zu durchtrennen und die Fossa poplitea darzustellen, ist eine fortwährende Blutung aus dem verletzten Segment trotz Ausschluss; eine Situation, der wir bisher noch nie begegnet sind.

»Lege einen Bypass an und schließe
die verletzte Arteria poplitea aus«

Unterhalb des Knies

Die Rekonstruktion der Arteria tibialis bei einem Patienten mit einer stumpfen Stoßstangenverletzung, welcher auch eine frakturierte Tibia und Fibula hat, ist eine Erfahrung, die dir im Gedächtnis bleiben wird. Stelle dir vor, den größeren Teil eines nächtlichen Bereitschaftsdienstes damit zu verbringen, zwei spastische Nudeln in einer Suppe voller Blut, geborstenen Knochen und zerrissenen Muskeln zu überbrücken. Die Beantwortung der folgenden drei Fragen kann dir helfen, diese Erfahrung für dich und deinen Patienten viel weniger traumatisch werden zu lassen.

1. Ist diese Eskapade wirklich notwendig? Wenn eine von drei Beinarterien bis zum Fuß offen ist, ist das genug. Die traditionelle Lehrmeinung, dass Patienten mit einem stumpfen Trauma zwei offene Gefäße benötigen, ist eine nicht belegbare Wandersage. Vergiss nicht - wenn eine der drei Arterien blutet, ist die Lösung nicht die chirurgische Darstellung und Ligatur, sondern eher die angiografische Okklusion der Blutung (außer wenn keine Angiografie verfügbar ist).
2. Hast du die notwendigen Informationen für eine sichere Reise? Eine Gefäßexploration unterhalb des Knies ohne genaue angiografische Darstellung des verletzten Segmentes zu starten, ist, wie die Rallye Paris-Dakar ohne Karte absolvieren zu wollen. Setze alles daran, ein formales Angiogramm zu erhalten. Wenn du gezwungen bist, notfallmäßig in den OP zu fahren, beginnst du mit der Exposition der Poplitealarterie unterhalb des Knies und fertigst ein intraoperatives Angiogramm an. Ein suboptimales Angiogramm kann dich auf eine langwierige Exploration schicken und sich letztendlich als spastische, intakte Arterie herausstellen.
3. Wo anfangen? Die Fossa poplitea unterhalb des Knies ist ein exzellenter Ausgangsort für eine Exploration, da du dort immer die Arterie finden wirst, sogar, wenn du nur wenig Gefäß-Erfahrung hast. Es ist jungfräuliches Gebiet, die Gefäße sind dick, und du kannst das neurovaskuläre Bündel identifizieren und ihm nach distal folgen.

Ziehe den medialen Kopf des Musculus gastrocnemius nach dorsal und exponiere die Kante des Musculus soleus, der die Poplitealgefäße überbrückt. Hake einen Finger unterhalb des Muskels ein und löse Letzteren von der Tibia ab. Dies

gibt dir Platz und erlaubt, einen Wundspreizer in
die Wunde einzusetzen. Bewege dich nach
distal auf die Verletzung zu, indem du
den Ansatz des Musculus soleus an
der Rückseite der Tibia ablöst.
Halte Ausschau nach der Vena
tibialis anterior als Marker für den
Abgang der Arteria tibialis anterior. Identifiziere weiter distal die Bifurkation des Truncus tibio-
peronealis in die Arteria tibialis posterior und die Arteria peronea, wobei
Letztere das oberflächlichere Gefäß ist.

Stelle die Arteria tibialis anterior im mittleren und unteren Beinbereich durch
deine anteriore Fasziotomie-Inzi-
sion dar. Lege einen Wundspreizer zwischen den Musculus tibialis anterior und den Musculus
extensor hallucis longus in die Wunde ein und finde das neurovaskuläre Bündel
tief unten zwischen den Muskeln auf der Membrana interossea.

Bevor du eine Gefäßexploration unterhalb des Knies beginnst, solltest du ernst-
haft die Verwendung einer pneumatischen Blutsperre oberhalb des Knies prü-
fen. Nichts ist frustrierender als zu versuchen, die schmalen und fragilen Gefäße
des Unterschenkels in Gegenwart einer aktiven Blutung zu identifizieren und zu
isolieren; das erhöhte Risiko einer iatrogenen Verletzung anderer Elemente des
neurovaskulären Bündels versteht sich dabei von selbst.

Welche Arterie sollst du rekonstruieren? Wähle immer die einfachste Lösung
mit der am leichtesten zugänglichen Arterie und denke an die Deckung mit
Weichteilgewebe. Sehr oft bedeutet dies eine Rekonstruktion der Arteria tibialis
posterior. Bei einem schwerverletzten Bein sollst du auf der Suche nach dem
distalen Ende des durchtrennten Gefäßes darauf gefasst sein, dass dies Zeit
braucht und es manchmal schwierig ist, die Enden zu finden. In den meisten
Fällen ist deine beste rekonstruktive Option eine Interpositionsprothese unter
Verwendung eines gedrehten Vena-saphena-magna-Transplantates vom kontralateralen Knöchel.

»Eine einzige offene Tibialarterie ist gut genug«

Die Arteria axillaris

Um einen raschen Zugang zur proximalen Arteria axillaris zu erhalten, musst du durch den Musculus pectoralis major gehen. Abduziere den Arm und mache eine infraclaviculäre Inzision, welche sich von der Medioclavicularlinie bis in die Fossa deltoideo-pectoralis erstreckt. Dieser transpectorale Weg ist ein erweiterbarer Zugang. Du kannst ihn distal entlang der Fossa deltoideo-pectoralis fortsetzten. Die Präparation zwischen dem Musculus deltoideus und dem Musculus pectoralis major, kombiniert mit einer lateralen Retraktion der Vena cephalica, legt die Fascia clavipectoralis frei, welche das neurovaskuläre Bündel enthält. Eine zusätzliche Erweiterung nach distal (in die Grube zwischen Bizeps und Trizeps) wird dich zur proximalen Arteria brachialis führen.

Präpariere scharf bis zur Fascia pectoralis, spalte sie und dränge dann die Fasern des Musculus pectoralis major auseinander, indem du eine geschlossene Mayo-Schere in den Muskel vorschiebst und sie senkrecht zur Ausrichtung der Muskelfasern öffnest, um ein Loch zu machen. Darunter wirst du den Musculus pectoralis minor und medial davon die Fascia clavipectoralis finden. Eröffne die Fascia clavipectoralis und stelle im axillären Fett die Vena axillaris dar, welche der Wächter der Axilla ist. Die Arterie liegt tiefer und kranial dazu. Um deinen Arbeitsraum zu optimieren, musst du den Musculus pectoralis minor aus dem Weg schaffen, indem du ihn nach lateral weghältst oder seinen Ansatz am Processus coracoideus durchtrennst. Um die Arteria axillaris sicher zu mobilisieren, musst du zuerst die Arteria thoracoacromialis identifizieren, ausklemmen und durchtrennen, einer der wenigen Arterienäste im Körper, welcher direkt auf dich zuläuft, wenn du das Stammgefäß präparierst.

Deine Damage-Control-Optionen für Verletzungen der Arteria axillaris sind die Einlage eines Shunts, und, weniger häufig, die Ligatur und Fasziotomie. Reichliche Kollateralgefäße um die Schultern herum werden eine kritische distale Ischämie bei den meisten Patienten mit einer unterbrochenen Arteria axillaris verhindern, aber die Rekonstruktion (unter Verwendung eines gedrehten Venentransplantats vom Oberschenkel) ist eine bessere Option, falls sie möglich ist.

»Nähere dich der Arteria axillaris durch den Musculus pectoralis major und nicht um ihn herum«

Die Arteria brachialis

Die Arteria brachialis ist die am häufigsten verletzte Arterie im Körper und natürlich eine der am besten zugänglichen. Schaffe dir Zugang zur proximalen Arterie über eine mediale Oberarminzision entlang der Grube zwischen Bizeps- und Trizepsmuskel. Diese Inzision ist der Inbegriff eines ausdehnbaren Zuganges, indem sie sowohl nach proximal in die Fossa deltoideo-pectoralis, als auch nach distal entlang der Fossa cubitalis in den Vorderarm erweitert werden kann. Inzidiere die tiefe Faszie am medialen Rand des Bizeps, wobei du eine iatrogene Verletzung der Vena basilaris vermeiden musst, wenn sie im unteren Anteil der Inzision durch die Faszie tritt. Durch Zug am Bizeps nach vorne wird das neurovaskuläre Bündel freigegeben, welches in der Brachialscheide eingehüllt ist. Die erste Struktur, der du begegnest (und deine Landmarke), ist der Nervus medianus. Retrahiere ihn sanft, um ihn aus deinem Weg zu schaffen.

Die distale Erweiterung der medialen Inzision des Oberarmes erfolgt über eine S-förmige Inzision entlang des Vorderarmes distal zur Hautfalte. Die distale Arteria brachialis und ihre Verzweigung sind unmittelbar unterhalb der Bizepssehne lokalisiert, wiederum in unmittelbarer Nähe des Nervus medianus. Die Damage-Control-Option für die Arteria brachialis ist die Ligatur und Fasziotomie, welche sehr gut vertragen wird, insbesondere wenn die Verletzung im mittleren oder distalen Anteil des Armes jenseits des Abganges der Arteria brachialis profunda lokalisiert ist. Die definitive Versorgung erfolgt mittels einer venösen Interpositionsprothese unter Verwendung von Vena saphena magna von oberhalb des Knöchels.

SCHLÜSSELPUNKTE

» **Bringe die spritzende Leiste proximal unter Kontrolle.**

» **Das Ligamentum inguinale ist dein einziger Freund in einer feindseligen Leiste.**

» **Präpariere die Arteria femoralis profunda nicht.**

» **Bringe die Arteria femoralis communis durch das Ligamentum inguinale unter Kontrolle.**

» **Shunt + Fasziotomie = Rückzugsoption für Verletzungen der Arteria femoralis.**

» **Eine freiliegende Gefäßnaht ist eine tickende Zeitbombe.**

» **Der Musculus sartorius ist der Wächter der Arteria femoralis superficialis.**

» **Behandle die verletzte Poplitealarterie mit größtem Respekt.**

» **Finde die Poplitealarterie unmittelbar hinter dem Knochen.**

» **Lege einen Bypass an und schließe die verletzte Arteria poplitea aus.**

» **Eine einzige offene Tibialarterie ist gut genug.**

» **Nähere dich der Arteria axillaris durch den Musculus pectoralis major und nicht um ihn herum.**

Die Freude an der Trauma-Chirurgie

„Dieses Buch hat mich viel Zeit und Ärger gekostet. Ich habe es langsam geschrieben und ich könnte sagen, dass ich es durchlebt habe, bevor ich es geschrieben habe."

Felix Lejars, Urgent Surgery
Übersetzt aus dem Französischen,
6. Ed., New York, Wood, 1910

Dieses Buch ist eine einzigartige Anstrengung, der Lehre der Trauma-Chirurgie in vivo so nah wie möglich zu kommen und dabei Prinzipien, Techniken und Tricks zu lehren, die wir unseren Assistenten jeden Tag am OP-Tisch zeigen. Das einzige, wichtigste Prinzip, das wir lehren, ist: **Halte alles einfach**, weil in der Trauma-Chirurgie die simplen Sachen funktionieren. Einmal aus dem Assistentenstadium raus, wirst du schnell entdecken, dass komplexe Techniken und komplizierte Manöver gut für Illustrationen sind – aber oft zu einem toten Patienten führen. Je kranker dein Patient ist, desto einfacher und schneller muss deine operative Lösung sein.

Kannst du aus einem Buch lernen, wie man operiert? Einige Experten behaupten, dass es so fruchtbar ist, wie Kung-Fu von einer Website zu lernen. Wir stimmen dem nicht zu. Ein Großteil dessen, was wir im OP tun und lehren, stammt aus der Weisheit und der Erfahrung der alten Meister, die wir nicht einmal getroffen haben. Durch das bedruckte Blatt Papier haben sie verschiedene Generationen und Kontinente erreicht und lenken unsere Hand in schwierigen Zeiten. Ihr weiser Rat, der auf praktischen Erfahrungen beruht, hat uns erstaunlich gut geholfen. Auch wenn wir noch am Leben und auch nicht schwer zu erreichen sind (asher.hirshberg@gmail.com und kmattox@bcm.tmc.edu), hoffen wir doch, dass die Ratschläge im **Top Knife** dasselbe für dich tun werden.

Wir finden, dass Trauma-Chirurgie ein ungeheuer lohnendes Gebiet ist, eine ständig faszinierende Herausforderung und eine Quelle professionellen Stolzes und der Freude. Jenseits des strategischen Denkens, der taktischen Entscheidungen, technischen Tricks und dem Adrenalinkick ist unsere überragende Motivation immer dem kritisch verletzten Patienten gewidmet. Unabhängig von deinem gewählten Fachgebiet oder deiner Spezialität vertrauen wir dir, dass du immer für den schwer verwundeten Patienten da sein wirst, der sein Leben in deine Hände gelegt hat.

Asher Hirshberg
State University of New York
Downstate College of Medicine
Kings County Hospital Center
Brooklyn, New York

Kenneth Mattox
Michael E. DeBakey Department of Surgery
Baylor College of Medicine
Ben Taub General Hospital
Houston, Texas

Mai 2006

SpringerMedizin

Alexander Aloy

Chirurgische Intensivmedizin

Kompendium für die Praxis

2006. Etwa 250 Seiten. Etwa 200 Abbildungen.
Gebunden etwa **EUR 60,–**, sFr 99,–
ISBN 3-211-29679-4
Erscheint Juni 2006

In der Intensivmedizin ist es oft notwendig, rasch erste therapeutische Maßnahmen ohne Fehler und Unsicherheiten vorzunehmen. Dieses Buch bietet den Ärzten während ihrer intensivmedizinischen Ausbildung eine schnelle und übersichtliche Hilfe in der kompetenten Betreuung eines breiten Patientenspektrums an einer chirurgischen Intensivstation.

Häufige Krankheitsbilder aus Abdominalchirurgie, Thoraxchirurgie, Herzchirurgie, Traumatologie, Geburtshilfe und Innerer Medizin werden behandelt und die pathophysiologischen Vorstellungen erläutert. Darüber hinaus werden grundlegende Kenntnisse in Bezug auf künstliche Beatmung sowie alternative Techniken vermittelt und die Thematik der parenteralen und enteralen Ernährung übersichtlich und praxisnah dargelegt. Krankheitsbildern wie Sepsis mit ihrer Pathophysiologie und damit verbundener Verzahnung von Gerinnung und Inflammation wurde besonderes Augenmerk gewidmet, so dass neue und teils noch in Entwicklung befindliche Therapieansätze beurteilt werden können.

Springer Wien NewYork

P.O.Box 89, Sachsenplatz 4–6, 1201 Wien, Österreich, Fax +43.1.330 24 26, books@springer.at, **springer.at**
Haberstraße 7, 69126 Heidelberg, Deutschland, Fax +49.6221.345-4229, SDC-bookorder@springer.com, springer.com
P.O. Box 2485, Secaucus, NJ 07096-2485, USA, Fax +1.201.348-4505, service@springer-ny.com, springer.com
Preisänderungen und Irrtümer vorbehalten.

SpringerMedizin

Stephan Becker, Michael Ogon (Hrsg.)

Ballonkyphoplastie

2006. XII, 136 Seiten. Zahlreiche, zum Teil farbige Abbildungen.
Gebunden **EUR 99,80**, sFr 158,–
ISBN 3-211-23592-2

Dieses Buch ist erstmalig komplett einem neuen, minimal-invasivem Behandlungsverfahren gewidmet, das bei osteoporotischen, traumatischen oder tumorösen Veränderungen der Wirbelsäule indiziert ist. Die Technik wird in einfachen Schritten erklärt, um einen breiten, interdisziplinären Interessentenkreis zu erreichen.

Da der Schwerpunkt der Technik die Osteoporose betrifft, ist auch ein spezielles Kapitel der unbedingt notwendigen Begleitmedikation gewidmet. Die neue Operationstechnik wird auch mit Alternativen zur Kyphoplastie verglichen. Ferner wird ein neuartiges Nachbehandlungskonzept speziell für die dargestellte Technik eingeführt und erklärt. Abschließend werden Listen über Abrechnungsziffern für die Krankenkassen für die deutschsprachigen Länder angeführt.

Die Autoren sind seit Jahren Instruktoren für die beschriebene Operationstechnik und haben in den letzten Jahren diese neuen Methoden an verschiedenen Krankenhäusern und Universitäten in Europa gelehrt und durchgeführt.

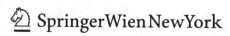 SpringerWien NewYork

P.O.Box 89, Sachsenplatz 4–6, 1201 Wien, Österreich, Fax +43.1.330 24 26, books@springer.at, **springer.at**
Haberstraße 7, 69126 Heidelberg, Deutschland, Fax +49.6221.345-4229, SDC-bookorder@springer.com, springer.com
P.O. Box 2485, Secaucus, NJ 07096-2485, USA, Fax +1.201.348-4505, service@springer-ny.com, springer.com
Preisänderungen und Irrtümer vorbehalten.

SpringerMedizin

Beat Hintermann

Endoprothetik des Sprunggelenks

Historischer Überblick, aktuelle Therapiekonzepte
und Entwicklungen

2005. XVIII, 214 Seiten. Zahlreiche, zum Teil farbige Abbildungen.
Gebunden **EUR 149,–**, sFr 235,–
ISBN 3-211-23586-8

Der Erfolg in der Hüft- und Kniegelenkprothetik und die ungünstigen
Langzeitergebnisse nach Arthrodese des oberen Sprunggelenkes
haben das Interesse für den Kunstgelenkersatz des oberen Sprunggelenkes neu geweckt.

Im Gegensatz zu den anfänglichen Lösungen berücksichtigen die
neuen Implantate die Besonderheiten der Anatomie und Biome-
chanik des Sprunggelenkes, womit die Bandstrukturen die Führung
und Stabilisierung des Gelenkes übernehmen können. Voraussetzung sind allerdings eine regelrechte mechanische Ausrichtung
und Stabilität des Fußes.

Erstmalig in der Literatur vermittelt dieses Werk einen umfassenden
Einblick in die physiologischen und mechanischen Besonderhei-
ten des arthrotischen Sprunggelenks und die damit verbundenen
Möglichkeiten und Gefahren des prothetischen Ersatzes. Wichtige
Erkenntnisse aus den Anfängen der Sprunggelenkprothetik wurden
aufbereitet und leiten über in einem Überblick zum heutigen Stand.
Zahlreiche eindrucksvolle Grafiken, Fotos und Abbildungen illus-
trieren das gesamte Buch.

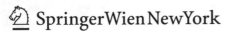

SpringerWien NewYork

P.O.Box 89, Sachsenplatz 4–6, 1201 Wien, Österreich, Fax +43.1.330 24 26, books@springer.at, **springer.at**
Haberstraße 7, 69126 Heidelberg, Deutschland, Fax +49.6221.345-4229, SDC-bookorder@springer.com, springer.com
P.O. Box 2485, Secaucus, NJ 07096-2485, USA, Fax +1.201.348-4505, service@springer-ny.com, springer.com
Preisänderungen und Irrtümer vorbehalten.